Dr. Angelika Hartmann

FÜR MÄNNER

Leben Sie Ihr Potenzial!

1. Auflage 2009

Korrektorat: Maike Specht
Umschlaggestaltung und Layout:
Sabine Krohberger
Satz: satz & repro Grieb, München
Druck: Mohn media Mohndruck GmbH, Gütersloh

ISBN 978-3-86883-010-1

Bibliografische Information der Deutschen Nationalbibliothek: Die Deutsche Nationalbibliothek verzeichnet diese Publikation in der Deutschen Nationalbibliografie; detaillierte bibliografische Informationen sind im Internet über http://dnb.d-nb.de abrufbar.

Für Fragen und Anregungen zum Buch:
angelikahartmann@rivaverlag.de

Gern senden wir Ihnen unser Verlagsprogramm:
vp@rivaverlag.de

riva Verlag
ein Imprint der FinanzBuch Verlag GmbH
Nymphenburger Straße 86
80636 München
Tel.: 089 651285-0
Fax: 089 652096
E-Mail: info@rivaverlag.de

www.rivaverlag.de

riva

Wichtiger Hinweis
Sämtliche Inhalte dieses Buches wurden – auf Basis von Quellen, die die Autorin und der Verlag für vertrauenswürdig erachten – nach bestem Wissen und Gewissen recherchiert und sorgfältig geprüft. Trotzdem stellt dieses Buch keinen Ersatz für eine individuelle medizinische Beratung dar. Wenn Sie medizinischen Rat einholen wollen, konsultieren Sie bitte einen qualifizierten Arzt. Der Verlag und die Autorin haften für keine nachteiligen Auswirkungen, die in einem direkten oder indirekten Zusammenhang mit den Informationen stehen, die in diesem Buch enthalten sind.

Dr. Angelika Hartmann

FÜR MÄNNER

Leben Sie Ihr Potenzial!

Das Vier-Säulen-Programm
für ein kraftvolles und erfülltes Leben

riva

Inhalt

SÄULE 1 Bewegung

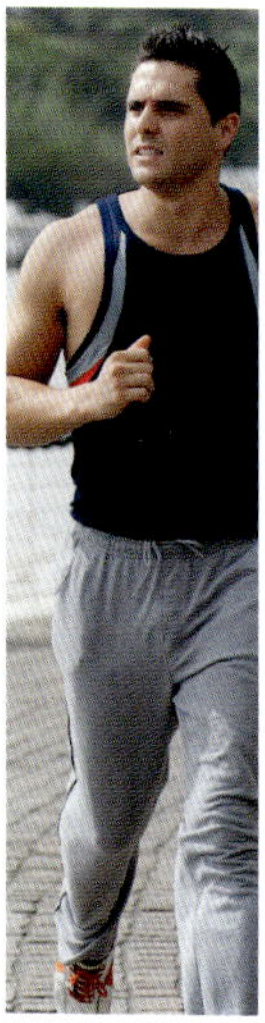

SÄULE 2 Ernährung

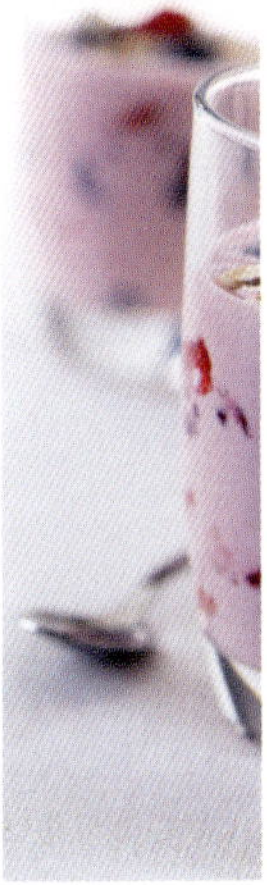

SÄULE 3 Hormone

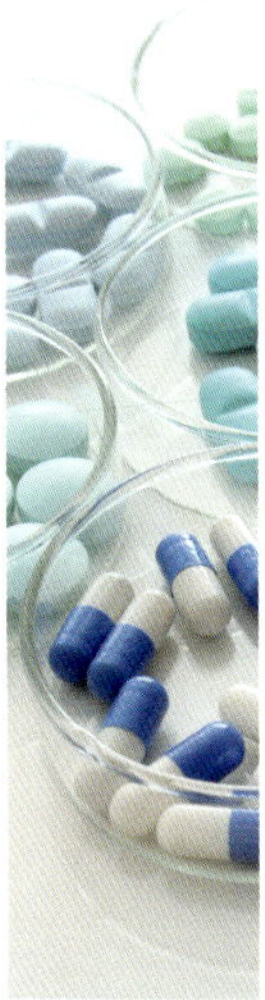

SÄULE 4 Psyche und Geist

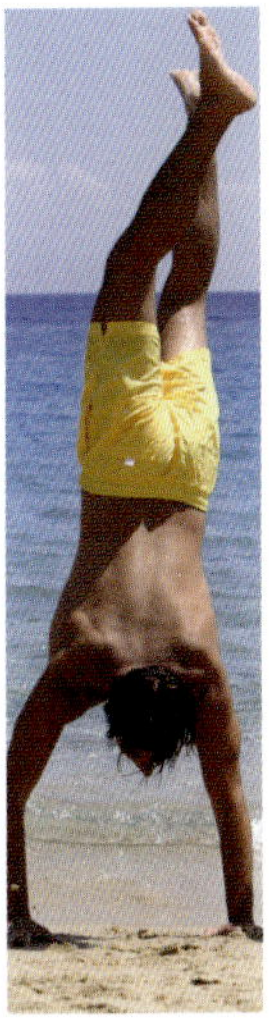

Einleitung

Wann ist eine Frau zufrieden mit der Behandlung beim Arzt oder der Ärztin? – Wenn sie danach ihren Mann zum Check-up schickt.

Gestatten Sie mir, bewusst einige Klischees zu bedienen, um dadurch die Spezies Mann und Frau in ihren gesundheitsrelevanten Polaritäten etwas überspitzt und pauschalisierend zu charakterisieren.

Männer werden geschickt, zum Einkaufen, zum Müllwegbringen, zum Friseur – und zum Arzt. Vielleicht haben deshalb verheiratete Männer eine deutlich höhere Lebenserwartung als allein lebende. Knapp 50% der Frauen nutzten im Jahre 2005 die Vorsorgeuntersuchungen, bei den Männern waren es nur 18%.

»Männer gehen freiwillig erst dann zum Arzt, wenn der Bauch zu dick wird oder es an Libido und Potenz mangelt«, weiß auch Prof. Sommer, erster Lehrstuhlinhaber für Männermedizin in Hamburg. Prof. Sommer bringt meine Erfahrungen auf den Punkt.

»Geschickte« Männer sind geschickte Leugner. Füllen die Klagen vieler Patientinnen bei der ersten Anamnese oft mehr als eine Stunde, so haben Männer im Erstgespräch an ihrem Befinden meist nichts zu monieren. Liegen die Zahlen und Fakten der Untersuchungsergebnisse erst einmal auf dem Tisch, akzeptieren Männer diese jedoch und setzen die Handlungsanweisungen oft mit erstaunlicher Konsequenz und Erfolg um.

»Ja, aber«-Einwürfe, Ringen um Interpretationsmöglichkeiten und alternative Behandlungsregime, eine Spezialität der Frau, bleiben dem Arzt bei der typischen »Spezies Mann« erspart.

Das Schweigen des Mannes ist mir oft unheimlich, wenn er mit unbewegtem Gesicht meinen Ausführungen zur stoffwechseltypgeeigneten Ernährung und dem Training der tief gelegenen Rumpfmuskeln bei Rückenschmerzen lauscht. Aber: Sechs Wochen später erklärt man(n) mir spröde, es habe »ganz gut geklappt«: Er habe in sechs Wochen 10 kg Gewicht verloren, ohne jegliches Hungergefühl, und die energetischen Durchhänger hätten sich in Luft aufgelöst.

Oder er habe die aufgrund seiner Testbefunde empfohlenen Stretching- und Kräftigungsübungen täglich (!) gemacht und sei nun nach Jahren von seinen Rückenschmerzen befreit.

Was das Management der eigenen Gesundheit betrifft, leben Männer auf dem Planeten: Ich will es nicht wissen, aber wenn ich es verstanden habe, mach ich es. Frauen besiedeln den Planeten: Rate mir, aber rate mir nicht ab, oder rate mir etwas anderes.

Nachlassende Erektionsfähigkeit als Warnsignal

Männer spüren subjektiv Stress weniger, mögen ihre dicken Bäuche und fühlen sich attraktiv und kerngesund, bis sie tot umfallen. Frauen spüren in sich hinein so lange, bis sie etwas Negatives fühlen, haben trotz Heidi-Klum-Figuren ständig eine (Speck-) Falte im Visier und bekämpfen Haarausfall bei Löwenmähnen.

Sind Männer dann nicht die glücksbegabteren Menschen? In gewisser Weise schon: Es ist eine Fähigkeit und Voraussetzung für psychische Gesundheit, Unabänderliches mit Gelassenheit zu akzeptieren. Wie immer liegt die Wahrheit aber in der Mitte und auf der Beachtung des Worts »unabänderlich«: Männer tolerieren optische Veränderungen, Unwohlsein und Leistungsrückgang bis hin zu chronischen Schmerzen in einem unvernünftigen und gefährlichen Ausmaß. 75% der deutschen Männer sind übergewichtig. Ein dicker Bauch ist kein unabänderlicher Schönheitsfehler, sondern ein Zeichen dafür, dass es an männlichen Hormonen und Bewegung fehlt und die Ernährung nicht dem Stoffwechseltyp entspricht.

Er ist meist Teil des sogenannten tödlichen Quartetts, eines wenig erfreulichen (Zusammen-)Spiels von Risikofaktoren mit meist tödlichem Ausgang. Der bei Männern so häufige »plötzliche« Herztod ist meist nicht so plötzlich, ihm geht nicht selten jahrelanges Ignorieren der Anzeichen eines drohenden Gewitters mit Blitzeinschlag voraus.

Damit wir nicht aussterben, hat die Natur dem »Verdränger« Mann einen Penis und die Erektionsfähigkeit mitgegeben. Letztere hilft nicht nur der Menschheit zu Fortbestand, sondern sie sichert heute oft auch das individuelle Überleben eines Mannes: Erst das Warnsignal, eine nachlassende Erektionsfähigkeit, führt einige Männer zum Arzt. Instinktiv retten damit Männer nicht nur ihre Potenz (und manchmal auch die partnerschaftliche Beziehung), sie retten damit das eigene Leben. Denn Impotenz kommt selten aus der »Psychoecke«, sie hat in etwa 60 bis 70% der Fälle körperliche Ursachen und ist meist Folge des erwähnten tödlichen Quartetts. Männer erleiden in 80% der Fälle, acht Jahre nachdem sie sich wegen durchblutungsbedingter Erektionsstörungen beim Arzt vorgestellt haben, einen Herzinfarkt. Aber nur dann, wenn diese »Vorboten« nicht erkannt und behandelt werden. Die Erektionsfähigkeit, ein komplexes Wunder der Natur, ist Zeichen einer allgemeinen Gesundheit. Mann benötigt für sie gesunde Blutgefäße und Nerven, funktionierende Beckenbodenmuskeln, einen ausgewogenen Hormonhaushalt und nicht zuletzt Entspannungsfähigkeit und eine ausgeglichene Psyche.

Alterungsbedingte Entwicklungen rechtzeitig erkennen und hinauszögern

Erheblich sinnvoller ist es, wenn Sie Einbrüche Ihrer Potenz von vornherein verhindern.

Mein Konzept, Balance auf vier Säulen, soll Ihnen dabei helfen.

Denn der Penis ist auch eine »Wünschelrute«, wenn es darum geht, vermeintlich alterungsbedingte Entwicklungen rechtzeitig zu erkennen und hinauszuschieben. Viele dieser nur zum Teil naturgegebenen Abbauvorgänge machen sich nämlich sonst kaum bemerkbar. Ein typisches Beispiel ist der tägliche Verlust an Muskelmasse, der schon ab dem 25. Lebensjahr einsetzt und auf der Waage nicht erkennbar wird, da Fett klammheimlich das fehlende Volumen ersetzt. Auch Muskelverkürzungen machen sich im Alltag kaum bemerkbar; sie sind ursächlich an vielen Gelenk- und Rückenproblemen beteiligt, die fälschlich auf das Altern geschoben werden.

Älterwerden ist an sich kein Grund, in Panik zu verfallen. Es ist ein natürlicher Prozess, der sich vollzieht, und dem alle Lebewesen unterworfen sind. Seien Sie ehrlich: Möchten Sie wirklich noch einmal 20 sein? Sind Sie nicht auch auf die Jahre, die Sie hinter sich gebracht haben, stolz? Schließlich haben Sie viel gelernt und Ihre Erfahrungen gemacht, gute wie schlechte, auf die Sie zurückgreifen können; Sie haben einiges geleistet und noch viel vor. Älterwerden bedeutet aber, dass Sie Ihren Lebensstil den biologischen Veränderungen anpassen müssen, um Ihre aktuelle Lebensqualität zu erhalten. Die gestern noch unbegrenzten Kompensationsmechanismen der Jugend lassen heute schon nach und fordern einen bewussteren und intelligenteren Umgang mit Ihren Ressourcen.

Vor wenigen Tagen erlebte ich ein kleines Intermezzo in der U-Bahn: Ein ca. 60-jähriger Mann sprach den neben ihm sitzenden, ungefähr 25-jährigen Mann auf die Lautstärke seines iPods an und wies ihn etwas schulmeisterlich darauf hin, dass er im Alter von 60 Jahren mit einer Lärmschwerhörigkeit zu rechnen habe. Worauf der Dezibelfan ganz »cool« entgegnete, er würde jetzt sein Leben genießen wollen, und dazu gehöre eine maximale Musiklautstärke. 60 Jahre alt werden wolle er sowieso nicht, das Alter sei ätzend. Punkt. Abruptes Ende der Diskussion.

Das Paradoxe an der Geschichte: Der 60-Jährige schien zumindest optisch in der besseren Form zu sein. Bei unserem 25-jährigen Lautstärkeliebhaber hatte der biologische Alterungsprozess gerade erst begonnen, aufgrund von »schlampiger Lebensweise« sah er aber buchstäblich schon alt aus. Alter ist ein relativer Begriff, objektiv und subjektiv.

Ein 50-jähriger Mann war vor 100 Jahren fast am Ende seines Lebens angelangt, heute liegen, statistisch gesehen, noch knapp 25 Jahre vor ihm. Und: Je älter man selbst wird, desto »jünger« ist ein 60-Jähriger. Alt werden will, sobald der Jugendwahn verrauscht ist, nahezu jeder, alt sein will keiner.

Altern ist heute aber auf jeden Fall ein äußerst negativ besetzter Begriff. Denn Alter wird von den meisten Menschen assoziiert mit Übergewicht, Impotenz, schmerzhaftem Gelenkverschleiß, zusammengefallener Haltung, Einnahme vieler Pillen gegen hohen Blutdruck, Zucker, erhöhten Blutfettwerten, intellektuellem Abbau und vielem mehr bis hin zum Verlust der Selbstbestimmung und Pflegebedürftigkeit. Selbstverständlich stellen sich alterungsbedingte Veränderungen irgendwann ein, man muss nur lang genug leben.

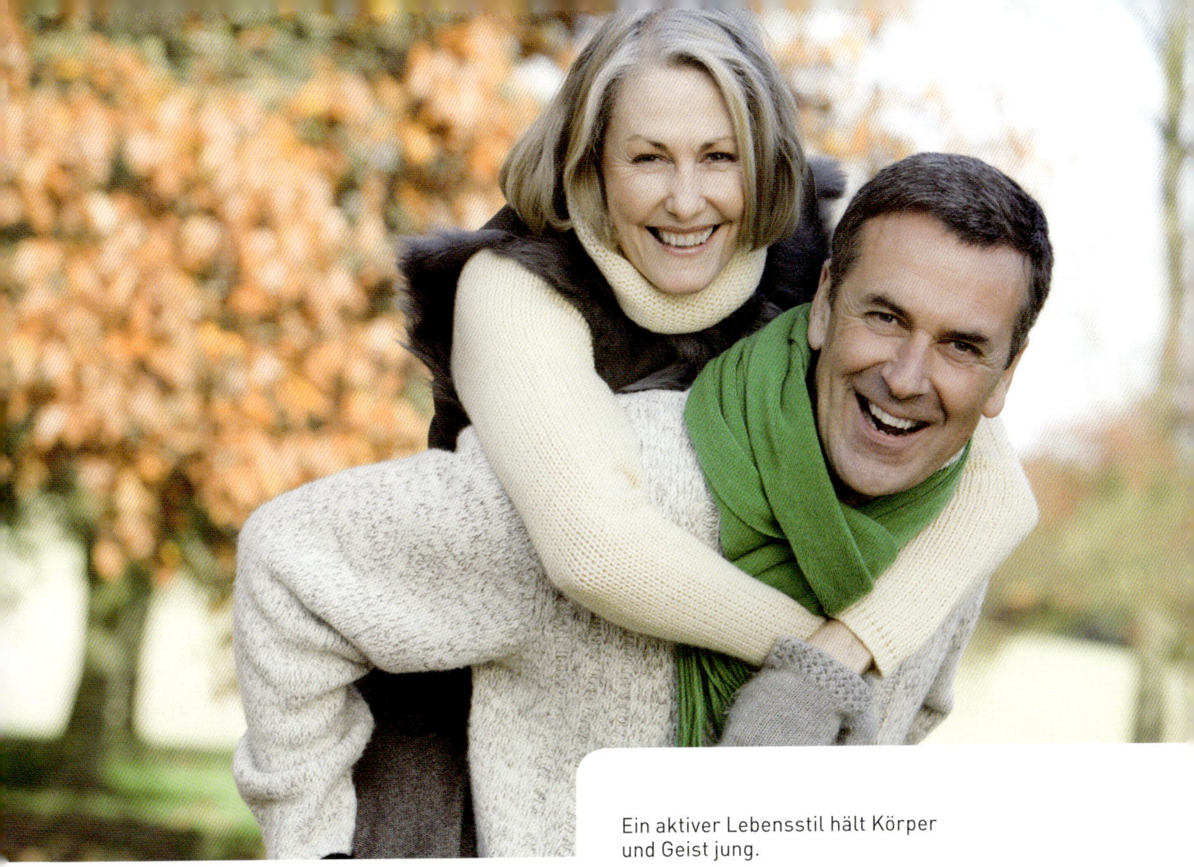

Ein aktiver Lebensstil hält Körper und Geist jung.

Vivre est toujours un peu mourir, leben ist immer auch ein bisschen sterben.

Die gute Nachricht: Ein Großteil der Folgen des Alterns tritt nicht zwingend auf, sondern ist »hausgemacht« und beginnt viel zu früh: Unser heutiges Leben und die fortschreitende Zivilisation befördern die naturgegebenen Alterungsprozesse in rasanter Art und Weise – if you don't use it, you'll lose it.

Dies gilt besonders für die sich täglich reduzierenden körperlichen Anforderungen des Alltags- und Arbeitslebens »in Tateinheit« mit den jederzeit verfügbaren, zu energiereichen Lebensmitteln, die sich die meisten physisch nicht mehr »im Schweiße ihres Angesichts« erarbeiten müssen. Unausgewogene, mit schlechten Kohlenhydraten und Fett überfrachtete Nahrung ist die legale Droge, mit der wir den nach Bewegung gierenden Körper ruhigstellen und damit nicht nur ihn, sondern auch unsere Psyche ruinieren.

In den USA soll es viele Menschen geben, die ihr Leben seit Jahren im Bett verbringen, die »Segnungen« des Internets machen es möglich.

Unsere Bilanz und unsere Balance zwischen Zufuhr an Energie und Verbrauch an Energie sind fast zwangsläufig in eine Schieflage geraten. Und das gilt für zunehmend mehr Menschen auch im psychischen Bereich. Mit jedem Tag, den wir älter werden, entstehen aus dieser Dysbalance mehr Übergewicht und mehr Muskelschwund. Das vermehrte Fettgewebe ist wiederum der Ausgangspunkt für die meisten typischen »Alterserkrankungen«, die, von einigen genetisch bedingten abgesehen, eigentlich »Falsch-gelebt-Erkrankungen« heißen müssten. Echte Alterungsprozesse sind eine biologische Einbahnstraße. Sie sind im Gegensatz zu vielen reversiblen Resultaten einer unachtsamen Lebensführung nicht rückgängig zu machen, zumindest nicht durch natürliche Maßnahmen.

»Richtig altern« – wir haben es in der Hand!

Die meisten Menschen haben das Potenzial und die Chance, im Alter weitgehend frei von chronischen Erkrankungen zu sein, einen muskulösen, leistungsfähigen Körper und klaren Geist zu besitzen und auch diese Phase ihres Lebens zu genießen, vielleicht sogar mehr als frühere, belastetere Abschnitte.

Die Zielsetzung beim Älterwerden ist, alles, was verhinderbar ist, zu verhindern und das Unausweichliche möglichst lange hinauszuschieben, um es dann mit einer gewissen Gelassenheit zu ertragen. Sicher spielt die Genetik bei der Art und Weise, wie Sie alt werden, zu etwa einem Drittel eine Rolle. Den überwiegenden Teil haben Sie selbst in der Hand. Mein Buch soll Ihnen Möglichkeiten dieses Verhinderns und Hinausschiebens aufzeigen sowie einen Weg zu einem gelasseneren Akzeptieren des Unabänderlichen weisen.

Das Verhindern, Hinausschieben und gelassen Akzeptieren ruht auf vier Säulen:

- ausreichende Bewegung
- individuell richtige Ernährung
- ausgeglichener Hormonstatus
- psychische und geistige Stabilität

Bei diesem Konzept müssen Sie sich nicht entscheiden zwischen täglich Genießen im »Hier und Jetzt« oder lange freudlos Vor-sich-hin-Leben, so wie das der junge Mann aus der U-Bahn glaubt: Oft sind wir nur eingefahren in schlechten Gewohnheiten, die uns keinerlei besonderen Genuss verschaffen, oder wir haben Beschäftigungen, die uns nicht nur kurzfristig guttun, in Vergessenheit geraten lassen oder kennen Möglichkeiten der Unterstützung von außen nicht. Sie müssen Ihr Leben nicht in weiten Teilen umkrempeln oder täglich zwanghaft ins Fitnesscenter laufen (und dadurch neuen Stress in Ihr Leben bringen) oder mithilfe einer zweistündigen Meditation Ihren Hunger bekämpfen.

Zwar bin ich selbst eine überzeugte Fitnessanhängerin, habe aber im Laufe der Zeit gelernt, Menschen (und Männer) da abzuholen, wo sie stehen. Und: Es gibt viele Wege nach Rom. Asketen beäuge ich kritisch, denn wie singt Konstantin Wecker: »Wer nicht genießt, wird ungenießbar.« Er ist bei der Umsetzung seines eigenen Mottos allerdings wohl manchmal über das Ziel hinausgeschossen.

Balance heißt deshalb das Schlüsselwort. Wenn Sie sich wie ich manche Essens- oder Trinksünde trotz eines Entspannungsprogramms partout nicht verkneifen können, dann müssen Sie diese Bombe entschärfen: Entweder Sie sparen die Kilokalorien durch besonders intelligentes Essen im Verlauf des Tages ein, oder Sie bewegen sich täglich eine Stunde. Letzteres ist gesundheitlich mindestens so wertvoll und macht sehr viel mehr Freude.

Für die zahlreichen Belastungen unseres modernen Lebens gibt es ebenso zahlreiche Ausgleichsmöglichkeiten, die Ihnen nicht nur kurzfristigen Lustgewinn verschaffen, sondern Sie in die Lage versetzen, Ihr Potenzial an Lebensgenuss heute und in 20 Jahren voll auszuschöpfen. Der drastische Spruch, alles, was Spaß macht, mache entweder dick oder sei unmoralisch, stimmt zum Glück nicht.

Die Vier-Säulen-Balance

Die relativ neue Wissenschaft der Psychoneuroimmunologie, die sich mit dem Zusammenhang von Psyche und Immunsystem beschäftigt, kann auch wissenschaftlich untermauern, warum es für ein langes, gesundes Leben so wichtig ist, es sich gut gehen zu lassen. Sich gut gehen zu lassen, damit meine ich aber nicht, nach einem 14-Stunden-Büro-Arbeitstag auf die Couch zu flüchten und seine Seele mit Fastfood, Chips und Bier zu streicheln, Computerspiele zur Stressbewältigungstherapie zu erklären oder jeden Abend eine 15-km-Trainingseinheit für den nächsten Marathon zu absolvieren. Und um diesen Raubbau an Körper und Geist auszuhalten, eine Eigentherapie mithilfe einiger Hormone aus dem Internet zu starten.
In den vier Säulen finden Sie die für Sie sinnvollen Alternativen, die mindestens so viel »Spaß« machen und anhaltend Freude und Lebensqualität garantieren. Sie müssen zugunsten von Quantität an Lebensjahren nicht auf deren Qualität verzichten. Mit anderen Worten: Es gibt keine prinzipielle Interessenkollision zwischen gut und lange leben. Für den ersten Eckpfeiler, die Bewegung, ist sogar bewiesen, dass sie Quantität und Qualität des menschlichen Lebens verbessert. Jeder Mann sollte zusätzlich zu seinem idealen Bewegungsprogramm seine individuell passende Ernährungs- und Entspannungsform finden, um das Leben jeden Tag voll auszukosten – und vital alt zu werden. Viele meiner Patienten profitieren von der Unterstützung einer gezielten Hormonersatztherapie, sie erreichen dadurch manche Trainings- und Fettreduktionsziele erheblich schneller. Einigen bringt der Ersatz bestimmter Hormone eine bessere Lebensqualität und Vitalität, dies ist aber beileibe nicht bei jedem der Fall. Da eine Hormonersatztherapie das Leben nach derzeitigem Wissensstand zwar oft lebenswerter macht, aber nicht unbedingt verlängert, muss der langfristige Einsatz von Hormonen kritisch abgewogen werden.
Es liegt auch an unserem Zeitgeist, dass wir die Balance, die Mitte, den Mittelweg auf körperlicher und psychischer Ebene immer schwerer halten können – und nur diese Balance kann Körper, Geist und Seele gesund halten.

Individuelle Abstimmung ist nötig!

Die Balance auf vier Säulen wird für jeden von Ihnen anders aussehen. Denn die gesunde Bewegung, Ernährung, Entspannung, Hormonersatztherapie gibt es nicht. Was für den einen zu viel ist, ist für den anderen zu wenig. Das Lauftraining, das dem einen hilft, seine Kondition zu verbessern, verschlimmert bei dem anderen womöglich die Knieschmerzen. Die Ernährung, die Ihrem

Freund oder Kollegen zu weniger Gewicht und konstanter Energie verhilft, hat bei Ihnen möglicherweise den gegenteiligen Effekt. Die Hormone, die den Bauchumfang des Kollegen reduziert und seine Stimmung gehoben haben, lassen bei Ihnen »Brüste« wachsen und die Libido in den Keller sinken. Die Entspannungsmethode, die den Freund zum gelassenen Buddha macht, bringt Sie in einen Zustand nervöser Gereiztheit.

Ein Patentrezept, das unterschiedslos bei allen wirkt, gibt es nicht und kann es bei der Komplexität des menschlichen Organismus auch nicht geben. Es gilt also zunächst, gezielt zu untersuchen, wo Ihre Stärken und wo Ihre Schwachpunkte liegen, und aus den Ergebnissen ein individuell auf Sie zugeschnittenes Programm zu entwickeln.

Eine architektonische Planung Ihres Wunschgebäudes ist angesagt, davor sollte man(n) sich aber über die Bodenbeschaffenheiten, Lichtverhältnisse und andere natürliche Gegebenheiten informieren.

In jedem der folgenden Kapitel bekommen Sie daher einige diagnostische Werkzeuge und Planungstools an die Hand, um sich selbst ein »Bild« machen zu können, wo Sie aktuell stehen und wo Sie hinsollen oder -wollen. Diese Bestandsaufnahme ist quasi das Fundament, auf das Sie Ihr Haus stellen.

Dann werden die einzelnen therapeutischen Bausteine ausgewählt, zu einem idealen Puzzle zusammengesetzt und aufeinander abgestimmt. Größe und Anzahl der Puzzlesteine differieren von Mann zu Mann erheblich. Planloses »Drehen an einzelnen Schrauben« birgt manchmal eher Einsturzgefahr.

Entwickeln Sie einen »Businessplan« für Körper, Geist und Seele!

Zielführend ist die Umsetzung des Begriffes Balance: Balance innerhalb einer Säule und zwischen den vier Säulen.

Sind die einzelnen Maßnahmen aus den vier Eckpfeilern in ihrer individuell unterschiedlichen Gewichtung gut austariert und stehen sie in Bezug zueinander, so potenzieren sich die Effekte.

Für viele von Ihnen werden »Businesspläne« zum täglichen Brot gehören, entwickeln Sie doch mal anhand der Ist-Analyse aus den vier Kapiteln Ihren individuellen Drei- oder Sechsmonatsplan für Körper, Geist und Seele: Das macht mindestens so viel Sinn und Spaß!

Obwohl es in meinem Buch auch um Alterungsprozesse geht, ist es kein klassisches »Anti-Aging«-Buch: Schon das Wort »anti« widerspricht der Mentalität eines positiven Denkens grundlegend. Verstehen Sie dieses Buch als eine Anleitung und einen Anstoß, durch Herstellen einer neuen, vielschichtigen Balance wieder mehr für Körper, Geist und Seele zu sorgen und dadurch jede Minute Ihres Lebens zu genießen. Wenn Ihnen das gelingt, werden Sie nicht nur glücklicher leben, indem Sie Ihr Potenzial als Mann voll ausschöpfen, sondern auch Ihr persönliches Maximum an Lebenserwartung realisieren können.

Potenz bis ins hohe Alter ist keine Illusion

Eines der wichtigsten Potenziale des Mannes ist seine Potenz: Sie ist nicht nur Indikator für körperlich-seelische Gesundheit, sondern beeinflusst ganz wesentlich das Lebensgefühl des Mannes. Und sie ist ein wesentlicher Stabilitätsfaktor in partnerschaftlichen Beziehungen. Der Abschnitt über Potenz steht bewusst außerhalb und an erster Stelle der Vier-Säulen-Gliederung, da viele Aspekte aus den einzelnen »Säulenbereichen« zur Erhaltung der Potenz beitragen. Sie zieht sich daher thematisch als roter Faden durch die einzelnen Kapitel.

Bei Störungen des Sexuallebens müssen wir unterscheiden zwischen der Libidostörung, der mangelnden Lust auf sexuelle Aktivitäten und dem Unvermögen (Impotentia = Unvermögen), den Geschlechtsverkehr zu vollziehen. Die Libidostörung geht »vom Kopf« aus. Der Impotenz liegen vorwiegend körperliche Ursachen zugrunde, die dazu führen, dass der Penis nicht mehr ausreichend mit Blut gefüllt wird und deshalb die nötige Steifheit fehlt, um eine Penetration zu vollziehen. Man spricht hier medizinisch von der erektilen Dysfunktion (ED).

Impotenz ist nicht unbedingt eine Alterserscheinung. So wie Altern per se keinen Krankheitsprozess darstellt, so darf man(n) eine schwindende Potenz nicht zwangsläufig als eine Alterserscheinung akzeptieren. Sie spiegelt vor allem einen ungünstigen Lifestyle und das nicht rechtzeitige Erkennen und Behandeln von Krankheiten wider, das sind v. a. Bluthochdruck, Zuckerkrankheit und erhöhte Blutfettwerte.

So wie ein gut trainierter 60-Jähriger einem nicht trainierten 30-Jährigen auf längeren Strecken davonläuft, so kann ein 60-Jähriger bei einem konsequent durchgeführten, individuellen Vier-Säulen-Programm einen 20-Jährigen bezüglich körperlicher Liebesfähigkeit in den Schatten stellen.

Zwar verlaufen die Erregungsprozesse im Alter langsamer, und die Erholungszeiten sind länger; durch Erfahrung, Hingabe und Genussfähigkeit dürfte das allerdings leicht zu kompensieren sein. Denn die Quantität der Jugend wird durch die Qualität des Alters ersetzt.

Das in der Jugend selbstverständliche und manchmal auch unpassend auftretende »Wunder« der Natur, die Erektion, ist ein komplexer Vorgang, bei dem Psyche, sensibles und autonomes Nervensystem, arterielle Durchblutung, Venenverschluss des Schwellkörpers und Beckenbodenmuskulatur, fein aufeinander abgestimmt, zusammenwirken müssen.

Die Erektion – eine stark vereinfachte Beschreibung des komplexen Szenarios

Der Penis gleicht zwei unter der Haut liegenden Schwämmen (Corpora cavernosa), die von arteriellen, Sauerstoff liefernden Blutgefäßen versorgt werden.

Bei Emotionen, audiovisuellen Stimuli oder Phantasien werden – vermittelt über das parasympathische (Entspannungs-)Nervensystem – die glatten Muskelzellen in den Penisarterien entspannt und dadurch die Arterien weit geöffnet. Dieser Mechanismus wird durch ein Molekül namens Stickstoffmonoxid ermöglicht. Der Blutfluss in den Schwellkörper erhöht sich durch das Öffnen der Muskelschleusen auf das 20- bis 25-Fache. Viagra verlängert übrigens nur die Wirkung von Stickstoffmonoxid.

Um die Steifheit des Penis zu erhalten, muss aber gleichzeitig der Abstrom des Blutes über die Venen blockiert werden, dies geschieht in raffinierter Weise dadurch, dass die vorhandenen Venenventile durch den massiven Blutzustrom temporär komplett verschlossen werden.

Durch Ausdauersport können Sie generell die körpereigene Produktion des wichtigsten »Erektionsmoleküls«, des Stickstoffmonoxids, ankurbeln. Nicht nur der Penis nutzt das Stickstoffmonoxid (NO), um »an mehr Blut zu kommen«, die Verteilung der gesamten Blutzirkulation wird durch dieses Gas intelligent gesteuert. Ist ein Muskel durch Arbeit oder Sport aktiv, so benötigt er mehr Sauerstoff und Durchblutung. Das Gas Stickstoffmonoxid entsteht durch den mechanischen Reiz, den das vorbeiströmende Blut auf die Innenauskleidung (Endothel) des Blutgefäßes ausübt. Durch die erhöhte Gasproduktion entspannen und weiten sich die Blutgefäße im arbeitenden Muskel, dadurch trifft vermehrt Blut auf das Endothel, die NO-Produktion steigt, und eine positive Spirale wird initiiert. Die Produktion von NO erfolgt aber nur ausreichend genug, wenn kein Mangel an den Hormonen Östrogen, Testosteron und DHEA vorliegt, denn diese aktivieren die NO-Synthetase. Hier schließt sich der Kreis zum ganzheitlichen Konzept.

Viagra, Cialis und Levitra sind Medikamente, die die Wirkung von Stickstoffmonoxid verlängern.

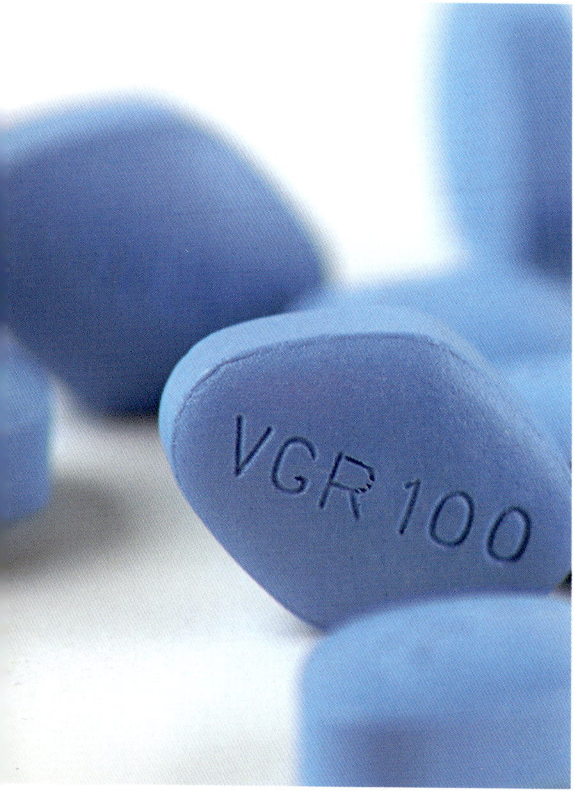

Fast alle wollen, immer weniger können

Über 80% der Männer aller Altersklassen sind sexuell aktiv. Eine Impotenz, medizinisch erektile Dysfunktion (ED), tritt schon bei 15% der 50- bis 59-Jährigen auf, bei den über 70-Jährigen sind über 50% nicht mehr in der Lage, Geschlechtsverkehr auszuüben. 17% der über 50-Jährigen haben gar keine Lust mehr, sich mit dem Thema zu befassen, sie haben eine Libidostörung, die man als soziales Überforderungsphänomen betrachtet.
Während früher in etwa 80% der Fälle psychologische Ursachen für die ED verantwortlich gemacht wurden, konnte die Grundlagenforschung in den letzten Jahren bei etwa 60 bis 70% der Fälle primär organische (körperliche) Ursachen nachweisen. Die altersassoziierten körperlichen Ursachen können in unterschiedlichen, für den Erektionsvorgang verantwortlichen Bereichen liegen, häufig liegen Kombinationen vor. Auf folgende Ursachen können Sie mit dem Vier-Säulen-Konzept erheblichen Einfluss nehmen.

Impotenz – ein Symptom, viele Ursachen

- Durchblutungsstörungen
  Da die Penisarterie am dünnsten ist, zeigt sich hier eine Gefäßverengung am frühesten. Acht Jahre nachdem sich Männer wegen einer gefäßbedingten ED beim Arzt vorgestellt haben, erleiden 80% dieser Männer einen Herzinfarkt (Studie aus den USA).

- Venenlecks
  Durch kleine Lecks in den Venenventilen erhöht sich der venöse Abfluss, die Erektion hält nicht an. Hier hilft ein Beckenbodentraining genauso gut wie eine OP (siehe Beckenbodentraining Seite 82–83).

- Schwache Beckenbodenmuskeln
  Beckenbodenmuskeln sind maßgeblich am Aufbau und Erhalt der Erektion beteiligt. In Kapitel 1 wird die Funktion dieser Muskeln ausführlich erklärt.

- Testosteronmangel
  Das freie (biologisch wirksame) Testosteron fällt zwischen dem 40. und 70. Lebensjahr um circa 30% ab, bei vermehrter Fettansammlung im Bereich der Eingeweide leider oft viel früher und ausgeprägter. Neue Untersuchungen belegen, dass der Testosteronmangel zu einer Vermehrung der Fettzellen im Schwellkörper führt. Man(n) kann sich unschwer vorstellen, dass dieses Fett die Erektionen allmählich immer »weicher« macht und Vorbote einer ED ist.

- Schädigung der Nerven
  Wenn eine Zuckererkrankung (Diabetes mellitus) seit fünf Jahren besteht, wird eine ED sehr wahrscheinlich, der Zucker schädigt nicht nur sensible Nerven, sondern auch das autonome Nervensystem, v. a. den Parasympathikus. Alkohol bewirkt Ähnliches.

- Medikamentennebenwirkungen
  Zahlreiche Medikamente sind Potenzkil-

ler, dazu gehören insbesondere viele Psychopharmaka. 40 bis 60% der Männer über 50 Jahre benötigen ein blutdrucksenkendes Medikament, fast alle Blutdrucksenker nagen an der Potenz, sodass die ED-Häufigkeit um circa 10% steigt nach Einleiten einer blutdrucksenkenden Therapie. Aber es gibt Ausnahmen: ACE-Hemmer und AT1-Rezeptor-Antagonisten, die auch ideale Blutdrucksenker in Bezug auf die Trainingsfähigkeit sind.

- Nikotinmissbrauch
  Amerikas Raucher belegen: 40% der über 50-Jährigen leiden unter Erektionsproblemen, der Warnhinweis auf Zigarettenschachteln stimmt. Anhand der Erektionsfähigkeit des männlichen Glieds konnte demonstriert werden, dass Raucher im Vergleich zu gleichaltrigen Nichtrauchern um durchschnittlich acht Jahre älter erscheinen.

- Gutartige Vergrößerung der Prostata und Beschwerden in den ableitenden Harnwegen
  Diese beiden Entitäten treten einer großen europäischen Studie zufolge am häufigsten mit einer ED auf.

- Zu hoher Tonus des Sympathikus (autonomer Stressnerv)
  Anhaltende Stresszustände oder Überforderungen erhöhen die Aktivität des sogenannten autonomen Stressnervs, der eine Erektion verhindert. Hier befinden wir uns im Übergangsbereich zu den psychischen Ursachen.

! Wichtig

Wie erhalten Sie Ihre Potenz?

Verknüpfen Sie zur Prävention und Therapie der ED alle vier Säulen des Vier-Säulen-Programms:

1. **Bewegung:** Ausdauertraining erhöht die Produktion des Zaubermoleküls Stickstoffmonoxid (NO) und zügelt den Sympathikus (autonomes Stressnervensystem). Beckenbodentraining ist das natürliche »Viagra«.
2. **Ernährung:** Ausreichende Zink- und Eiweißzufuhr begünstigen die körpereigene Testosteronproduktion. Auch eine Reduzierung des Bauchspecks lässt den Testosteronspiegel wieder steigen.
3. **Hormonersatztherapie:** Die Gabe von Testosteron und DHEA (Nebennierenrindenhormon) ist eine »Abspeckkur« für den Schwellkörper und fördert die NO-Bildung zur Erweiterung der Blutgefäße.
4. **Psychische und geistige Stabilität:** Entspannungstechniken aktivieren den Parasympathikus (Entspannungsnerv) und ermöglichen so den Start. Denn die Erektion beginnt im Kopf.

- Psychische Ursachen
  Die in der Psyche liegenden Gründe sind vielfältig und mischen sich nicht selten mit den organischen Ursachen bzw. entstehen in Form von Versagensängsten als deren Folge.

Potenzprobleme können nicht nur durch Versagensängste oder andere psychische Ursachen entstehen, sondern auch durch Befürchtungen, die aus körperlichen Einschränkungen oder Erkrankungen erwachsen. Auch nach Herz- oder anderen Erkrankungen sind Sie meist fit genug für einen normalen Geschlechtsverkehr! Wenn Sie 75 bis 100 Watt auf dem Fahrradergometer ohne Probleme treten können, steht auch dem Training etwas anderer Art nichts mehr im Wege. Den Test kann jeder Hausarzt durchführen.

Woran können Sie selbst erkennen, ob es mehr die Psyche und der Stress sind, die bei Ihnen temporär als »Weichmacher« wirken, oder ob krankhafte körperliche Prozesse zugrunde liegen? Ein wichtiger Indikator für körperliche Ursachen sind rückläufige nächtliche Erektionen während der sogenannten REM-Phasen (Rapid Eye Movement, Traumphasen).

Nehmen Sie länger andauernde Symptome einer Erektionsschwäche ernst, und lassen Sie die Ursachen vom Arzt abklären. Hoher Blutdruck, hohe Blutfettwerte und Diabetes mellitus lassen die »Schleusentore« rosten und klemmen.

80% aller ED können erfolgreich behandelt werden, und ich meine: Fast 100% der »altersbedingten« ED könnten verhindert werden.

→ **Zusammenfassung**

Was braucht man(n) für harte und anhaltende Erektionen?

1. Gute Durchblutung in der Penisarterie, das heißt durchgängige, »kalkfreie« Arterien (siehe Kapitel 1, Ausdauertraining: Kleine Jungbrunnenübung für den Schwellkörper)
2. Einen trainierten Beckenboden (siehe Kapitel 1, »Stehvermögen« mit Rumpf- und Beckenbodenmuskeln)
3. Einen »dichten« Schwellkörper – das heißt einen kräftigen Musculus bulbospongiosus (siehe Kapitel 1, »Stehvermögen« mit Rumpf- und Beckenbodenmuskeln)
4. Einen ausgewogenen Hormonspiegel, v. a. genügend Testosteron und DHEA, um das Fett aus dem Schwellkörper fernzuhalten (siehe Kapitel 3, Testosteronmangel)
5. Sensible Nerven – Diabetes mellitus und Alkoholmissbrauch vermeiden (siehe Kapitel 1, 2 und 4)
6. Gute situative Entspannungsfähigkeit – Technik zur Aktivierung des Parasympathikus erlernen (Kapitel 4 Mental- und Entspannungstraining)

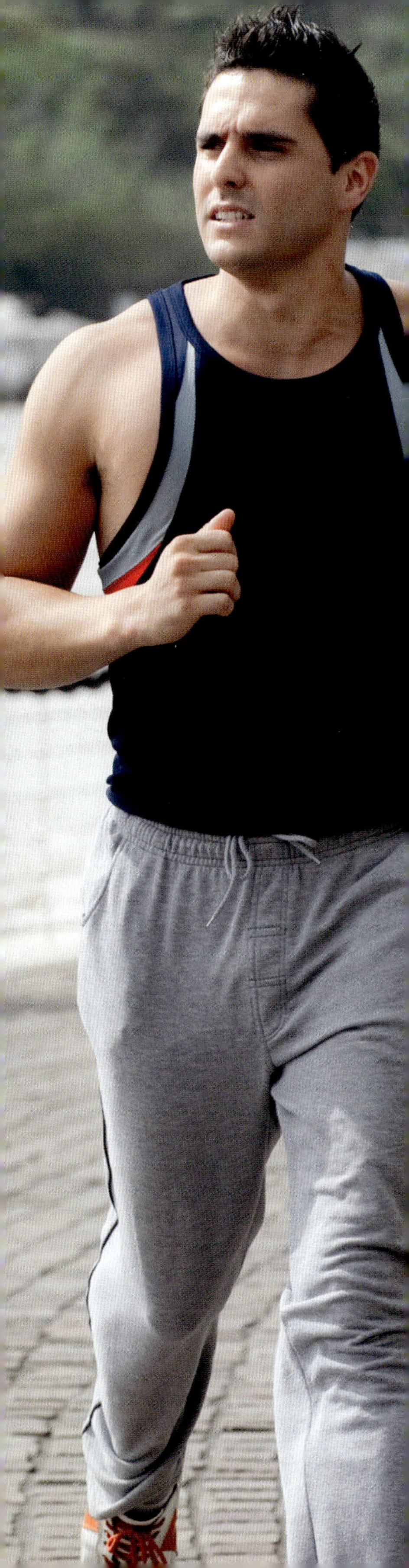

Bewegung – Jungbrunnen und Medizin

Jeder weiß: Bewegung ist gesund, hält fit und jung: Studien zeigen, dass uns regelmäßige körperliche Aktivität etwa sieben zusätzliche und vor allem auch gesunde Jahre beschert. Denn mit regelmäßiger Bewegung sinken beispielsweise der Blutdruck und die schlechten LDL-Blutfettwerte, die gesunden (HDL) steigen. Damit vermindern Sie Ihr Risiko für eine Arteriosklerose, was Sie wiederum vor Herzinfarkt und Schlaganfall schützt. Aber auch anderen Zivilisationskrankheiten wie Übergewicht und Diabetes mellitus, die frühzeitig zu Impotenz führen, beugen Sie durch Sport vor. Die Spannbreite der positiven Wirkung reicht von organischen Erkrankungen wie Krebs und Osteoporose (auch bei Männern ein Thema!) bis hin zu Depressionen und der Verzögerung von Demenzerkrankungen.

Prophylaxe und Therapie
der wichtigsten Zivilisationskrankheiten durch Bewegung

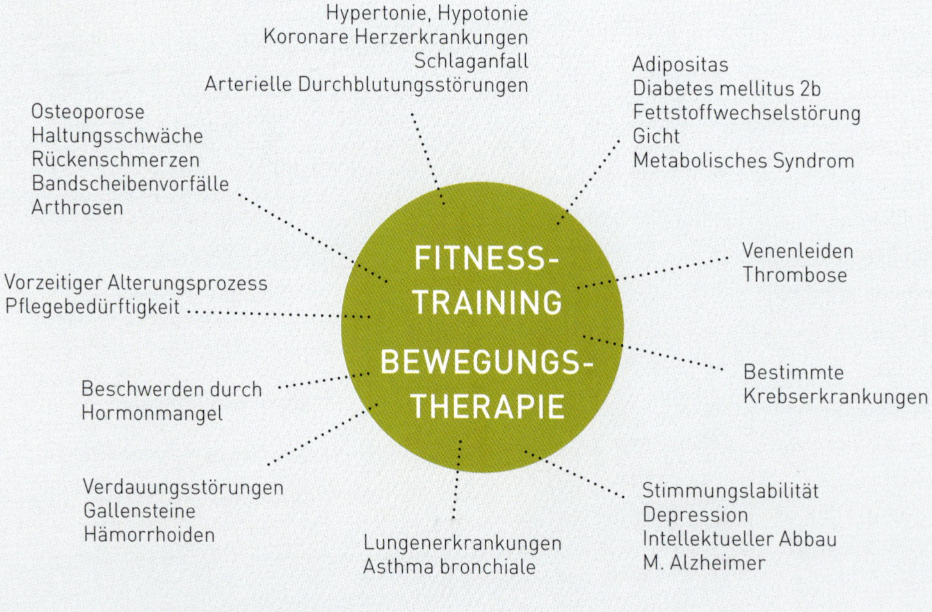
FITNESS-TRAINING
BEWEGUNGS-THERAPIE
Hypertonie, Hypotonie
Koronare Herzerkrankungen
Schlaganfall
Arterielle Durchblutungsstörungen
Adipositas
Diabetes mellitus 2b
Fettstoffwechselstörung
Gicht
Metabolisches Syndrom
Osteoporose
Haltungsschwäche
Rückenschmerzen
Bandscheibenvorfälle
Arthrosen
Venenleiden
Thrombose
Vorzeitiger Alterungsprozess
Pflegebedürftigkeit
Bestimmte Krebserkrankungen
Beschwerden durch Hormonmangel
Verdauungsstörungen
Gallensteine
Hämorrhoiden
Lungenerkrankungen
Asthma bronchiale
Stimmungslabilität
Depression
Intellektueller Abbau
M. Alzheimer

De facto gibt es kaum eine Zivilisationserkrankung oder Alterserscheinung, die sich nicht durch ein gezieltes Bewegungstraining verbessern oder heilen ließe.
Riesige Pharmaunternehmen beschäftigen sich mit der Entwicklung von neuen Medikamenten, die die Wirkung von Bewegung in »Pillen einfangen wollen«. Dies ist wichtig für Menschen, die sich wegen körperlicher Behinderungen nicht ausreichend bewegen können. Die primäre Verschreibung von Medikamenten anstelle von Bewegung ist aber bestenfalls »second choice«. Eine »Pille«, die eine solch umfassende therapeutische Wirksamkeit wie Bewegung besitzt und bei gezielter Verordnung auch noch nebenwirkungsfrei ist, wird wohl niemals entwickelt werden können.
Wie oft höre ich von meinen Patienten das Argument »ich habe keine Zeit für Bewegung«. Richtig wäre in aller Regel: Ich nehme mir keine Zeit für Bewegung. Nach einer Studie der Hamburger Jugendmarktforschung factory spielt die Hälfte der 11- bis 18-jährigen Jungen zwei Stunden pro Tag am Computer. Inzwischen ist der durchschnittliche Fernsehkonsum kontinuierlich angestiegen; lag er vor 30 Jahren noch bei zwei Stunden pro Tag, beträgt er heute bereits knapp vier Stunden, wohingegen der Lesekonsum in derselben Zeit von 22 Minuten auf 18 Minuten zurückgegangen ist.
In einem konsequenten Vier-Säulen-Programm geht es darum, bis ins hohe Alter gesund, beweglich und in seiner Kraft zu bleiben, um sich so körperlich und psychisch wohlzufühlen. Wer sich zu wenig oder gar nicht bewegt, wird früher altern. Er hat jetzt und später quantitativ und qualitativ weniger vom Leben.
Es ist jedoch kaum je zu spät, etwas zu verändern! Unser Körper verfügt über ein erstaunliches Maß an regenerativen Kapazitäten.

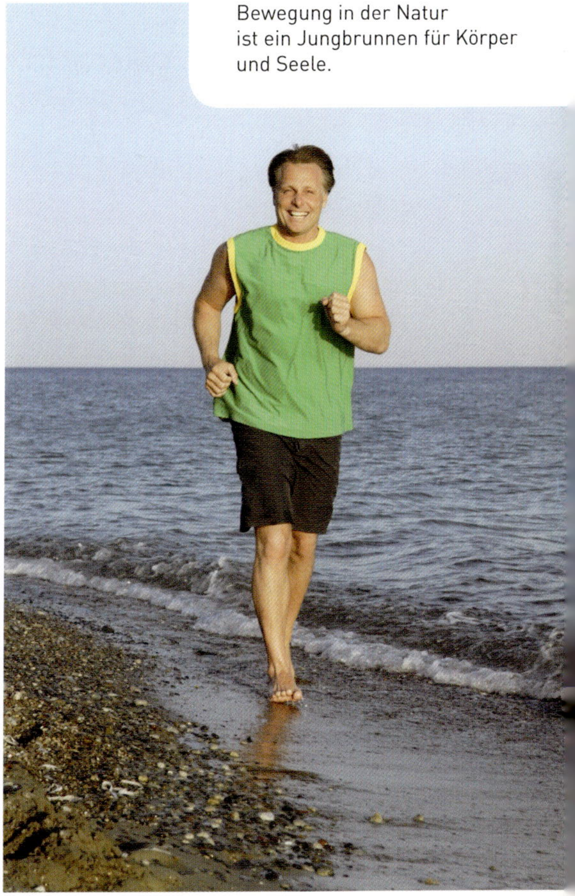

Bewegung in der Natur ist ein Jungbrunnen für Körper und Seele.

FALLBEISPIEL

Fritz, 68 Jahre alt, Ingenieur im Maschinenbau, frühpensioniert

Ein Beispiel hierfür ist Fritz, der mit Ende 50 von den Ärzten aufgegeben wurde, eine Haltung »wie ein Rollmops« (Aussage der Ehefrau) hatte und sich schon im Rollstuhl sah. Heute, mit 68 Jahren, hat er durch gezieltes Training die Ausstrahlung eines jungen Mannes. Sie können diese beeindruckende »Rückentwicklung« von Fritz auf den Abbildungen (unten) sehen und in seinem Bericht nachlesen.

Seit Jahren litt ich unter diversen, zum Teil verletzungsbedingten Beschwerden, ich hatte Probleme mit der Lendenwirbelsäule und den Nackenwirbeln. Letztendlich konnte ich den Hals überhaupt nicht mehr auf und ab bewegen. Ich hatte eine Odyssee zu Ärzten hinter mir, die mir alle nicht helfen konnten und mir hauptsächlich Spritzen gegen die Schmerzen gaben. Dem Hals ging es zwar zeitweise besser, aber nicht dauerhaft, und irgendwann galt ich als austherapiert. Als ich vor acht Jahren zu ... kam, wurde mir anhand meiner Befunde ein Fitnesstraining verschrieben. Ich wusste, dass meine Leiden nicht von heute auf morgen gekommen waren, also stellte ich mich darauf ein, dass sie auch nicht von heute auf morgen verschwinden würden. Ich erhielt einen Arbeitsplan für verschiedene Geräte und testete erst einmal aus, was überhaupt ging. Zu der Zeit saß ich eigentlich nur mehr auf dem Sofa und schlich quasi ins Fitnessstudio. Drei Monate musste ich das Programm durchziehen, bis erste Erfolge zu sehen waren und ich mich tatsächlich wohler fühlte: Ich ging drei- bis viermal die Woche hin und trainierte mit Pausen 2 bis 2,5 Stunden. Keiner zwang mich, ich zog es allein durch und machte weiter, wenn auch weiterhin mit Schmerzen, denn die Ergebnisse waren trotzdem positiv. Ich lernte andere Ältere kennen, denen es ähnlich ging und die trotzdem wieder mit dem Sport aufhörten – zu der Sorte gehöre ich nicht, denn meine Alternative war: Rollstuhl oder das Programm weiterführen.

Langsam begann ich auch mit Gruppentraining, belegte Wirbelsäulengymnastik- und Yogakurse. Die Gruppenkurse haben den Vorteil, dass die Trainer sehr motivierend wirken und sich vor allem auskennen: Sie wissen über jeden Muskel Bescheid, geben Tipps und verbessern die Haltungen. Auch dort erzielte ich im Laufe der Wochen Fortschritte, und ich entwickelte langsam ein Gespür dafür, was mir guttut. Ich muss nicht mehr jede Übung durchziehen – ich weiß vorher, was ich kann. Wenn man sagt: »Augen zu und durch«, wird man es büßen! Stattdessen muss man lernen: »Was einem nicht guttut, sollte man auch nicht machen.« Vertrauen zum Trainer ist hier sehr wichtig, es geht nicht darum, sich mit anderen vergleichen zu wollen oder zu müssen. Konkurrenzdenken lenkt nur ab. »Es soll wehtun, aber nicht schmerzen« – diesen Unterschied erkennt man erst mit einiger Übung. Ich habe meinen Körper neu kennengelernt, und nach einer bestimmten Zeit sieht man auch, was vor einem halben Jahr noch gar nicht möglich war. Diese Situationen machen sich dann auch »draußen« bezahlt, wenn man etwa ausrutscht und sich abfängt, weil man inzwischen seine Reaktionsfähigkeit verbessert hat. Früher wäre mir das nicht gelungen – ich wäre einfach hingeplumpst.

Da kommen Muskeln in Bewegung, es ist ein Erlebnis! Man merkt auch an der Atmung, wie man sich noch verbessern kann. Und die Motivation ist immer noch da! Ich bin nun acht Jahre dabei, komme regelmäßig dreimal die Woche. Wenn ich einmal nicht kann, gehe ich an einem anderen Tag, aber ich bleibe fest bei drei Terminen, egal, ob Kraft- oder Kreislauftraining, denn ich spüre gleich, wenn ich eine Seite vernachlässige. Und wenn ich das eine mehr betone, merke ich bald, dass das andere fehlt. Das meiste bringt mir persönlich das angeleitete Training. Es ist ein Kreis aus Kraft, Kondition und Dehnung, der aus einer Pflichtübung über die Jahre zum Vergnügen geworden ist.

Schlampig zu sein braucht man nicht, sonst kann man gleich in den Biergarten gehen. Wenn ich krank bin, gehe ich nicht, damit schadet man sich mehr, als man sich nützt,

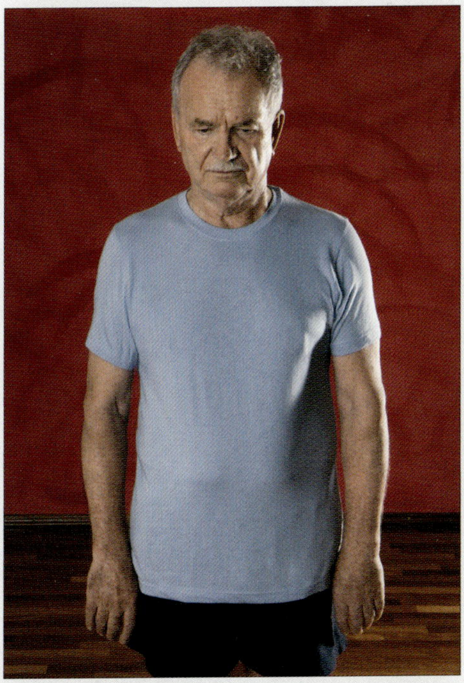

Schlechte Haltung von vorne

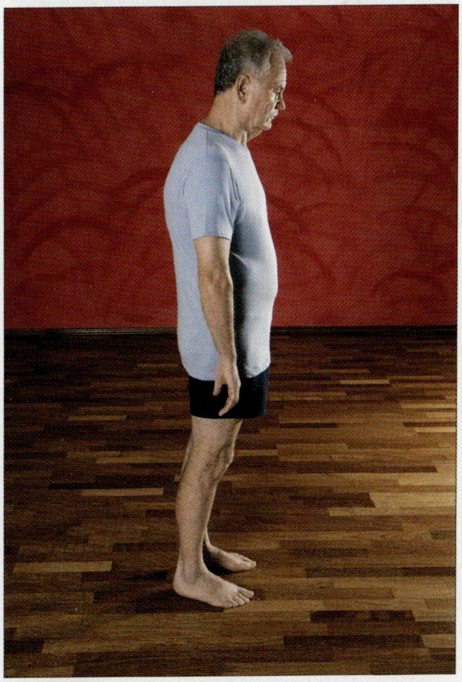

Schlechte Haltung seitlich

aber ansonsten immer. Seinen Schweinehund muss man immer wieder überwinden! Meine Frau ist ebenfalls froh, denn sie weiß, dass ich im Vergleich zu anderen Männern in meinem Alter besser dastehe. Meine Freunde finden es zwar gut, dass ich mein Programm durchziehe, können sich leider aber nicht aufraffen, wenn sie hören, dass sie die Arbeit selber tun müssen. Ein Freund von mir löst den ganzen Tag nur Kreuzworträtsel, er ist übergewichtig und schwitzt schon beim Treppensteigen. Immerhin einen konnte ich überzeugen; er war relativ korpulent und konnte auch Erfolge verzeichnen. Und: Auch neue Freundschaften lassen sich schließen, und zwar umso leichter, wenn man gemeinsam schwitzt!

Die Ernährung stellt sich mit der Zeit von selber um. Früher beim Grillen gab's natürlich immer die dicken Schweinshaxen, jetzt habe ich gar keine Lust mehr darauf. Einmal im Jahr reicht mir das! Zurzeit trenne ich mich von Weißmehlprodukten wie Rohr- und Dampfnudeln und stelle auf Vollkornmehl um. Aber man sollte sich auch ab und zu einen Fehltritt leisten, das gehört dazu! Jährlich mache ich einen Blut- und einen Konditionstest, der dann mein Sportprogramm »nachjustiert« und die Empfehlungen zu Bewegung und Ernährung modifiziert. Bei Gelenkschmerzen helfen Magnesium und Magnesiumersatz, aber auf Schmerzmittel verzichte ich und lerne lieber, mit ihnen zu leben.

Ich bin überzeugt davon, dass ich sehr viel mehr Stabilität aufgebaut und der Zustand der Halswirbelsäule sich nicht so verschlechtert hätte, wenn ich zehn Jahre früher mit meinem Programm begonnen hätte. Dennoch bin ich sehr zufrieden damit, was ich erreicht habe! Meine Alternative wäre der Rollstuhl gewesen.

Man darf sich nie an etwas gewöhnen, sondern muss immer abwechseln und Neues suchen. Auch an den Geräten darf man nicht schlampig werden, sondern muss sich immer wieder kontrollieren: Ist die Haltung auch gut, mache ich noch alles richtig? Immer wieder wird eine andere Muskelgruppe angeregt und beansprucht. Man ist auch nicht immer gleich gut drauf, aber uninteressant ist es nie, sich mit seinem Körper zu beschäftigen und die Erfolge nachzuzeichnen. Und das ist es mir wert!

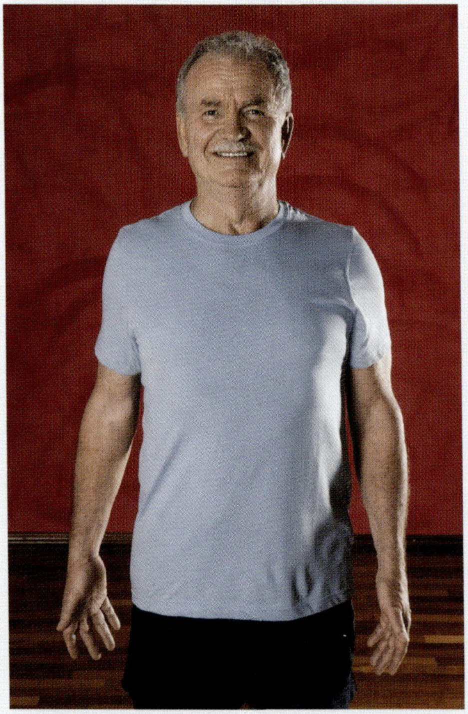

Gute Haltung von vorne

Trainingsrelevante Veränderungen des Körpers

Bewegungsmangel und natürliche Alterungsprozesse bewirken ungünstige Veränderungen bei allen fünf gesundheitsfördernden Fitnesskomponenten (Ausdauer, Kraft, Beweglichkeit, Koordinationsfähigkeit und psychische und geistige Stabilität).

Diese Prozesse beeinflussen sich wechselseitig: Die Leistungsfähigkeit des Herz-Kreislauf-Systems nimmt ab, einen wesentlichen Anteil daran hat der quantitative und qualitative Abbau der Muskulatur. Dehnfähigkeit und Koordinationsfähigkeit stehen ebenfalls eng miteinander in Verbindung und verschlechtern sich oft parallel.

Jeder Körper ist einem Alterungsprozess unterworfen. Dieser ist aber nur zu einem Drittel genetisch bedingt. Die restlichen zwei Drittel haben Sie selbst in der Hand. Durch angepasstes Training können Sie Ihren Körper 20 Jahre lang auf dem Niveau eines 40-Jährigen halten und mit 80 Jahren so gut dastehen wie ein 60-Jähriger. Auch die intellektuelle Leistungsfähigkeit lässt sich, neben einer vielseitigen geistigen Beschäftigung, durch Bewegung bis ins hohe Alter erhalten. Hierzu tragen einige Aspekte aus den anderen drei Säulen maßgeblich bei.

In den praktischen Trainingsempfehlungen für die fünf Fitnesskomponenten werden Sie jeweils kurz darüber informiert, welche Veränderungen mit dem Training aufgehalten oder rückgängig gemacht werden können.

Fitnesskomponenten

- Ausdauer
- Kraft
- Beweglichkeit
- Koordinationsfähigkeit
- Psychische und geistige Stabilität
- (Schnelligkeit)

Gehen, Wandern oder Laufen sind die gesündesten Arten des Ausdauertrainings.

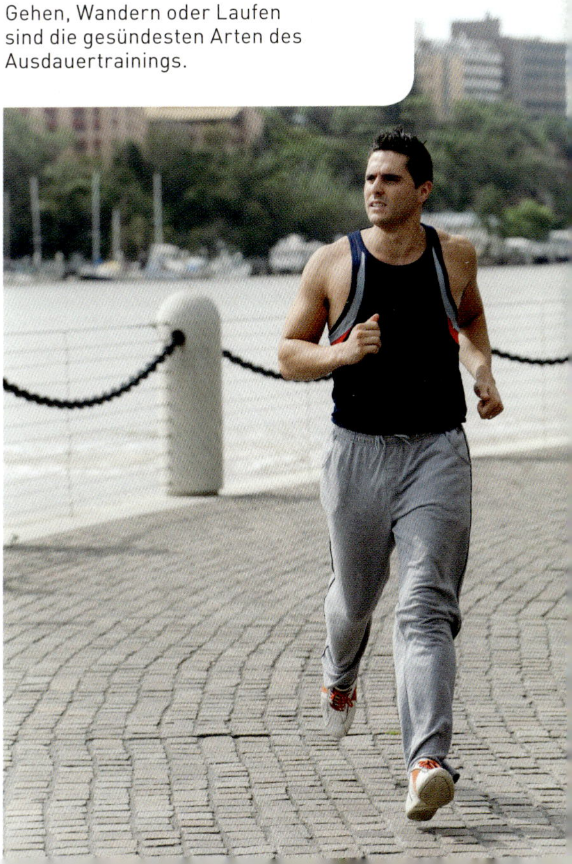

Bewegungsempfehlungen für ein langes, vitales Leben

Lautet Ihre Devise: No sports? No problem! Dann sind Sie hier genau richtig.

PROGRAMM FÜR COUCH-POTATOES

Der Grundumsatz, die Anzahl an Kilokalorien, die der Körper in Ruhe benötigt, um seine Funktionen aufrechtzuerhalten, wird im Laufe des Lebens immer geringer (siehe auch Kapitel 2, Seite 162–163). Dadurch steigt die Gefahr, dass Sie zunehmen oder sogar übergewichtig werden, wenn Sie nichts an Ihrem »sedentary lifestyle« ändern. Diesem Prozess können Sie entgegenwirken, indem Sie Ihren Energieverbrauch durch körperliche Aktivität erhöhen, das muss aber nicht in Form von Sport oder festen Trainingseinheiten geschehen.

Versuchen Sie einfach, sich sonst so oft wie möglich zu bewegen: Lassen Sie das Auto stehen, wenn Sie auch das Fahrrad nehmen oder zu Fuß gehen können, oder laufen Sie, statt im Aufzug oder auf der Rolltreppe herumzustehen, die Treppe hoch. Nutzen Sie jede Möglichkeit zur Bewegung für sich! Man nennt diese Form des Kalorienverbrauchs im englischen Schrifttum die NEAT (non-exercise activity thermogenesis), also einen Energieverbrauch durch Alltagsaktivitäten und nicht durch gezielten Sport. Die Höhe dieses Energieverbrauchs scheint sich nach neueren Studien von Mensch zu Mensch deutlich zu unterscheiden. Bei der gleichen beruflichen Tätigkeit bewirken Alltagsaktivitäten einen bis zu 1500 kcal höheren Energieverbrauch pro Tag. Bei übergewichtigen Menschen liegt die NEAT um 350 kcal pro Tag niedriger als bei Schlanken. Dies bedeutet, dass Übergewichtige durch ein geringeres Maß an Alltagsaktivität rein rechnerisch (ohne Berücksichtigung der Beeinflussung anderer Energiekomponenten) pro Jahr 127 750 kcal weniger verbrennen. Dieser Energieüberschuss entspräche rein rechnerisch 18,25 kg Fettgewebe (1 kg Fett enthält energetisch ungefähr 7000 kcal). Generell gilt also, dass diese NEAT für das Entstehen von Übergewicht noch entscheidender ist als das Sport-

Tipp

Die Idee, den Kalorienverbrauch während des Alltags zu erhöhen, ist in unserer zeitarmen Gesellschaft ohnehin sinnvoll. Dies gelingt schon durch Erledigen mancher Arbeiten im Gehen oder Stehen (zum Beispiel telefonieren) statt im Sitzen. Es empfiehlt sich auch die Anschaffung eines Stehpultes, das Hin- und Herlaufen beim Warten auf öffentliche Verkehrsmittel oder der Gebrauch eines Crosstrainers vor dem Fernseher.

verhalten. Entsprechend ist in vielen Untersuchungen gezeigt worden, dass Übergewicht am engsten mit der Länge des Fernsehkonsums korreliert, denn da sitzen oder liegen die Menschen meist über Stunden bewegungslos.

DAS OPTIMALE BEWEGUNGSPROGRAMM

Die gesunde Bewegung gibt es genauso wenig wie die optimale Ernährung bzw. Entspannungsmethode. Training ist zwar die beste Medizin, es sollte aber genauso ernsthaft individuell angepasst werden wie Medikamente.

Detailliertes Testing

Bevor Sie mit dem Gesundheitstraining beginnen, sollten Sie unbedingt einen sportmedizinischen Check-up mit Laktattest (siehe Seite 38–41) und Muskelfunktionsdiagnostik machen (siehe Seite 48). Denn wenn Sie schon Zeit für ein Training investieren, sollten Sie optimal trainieren und sich nicht mehr schaden als nützen. Welche Bewegungs- oder Sportart wirklich für Sie geeignet ist, muss bei einer individuellen ärztlichen Untersuchung und Beratung herausgefunden werden.

Ihr Arzt oder Ihre Ärztin untersucht Sie zunächst gründlich auf Erkrankungen, Muskelverkürzungen, -schwächen, Bewegungseinschränkungen etc.

Bei Schmerzen oder gesundheitlichen Problemen sowie Haltungsschwächen ist das Training nicht mehr nur Prophylaxe, sondern Therapie und sollte gezielt auf der Basis von objektiven Befunden wie Muskelfunktionstests verschrieben werden. Da nur wenige Sportmediziner eine Muskelfunktions- und -verkürzungsdiagnostik durchführen, finden Sie ab Seite 48 13 Tests, die Sie selbst durchführen können. Auch Knochendichte-Messergebnisse, Laborbefunde wie Blutwerte und Hormonstatus und die Familienanamnese müssen berücksichtigt werden. So sollten Sie beispielsweise bei einer familiären Veranlagung für Diabetes oder Übergewicht nicht nur Ausdauer-, sondern auch Krafttraining in Ihr Programm mit aufnehmen, das Gleiche gilt, wenn zum Beispiel Ihre Mutter unter Osteoporose leidet. Schauen Sie sich die chronischen Krankheiten Ihrer Eltern an, es gibt wenige Krankheitsbilder, denen Sie nicht »davonlaufen« können durch ein gezieltes, individuelles Trainingsprogramm.

Leiden Sie an einer Herzerkrankung, müssen Sie sich einem Belastungs-EKG unterziehen, bevor Sie mit einem neuen Trainingsprogramm starten. Auf der Basis aller erhobenen Befunde definiert Ihr Arzt dann gemeinsam mit Ihnen gesundheitsfördernde Trainingsziele, die realistisch sein und Ihre persönlichen Lebensumstände berücksichtigen sollten.

Mischung und Abwechslung sind entscheidend

Grundsätzlich sollte Ihr Sportprogramm aus einer Kombination aus Dehnungs-, Kraft-, Ausdauer- und Koordinationsübungen bestehen. Und es sollte Spaß machen! Probieren Sie ruhig für sich neue Sportarten aus, auf die Sie Lust haben! Lassen Sie sich dabei nicht durch voreingenommene Haltungen

Jüngerer abschrecken, was man »im Alter« angeblich darf oder nicht darf! Wenn Sie es also zum Beispiel mit Inlineskaten, Snowboarden, Hip-Hop-Tanzen oder anderen »nicht altersgemäßen« Sportarten versuchen wollen und keine gesundheitlichen Bedenken vonseiten des Arztes vorliegen, tun Sie es einfach! Entwickeln Sie ein Gefühl für Ihren Körper und dafür, was Ihnen guttut und was nicht.

Dieses Buch richtet sich an eine Zielgruppe von circa 35- bis 60-Jährigen; wenn Sie deutlich älter sind, sollten Sie selbstverständlich keine besonderen Risiken beim Erlernen neuer Sportarten eingehen.

Am erfolgreichsten für Körper, Geist und Seele ist es, täglich abwechselnde Trainingsakzente zu wählen; an einem Tag steht die Ausdauer im Vordergrund, am nächsten die Kraft, dann das Dehntraining usw. Bei manchen Sportarten ist der Wechsel nicht so dringend, denn sie sind in sich vielseitiger und ausgewogener als andere, da sie ein gleichzeitiges Training mehrerer Fitnessfaktoren beinhalten. Dazu gehören bestimmte koordinativ und muskulär anspruchsvolle Ausdauertrainingsarten wie Aerobic oder bestimmte Tanzformen, das Skilanglaufen, Trampolinspringen etc.

Ashtanga-Yoga (Seite 235) ist »all in one«: Es ermöglicht Ihnen, alle fünf gesundheitsfördernden Fitnesskomponenten auf einmal zu verbessern. Nur die Schnelligkeit als 6. Fitnessfaktor ist unter dem Aspekt der Prävention als »nice, but not necessary« zu sehen, sie gehört definitiv nicht in ein gesundheitsorientiertes oder präventives Fitnessprogramm.

ENERGIEVERBRAUCH BEIM SPORT

Sport und Bewegung sorgen für einen höheren Energieverbrauch, der jedoch von Dauer und Geschwindigkeit der ausgeübten Aktivität, dem Trainingszustand sowie der Qualität und Quantität der Muskelmasse der jeweiligen Person abhängt. Auch die Umgebungstemperatur, der Untergrund und die technische Ausrüstung spielen eine Rolle. Beeinflusst wird die Höhe des Kalorienverbrauchs auch durch den Enzymbesatz der Muskulatur. Diese zucker- und fettabbauenden Enzyme können langfristig durch eine mäßige Intensität des Trainings angekurbelt oder durch zu hartes »Powern« abgebaut werden.

Die koordinativen Fähigkeiten sowie der Grad der Beherrschung einer Sportart wirken entscheidend mit. Darum weisen Durchschnittsangaben (siehe Tabelle rechts) große Schwankungsbreiten auf und sind meiner Meinung nach nur als äußerst grobe Richtgröße zu sehen. Der Körper scheint bei Ausübung immer derselben Trainingsform einen Energiesparmechanismus mit reduziertem Kalorienverbrauch zu entwickeln, der nicht nur durch verbesserte koordinative Beherrschung dieser Trainingsart, sondern auch durch einen Gewöhnungseffekt entstehen dürfte, den wir noch nicht genügend verstehen (ähnlich scheint es bei der Ernährung und Beibehaltung einer bestimmten Diät).

Als Beispiel dient mir nicht nur meine eigene Erfahrung als (kurzzeitige) »Fulltime-Aerobic-Lehrerin«, sondern auch das Gespräch mit anderen Instruktoren: Selbst bei einem

Beispiel

Energieverbrauch bei sportlicher Aktivität

Für einen 70 kg schweren Menschen bei 30 Minuten Aktivität:

sportliches Gehen	
bei 5 km/h	126 kcal
bei 8 km/h	252 kcal
Gymnastik	
locker	162 kcal
intensiv	453 kcal
Jogging	
bei 8 km/h	282 kcal
bei 16 km/h	564 kcal
Krafttraining	243 kcal
Fahrrad fahren (8 km/h)	90 kcal
Schwimmen (20 m/min)	147 kcal
Ski alpin	306 kcal
Tanzen	147 kcal
Wandern mit Rucksack (5 km/h)	210 kcal
Bergsteigen	306 kcal

täglichen Fünf-Stunden-Aerobic-Training durften wir kaum mehr essen als zu deutlich weniger aktiven Zeiten. Rein rechnerisch entspricht dieser Trainingsumfang einem so hohen Kilokalorienverbrauch, dass wir fast das Doppelte hätten essen dürfen oder müssen.

Auch fördern bestimmte Sportarten einen Adaptationsmechanismus des Körpers an die Anforderungen, falls der Umfang ein bestimmtes Ausmaß überschreitet: Beispielsweise ist tägliches mehrstündiges Schwimmen in kaltem Wasser trotz des enormen theoretischen Kalorienverbrauchs – auch durch die Temperatur – eher kontraproduktiv zur Reduktion des Unterhautfettgewebes, da der Körper danach trachtet, das Fettgewebe möglichst hoch zu halten als Schutz gegen die Kälte. Auch aus diesem Grunde sollte das Training möglichst vielseitig und abwechslungsreich gestaltet werden. So können Sie locker den gesundheitlich empfohlenen Kalorienverbrauch durch Bewegung von 2000 bis 3000 kcal pro Woche schaffen, ohne sich zu langweilen.

TRAINING IM ALLTAG

Am besten sollten Sie täglich trainieren oder irgendeiner körperlich aktiven Freizeitbeschäftigung nachgehen – es müssen ja nicht immer gleich zwei Stunden sein –, denn wenn Sie die Übungen nicht ausführen, kann auch die beste Beratung nichts erreichen! Der schlechteste Zeitpunkt, seinen inneren Schweinehund in die Gänge zu bringen, ist abends, wenn Sie müde nach Hause kommen. Denn ewig locken die Couch und der Alkohol. Danach ist regelmäßig »Feierabend«, was das Training betrifft. Wenn Sie Bewegung nur abends in Ihrem Tagesablauf unterbringen, dann rate ich dringend: Packen Sie Ihre Sportsachen morgens gleich ein, und absolvieren Sie Ihr Training, bevor Sie nach Hause gehen. Die Energien, die Sie nach ein bisschen Sport entwickeln, lassen Sie erheblich mehr vom restlichen Abend haben, auch wenn er etwas kürzer ist.

Die bessere Alternative ist das morgendliche Training. Probieren Sie es aus: Wenn Sie morgens vor der Arbeit 30 bis 45 Minuten zum Beispiel Walken, Joggen, Inlineskaten etc., erhöhen sich die Arbeitseffizienz und Ihre Stimmung für den ganzen restlichen Tag. Die »investierte« Zeit kommt doppelt wieder rein, sogar in Bezug auf Ihr Arbeitspensum. Vor besonders wichtigen Projekten oder entscheidenden Meetings, Präsentationen etc. könnte Ihnen eine morgendliche Yogaeinheit die entscheidende Klarheit und Gelassenheit mit auf den Weg geben.

Der Wiener Zukunftsforscher Matthias Horx hat den Begriff »Selfness« geprägt, eine Kombination aus Wohlfinden und Selbstfindung. Dieser Begriff beinhaltet für mich u. a., seine eigenen Ressourcen zu schätzen und zu schützen, also ein gesundes Wichtignehmen und Kümmern um sich selber (siehe dazu auch Kapitel 4).

Pausen erhöhen die Arbeitseffizienz.

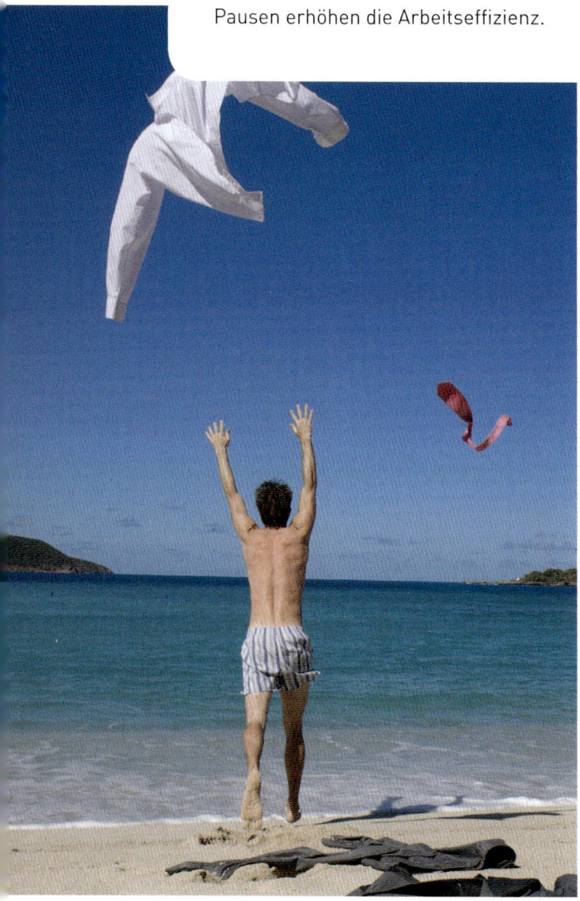

! Wichtig

Auch wenn Sie Ihr Traumgewicht mithilfe von Sport nicht erreichen, so gilt der schon ältere Slogan von Dr. Steven Blair, einem sehr verdienten Forscher auf dem Gebiet der Prävention von Herz-Kreislauf-Erkrankungen: »It is better to be fit and fat than unfit and thin«!

Wenigen unter Ihnen dürfte es am Arbeitsplatz möglich sein, so nachlässig bis rücksichtslos mit Kollegen, Mitarbeitern oder Geschäftskunden umzugehen wie mit sich selber.

Blockieren Sie Ihre Trainingstermine mindestens eine Woche vorher in Ihrem Timer, und nehmen Sie sie so ernst wie Geschäftstermine! Diese Termine mit und für sich selbst sollten Sie nicht als »Notfallplatzhalter« für unvorhergesehene Arbeitsverpflichtungen missbrauchen und beim geringsten Anlass aus dem Tagesplan werfen. Ideal wäre es, fixe Trainingszeiten schon drei Monate im Voraus festzulegen; hierbei helfen Verabredungen mit einem Personal Trainer oder Freunden. Diese wiederholt kurzfristig abzusagen dürfte Ihnen peinlich sein.

Die positiven Veränderungen und Fortschritte, die sich bei Einhaltung Ihres Plans einstellen, werden Ihnen von ganz alleine vermitteln, dass es sich lohnt.

Animieren Sie Kollegen und auch Ihre Vorgesetzten dazu, bei Geschäftsterminen, Meetings, Reportings nicht mehr bei Weißbrot-Sandwiches, Kaffee und Keksen um den Konferenztisch zu sitzen, sondern sich bei einer Jogging- oder Walkingtour auszutauschen. Der enorme Vorteil: Eine bessere Trainingssteuerung gibt es nicht, Sie bleiben garantiert immer im Sauerstoff verbrauchenden, grünen Bereich. Die im Anschluss beschriebenen Folgen zu hoher Intensität werden Sie nie spüren müssen. Und die während konfliktbehafteter Gespräche aufgebaute Stressreaktion (siehe Kapitel 4) wird physiologisch durch körperliche Aktivität abreagiert.

Diese andere Art der Geschäftsbesprechung wird gerade im Topmanagement immer salonfähiger. Schon lange weiß man, dass manch gelungener Abschluss bei einer Runde Golf zustande kam, warum nicht auch mal beim gemeinsamen Skilaufen, der Crosstrainernutzung im Fitnessstudio, beim Inlineskaten u. v. m. Bewegungsprogramme in der Mittagspause würden den Standort Deutschland weit mehr nach vorne bringen als manches Polittheater.

Dieses Konzept lässt sich hervorragend in den familiären Bereich transferieren: Bei Bedarf lassen sich dem Nachwuchs der Ablativus absolutus, der französische Teilungsartikel oder physikalische Zusammenhänge bestens auf einer Wanderung oder einem flotten Spaziergang erklären. Die körperliche Aktivität verbessert die Gehirndurchblutung, so kann Ihnen der Nachwuchs besser folgen, und Sie entwickeln weniger Sitzfleisch. Diese Methode ist, wie (fast) alles, praxiserprobt an meinen vier Kindern – mit Ausnahme der für mich selbst schwierigen Physik.

Apropos Kinder: Meines Erachtens können Sie Ihren Sprösslingen in einer Zeit, in der die Sportstunden regelmäßig ausfallen, neben einer guten intellektuellen Bildung nichts Wertvolleres für ihr Leben mitgeben als die Freude an vielfältiger körperlicher Bewegung. Indem Sie Ihre Kinder an die unterschiedlichsten Sport-, Spiel- und Bewegungsformen heranführen, profitieren Sie selbst durch eine Wiederentdeckung alter Bewegungsarten, die Sie vielleicht für nicht mehr altersgerecht gehalten hatten. Diese machen oft besonders viel Spaß.

★ Tipp

Suchen Sie sich ein Fitnesscenter nahe Ihrer Arbeitsstelle, dann können Sie mittags eine kürzere Trainingseinheit einlegen. Es reichen aber auch eine Yogamatte, ein Holz, ein Gurt für das Büro, um in der Mittagspause ein paar verkürzte Muskeln (siehe Dehnungsanleitung auf Seite 62–63) zu mobilisieren oder drei Rumpfmuskelkräftigungsübungen (siehe Kräftigungsprogramm ab Seite 92) durchzuführen. Physisch und energetisch stehen Sie dann ganz anders da als nach einem oft bloß mechanisch konsumierten Non-Gourmet-Kantinenessen.
Gegen den Hunger gönnen Sie sich nach dem kleinen Bewegungsprogramm einen Eiweißshake (siehe Kapitel 2, Seiten 147 und 173–174).
Vorsicht: Kaufen Sie sich schon mal kürzere Gürtel!

AUSDAUERTRAINING

Geeignete Sportarten

Im Ausdauerbereich bewegt man sich oft zu einseitig. Viele Menschen fahren zum Beispiel nur Rad oder laufen ausschließlich. Oft ist Walking oder flottes Gehen im Wald oder Park bzw. Nordic Walking mit der richtigen Technik sinnvoller und gesünder, denn hier werden neben den Beinmuskeln auch die Rumpf- und Armmuskeln beansprucht. Versuchen Sie es auch mit Langlauf, Crosstraining (einem Mix verschiedener Sportarten), Inlineskaten oder Funsportarten. Regelmäßige Spaziergänge und Wanderungen sind übrigens das Fettverbrennungsmittel schlechthin!

Besonders geeignet für das Herz sind alle Sportarten mit geringem Krafteinsatz wie zum Beispiel:

- Walken, Nordic Walking
- Wandern
- Joggen
- Laufband, Crosstrainer-Ausdauergerät (Fitnessstudio)
- Step-Aerobic, Low-Impact-Aerobic u. Ä.
- Schwimmen
- Skilanglauf in der Ebene
- Inlineskating
- Tanzen
- Golf

Ungeeignet bei einseitigem und längerem Einsatz sind: Rudern oder Mountainbiking, hier steigt der Blutdruck zu stark an und belastet das Herz, dies gilt vor allem für Menschen mit hohem Blutdruck. Sport- und Spielarten wie Tennis, Squash, Badminton, Fußball machen Spaß, führen aber nicht zur Entwicklung einer guten Ausdauer, da sie nur kurze Spitzenbelastungen liefern. Ist Ihr Herz-Kreislauf-System gesund, können solche Sportarten zusätzlich eine interessante Abwechslung bieten.

Längeres, regelmäßiges Fahrradfahren über mehrere Stunden ist für Männer ein Potenz- und Fruchtbarkeitskiller ersten Ranges: Durch den harten Sattel kommt es zu Durchblutungsstörungen im Bereich des Beckens und der Geschlechtsorgane. Die Prostata kann so irritiert werden, dass es zu deutlichen PSA-Anstiegen (Prostataspezifisches Antigen) im Blut kommt, wie wir sie sonst nur bei einer bakteriellen Entzündung, einer deutlichen Prostatavergrößerung oder einem Prostatakarzinom finden.

★ Tipp

Jungbrunnenübung für den Schwellkörper

Wärmen Sie sich ein paar Minuten durch immer schnelleres Gehen auf, dann nehmen Sie ein Springseil und springen so lange auf der Stelle (Skipping, ein- oder beidbeinig), bis Sie etwas außer Puste kommen, dann gehen Sie wieder, bis sich Ihre Atmung beruhigt hat. Das wiederholen Sie drei- bis viermal. Durch den hohen Blutfluss in die Beine kommt es auch im Becken zu einer Weitstellung der Blutgefäße, die Schwellkörpergefäße werden mit sauerstoffreichem Blut gefüllt und lernen, sich bei Beanspruchung zu weiten. Diese Übung sollten nur gesunde Männer durchführen. Lassen Sie im Zweifelsfall ein Belastungs-EKG durchführen.

Ausdauertraining – wie oft und wie lange?

Das berühmte »Ich habe nur eine Viertelstunde Zeit, das lohnt sich nicht«, ist verkehrt, auch kleinere Einheiten summieren sich. Und: Studien beweisen, dass es für die Prävention von Herz-Kreislauf-Erkrankungen besser ist, täglich Ausdauertraining von zwölf Minuten anstatt einmal wöchentlich von eineinhalb Stunden zu absolvieren. Im Bestfall trainieren Sie Ihre Ausdauer jeden Tag während rund 20 bis 60 Minuten, ein Wechsel von Umfang und Intensität wird dabei bewusst angestrebt. Durch diesen Wechsel werden die fett- und zuckerverbrennenden Enzyme unterschiedlich gefordert und gebildet. Diese gesundheitlich wertvolle Variation ergibt sich automatisch dadurch, dass Sie unterschiedliche Ausdauersportarten wählen. Wenn Sie zum Beispiel ein Läufer sind, ist Inlineskaten weniger »intensiv«, was die Herz-Kreislauf-Belastung anbelangt. Sie können und sollen deshalb an manchen Tagen eine längere Einheit (mindestens 90 Minuten) skaten, und am nächsten Tag belassen Sie es bei einer kürzeren, etwas schnelleren Laufeinheit von etwa 15 Minuten.

Tägliches einstündiges Laufen mit dem immer gleichen Tempo, wie es manche meiner besonders disziplinierten Patienten machen, führt zu weit unteroptimalen Ergebnissen für den gesamten Fitness- und Gesundheitszustand. Sie mögen dadurch einen Marathon laufen können, und wenn dies Ihr mittelfristiges Ziel ist, mag das für ein paar Monate Ihres Lebens durchaus o.k. sein. Über viele Jahre praktiziert, bedeutet es aber für die Gelenke, Sehnen und Muskeln eine monotone Beanspruchung. Diese führt leicht zur Überlastung – auch von Geist und Psyche. Behalten Sie körperlich und psychisch Spaß an der Bewegung, indem Sie möglichst vielseitig und abwechslungsreich trainieren und körperliche Freizeitaktivitäten wie Kegeln, Tanzen u.v.m integrieren. Denn Sport sollte vor allem auch Spaß machen, nur so wird er regelmäßig gemacht und kann so am besten zu einer Work-Life-Balance beitragen.

Steuerung der Trainingsintensität

Die Herzschlagfrequenz beträgt bei einem gesunden Menschen in Ruhe 50 bis 80 Schläge pro Minute. Unter Belastung steigt die Herzfrequenz, damit mehr Blut durch den Körper gepumpt werden kann. Die einzelnen Zellen werden so vermehrt mit Sauerstoff und Energie versorgt.

Die Herzfrequenz oder Herzschlagfrequenz (Anzahl der Herzschläge pro Minute) unterliegt im Laufe eines Lebens einem starken Wandel: Ein Neugeborenes hat in Ruhe eine Herzschlagfrequenz von rund 120 Schlägen pro Minute, während ein 70-Jähriger im Durchschnitt eine Frequenz um die 70 Schläge pro Minute aufweist.

Alle zehn Jahre nimmt die Herzfrequenz unter Belastung um sechs bis zehn Schläge ab. Dies ist die (rechnerische) Grundlage für die Faustformeln zur Errechnung der idealen Trainingspulsfrequenz: 180 – Lebensalter = empfohlene Trainingspulsfrequenz. Da die maximale Herzfrequenz bei Ausbelastung aber bereits von Mensch zu Mensch sehr stark variiert und der Abfall der maxi-

mal erreichbaren Herzfrequenz im Altersgang ebenfalls sehr variabel ausfällt, ist diese Faustformel für viele Menschen ungeeignet, ja manchmal sogar gefährlich.
Medizinisch existieren mehrere Möglichkeiten, sich ein Bild über die Leistungsfähigkeit des Herz-Kreislauf-Systems zu machen: Die Messung der maximalen Sauerstoffaufnahmefähigkeit ist sehr aufwendig und wird deshalb selten verwendet. Die Bestimmung der maximalen Wattzahl im Rahmen eines Belastungs-EKGs ist die in der Praxis übliche. Sie bietet den Vorteil, gleichzeitig Hinweise auf Durchblutungsstörungen am Herzen oder Herzrhythmusstörungen unter Belastung erhalten zu können. Bei der sogenannten Laktatdiagnostik misst man die während der Belastungsergometrie ansteigenden Milchsäurewerte und erhält so Auskunft über die individuelle aerobe und aerob-anaerobe Schwelle (siehe Kasten rechts).

! Info

Aerobe und aerob-anaerobe Schwelle

Bei steigender körperlicher Belastung kann die Laktatkonzentration (Milchsäure) im Blut zunächst zurückgehen oder annähernd gleich bleiben (bis 2 mmol/l, Regenerationsbereich). Dies ist eine automatische Gegenregulation des Körpers bei Belastung. Der Regenerationsbereich endet, wenn der Laktatwert zum ersten Mal deutlich ansteigt. Diese Schwelle wird als aerobe Schwelle bezeichnet und liegt durchschnittlich bei etwa 2 mmol/l. Die Schwelle, an der gerade noch so viel Laktat abgebaut werden kann, wie auch produziert wird, wird aerob-anaerobe Schwelle genannt. Sie liegt individuell variabel bei 3 bis 5 mmol/l. Ab dieser Schwelle wird immer mehr Laktat aufgebaut, was zu einer überschießenden Milchsäureanhäufung im Blut führt (sichtbar an einem exponentiellen Anstieg der sogenannten Laktatkurve). Längere Belastungen oberhalb der aerob-anaeroben Schwelle sind bezüglich der Ausdauerkapazität kontraproduktiv.

Die maximale Sauerstoffaufnahme

Die sogenannte maximale Sauerstoffaufnahme, die VO_2max, gibt Auskunft über die Funktion von Herz und Gefäßen, denn sie repräsentiert in etwa die Prozesse, die an der Verwertung von Sauerstoff im Körper beteiligt sind: Sie gibt an, wie viel Milliliter Sauerstoff der Körper unter Belastung maximal pro Minute aufnehmen kann, und bewertet so die Ausdauerleistungsfähigkeit. Schon ab dem 25. Lebensjahr nimmt diese VO_2max um 5 bis 15% pro Jahrzehnt ab: Etwa 50% dieser Abnahme sind damit begründet, dass die körperliche Aktivität fehlt oder nicht ausreichend ist. Aber auch hier liegt es in Ihrer Hand: Ausdauer und Kondition können Sie jederzeit wieder steigern. In allen Altersstufen kann die VO_2max um 10 bis 30% angehoben werden, sofern Sie längerfristig mit ausreichender Intensität trainieren.
Entscheidender für die Leistungsfähigkeit im Alter ist aber, dass die individuelle aerob-anaerobe Schwelle, also der Punkt, an dem die Milchsäurekonzentration (das Laktat)

im Blut rasch ansteigt und den Körper übersäuert, in jedem Alter durch ein mäßig-intensives Training um bis zu 50% angehoben werden kann. Trainierte Männer erreichen bis ins hohe Lebensalter Werte, die über denen eines 30-jährigen Untrainierten liegen können.

Eine solche »Übersäuerung« beim Ausdauertraining können Sie nicht spüren, sie muss über Messungen der Laktatkonzentration (siehe Laktattest Seite 38–41) objektiviert werden. Ganz anders sieht es beim Krafttraining aus, hier schmerzt der Anfall von Laktat und anderen sauren Stoffwechsel-Abbauprodukten zuerst, um dann kurze Zeit später den Muskel lahmzulegen. Die Milchsäure fällt nach wenigen Minuten in den Normbereich zurück, sie ist deshalb nicht die Ursache für den »Muskelkater«. Dieser entsteht erst ein bis zwei Tage nach der Belastung und beruht auf kleinsten, überlastungsbedingten Muskelverletzungen und der daraus folgenden entzündlichen Reaktion.

Messung der maximalen Leistungsfähigkeit auf dem Fahrrad-Ergometer

Die maximale Leistungsfähigkeit eines untrainierten 30-Jährigen beträgt drei Watt pro kg Körpergewicht. Wiegen Sie als 30-Jähriger beispielsweise 80 kg, sollten Sie auf dem Fahrradergometer bei langsam ansteigender Belastung gegen einen Widerstand von 240 Watt für drei Minuten treten können. Sind Sie jedoch übergewichtig, muss das Normalgewicht (Faustregel: Körpergröße über 100 in kg) als Berechnungsgrundlage verwendet werden, da »Fett« die Leistungsfähigkeit nicht erhöht.

Im Laufe der Jahre nimmt die maximale Leistungsfähigkeit um 1% pro Jahr ab, beträgt beim selben Menschen mit 60 Jahren folglich 30% weniger, nämlich 168 Watt.

Viel wichtiger als die maximale Leistungsfähigkeit ist jedoch, wie viel Prozent dieser maximalen Leistung Sie noch im nichtübersäuerten Bereich (unterhalb der aerob-anaeroben Schwelle) erbringen können. Darüber kann nur eine Laktatdiagnostik Auskunft geben.

Weniger hart ist oft mehr

Sicher kennen Sie das von sich selbst: Oft treiben Sie Sport mit einer übertriebenen Intensität, keuchen, schwitzen und zwingen sich immer weiter. Diese Art, Sport zu treiben, macht aber eher alt und grau, als dass sie Sie frisch hält! Denn damit stressen Sie sich nur und gewöhnen Ihren Körper an die Toleranz hoher Laktat-(Milchsäure-)Werte.

! Info

Laktat

Laktat (Milchsäure) häuft sich im Muskel an, wenn die Muskulatur bei intensiven Belastungen nicht mehr genügend Sauerstoff zur Deckung des Energiebedarfs erhält. Der Muskel übersäuert und ermüdet. Die durchschnittlichen Laktatwerte betragen in Ruhe 1 bis 2 mmol/l, zwischen 2 bis 4 mmol/l befindet man sich im aeroben-anaeroben Grenzbereich, ab 3 bis 4 mmol/l beginnt der individuelle anaerobe Bereich.

Dies ist nur für bestimmte Hochleistungssportler sinnvoll und wird mit einem hohen Preis bezahlt: Hohe Laktatwerte schädigen die Mitochondrien und zerstören sie. Diese sind die Kraftwerke unserer Zelle, in denen die Fett- und Zuckerverbrennung zur ATP (Adenosin-Triphosphat-)Herstellung als Energiespeicher stattfindet. Ein wesentlicher Teil des Alterungsprozesses besteht ohnehin in einem Mitochondrienverlust. Trainieren Sie sich diese Fettverbrennungsöfen durch zu hohe Intensität mit erhöhten Laktatwerten kaputt, so brauchen Sie sich nicht zu wundern, wenn Sie durch Ausdauertraining statt abzunehmen obendrein noch alt und krank werden.

Denn Sie fahren dadurch Ihr Immunsystem in den Keller, und Ihre Hormone werden nicht – wie durch ein dosiertes Training – angekurbelt, sondern verschlissen. Auch nächtliche Schlafstörungen können Folge eines abendlich zu harten Trainings sein.

Von 100 Laktatbelastungen sehe ich höchstens eine, die nicht zumindest eine ähnliche Tendenz zeigt: zu intensives Training oberhalb der individuellen anaeroben Schwelle mit oft schlechteren Ergebnissen als die einer gleichaltrigen »Couch-Potato«. Ein verblüffend verbreitetes, falsches und kontraproduktives Motto lautet: Wenn die Zunge beim Ausdauertraining nicht heraushängt, war »es nichts«.

Im Falle des Ausdauertrainings müssen die meisten von uns zuerst die berühmte »Kurve kriegen« und dann später ihre inneren Antreiber (siehe Kapitel 4, die fünf Antreiber auf Seite 244–246) niederknüppeln, die uns immer wieder in die Überforderung treiben.

Beispiel

Die typischen Auswirkungen von zu hartem abendlichen Training zeigt das Beispiel eines damals 37-jährigen Group-Training-Instruktors, der zu mir in die Praxis kam, da er sich schwer krank und müde fühlte und von einem Infekt in den nächsten fiel. Sein wöchentlicher Ausdauertrainingsumfang lag bei circa 20 Stunden in Form von Gruppen-Aerobic-Kursen. Zum Ausschluss von Erkrankungen und Nährstoffmängeln habe ich den Instruktor auf den Kopf gestellt – ohne Resultat. Aufschluss erbrachte die Laktatdiagnostik (siehe unten): Trotz des Trainingsumfangs eines Leistungssportlers lag die maximale Leistungsfähigkeit im Bereich eines untrainierten 70-Jährigen. Der Instruktor hatte viel zu intensives Ausdauertraining betrieben; nach den Ergebnissen der Laktatdiagnostik lag seine ideale Trainingspulsfrequenz für aerobes Training bei circa 120/Min. Wie er mir anhand der in seinen Aerobic-Stunden getragenen Pulsuhr mitteilen konnte, bewegte sich sein Puls in den Stunden meist zwischen 150/Min. und 160/Min. Er fühlte sich dabei keineswegs überlastet. Das subjektive Gefühl, ein alter Mann zu sein, hatte ihn gar nicht so sehr getrogen.

Der Laktattest: Training effektiv steuern

Bevor Sie mit dem Trainingsprogramm beginnen, sollte ein Sportmediziner Ihre individuelle Leistungsfähigkeit und Ihre optimale Trainingspulsfrequenz anhand einer Laktatdiagnostik feststellen.

Warum? Wie im Falle des Instruktors gesehen, sind eine Vielzahl von Faustformeln, zum Beispiel 180 minus Lebensalter, für ein gesundes Training nicht überzeugend. Sie funktionieren – bei Menschen aller Altersgruppen, vor allem aber bei älteren Menschen ab dem 60. Lebensjahr – nicht sicher. Sogar bei 20- bis 30-jährigen Menschen, das hat sich in der Praxis anhand Hunderter von Laktatuntersuchungen gezeigt, liegt die Spannbreite bei bis zu 60 Pulsschlägen pro Minute, denn kein Körper ist wie der andere: Viele junge Sportler im Alter von 20 bis 30 Jahren haben sich im Laufe der Jahre in meiner Praxis einer Laktatdiagnostik unterzogen, die meisten hatten anhand eines guten Körpergefühls schon vermutet, dass bei ihnen die Faustformelberechnung nicht funktioniere. Ein 27-jähriger Trainer hätte beispielsweise nach der Faustformel bei

Beispiel

Die zwei Freunde Hans und Max sind beide 50 Jahre alt und circa 80 kg schwer; sie wollen eine mehrtägige Mountainbiketour miteinander machen. In der Belastungsergometrie erreichen beide 200 Watt Spitzenleistung. Sie folgern daraus, dass sie gut miteinander fahren werden, da sie den Anstrengungen einer mehrstündigen Mountainbiketour gleich gut gewachsen sind. Die beiden sind enttäuscht: Die gleich hohe maximale Wattzahl besagt wenig, denn bei Hans zeigt sich schon bei 100 Watt ein kontinuierliches Ansteigen des Laktats, das bei 125 Watt schon über 3 mmol/l, also in einem kritischen, übersäuerten Bereich, liegt. Max hingegen kann seine Laktatwerte bis 150 Watt gleichbleibend bei Werten um die 2,5 mmol/l halten, erst bei 175 Watt steigen die Milchsäurewerte auf über 3 mmol/l. Hans wird zwar einen kurzen Anstieg von wenigen Minuten genauso gut bewältigen wie Max, da er eine gute Laktattoleranz entwickelt hat, das heißt, seine Muskeln haben gelernt, auch bei Übersäuerung nicht so schnell schlappzumachen. Im Gegensatz zu Max wird er aber über längere Strecken immer müder werden und auf der Ebene nicht dasselbe Tempo halten können wie Max.
Was hat Max im Vergleich zu Hans anders gemacht? Max hat seine sogenannte Grundlagenausdauer hervorragend trainiert, indem er den Hauptteil seines Trainings in einem niedrig-intensiven Ausdauerbereich deutlich unterhalb seiner individuellen aerob-anaeroben Schwelle absolviert hat. Durch wenige kurze intensive Intervalltrainingseinheiten oberhalb dieser Schwelle (< 10% des Gesamttrainingsumfangs) hat er aber auch sein Stehvermögen berücksichtigt, er kann kurzfristig genauso viel Milchsäureanfall aushalten wie Hans. Dieser hingegen hat – wie die meisten Männer – praktisch sein gesamtes Training im anaeroben Bereich durchgeführt, der Volksmund nennt das auch Konditionstraining. Er besitzt dadurch aber kaum echte »Ausdauer« und wird über längere Strecken »schlappmachen«.
Was der Laie als Konditionstraining bezeichnet, ist ein Training im aerob-anaeroben Bereich oder darüber. Für den Gesundheits- und Breitensport und zum Stress- und Fettabbau ist es kontraproduktiv.

einem Puls von 153 Schlägen pro Minute trainieren müssen, im individuellen Laktattest ergab sich jedoch eine empfohlene Pulsfrequenz von 110 pro Minute, der Mann hätte sich also ständig überfordert. Diese eklatante Unterschreitung der Faustformelempfehlungen ist bei meinen Laktatbelastungen erheblich öfter vorgekommen als der umgekehrte Fall. Dies bedeutete für viele meiner Patienten, dass sie sich oft jahrelang durch zu »hochtouriges« Training mehr geschadet als genützt haben.

Beispiel

Der umgekehrte Fall ist mir nur einmal eindrücklich im Gedächtnis geblieben, als ein optisch hoch trainierter 61-Jähriger mit der Bitte um eine Laktatdiagnostik zu mir kam. Er erzählte – zu meiner großen Verwunderung, ja sogar Entsetzen – dass er regelmäßig über mehrere Stunden die Sella-Runde mit dem Mountainbike bei Pulswerten um die 160/Min. fahren würde. Wenn er sich an seine nach Errechnung empfohlene Trainingspulsfrequenz von 119/Min. halten würde, fiele er fast schlafend vom Rad. Zu meiner großen Überraschung ergab der Laktattest bei diesem Patienten eine empfohlene Trainingspulsfrequenz von circa 158 pro Minute! Dieser Mann hatte also recht. Wenn er sich nach seinem Faustformelwert gerichtet hätte, wäre er weit unter seinen Möglichkeiten geblieben – und der Trainingserfolg wäre ausgeblieben.

Eine genaue und individuelle Bestimmung der optimalen Puls- bzw. Herzfrequenzen im Training mithilfe eines Laktattests ist also in einigen Fällen unerlässlich.

Zwei Tage vor einem Laktattest sollten Sie auf eine kohlenhydratreiche Ernährung achten. 24 Stunden vorher dürfen Sie keinen Alkohol trinken und müssen auf intensive körperliche Aktivitäten verzichten.

Für den Laktattest verwendet der Sportmediziner ein Laufband oder Fahrradergometer. Auf verschiedenen Belastungsstufen werden in dreiminütigen Testphasen jeweils Puls und Blutdruck gemessen, ein EKG (Elektrokardiogramm) aufgezeichnet sowie zur Bestimmung der Laktatwerte Blut am Ohrläppchen oder an der Fingerkuppe entnommen. Der belastungsbedingte Laktatanstieg gibt Aufschluss über die individuelle aerobe und anaerobe Schwelle (IANS) und die für das Training geeigneten Herzfrequenzen.

Die Ergebnisse einer Laktatuntersuchung sind von der Sportart abhängig! Bei Ausdauersportarten, die deutlich weniger Kraft beanspruchen, zum Beispiel Joggen oder Aerobic, liegen die empfohlenen Pulsfrequenzen um etwa zehn Schläge pro Minute höher als zum Beispiel auf dem Fahrradergometer.

Ein Laktattest muss immer mit den Ergebnissen des gleichzeitig aufgezeichneten EKG abgeglichen werden. Manchmal passiert es, dass die Laktatwerte bei einer bestimmten Belastung und Herzfrequenz zwar im idealen Bereich liegen, das EKG aber Veränderungen zeigt, die auf einen Durchblutungsmangel im Herzen schließen lassen, oder es treten schwere Herzrhythmusstörungen auf. Ein Laktattest gehört deshalb in eine ärztliche Praxis und nicht in ein Schuh- oder Sportgeschäft.

Übrigens: Das Ruhelaktat ist heute einer der besten Stressindikatoren. Viele Patienten kommen schon mit »Ruhe«-Laktatwerten von über 3 mmol/l in die Praxis. Solche Werte, die man höchstens nach einem schnellen Ausdauerlauf erreichen sollte, weisen auf eine Stressbelastung hin. Interessanterweise fällt bei diesen Menschen der Laktatwert meistens bei geringer Belastungsintensität (zum Beispiel 50 bis 75 Watt) auf unter 2 mmol/l, was die Sportmediziner Laktatausschwemmung nennen. Diese ist ein guter Beweis dafür, wie ein niedrig-intensives Training den Menschen »entstresst«.

Für jeden Menschen können anhand des Laktattests vier spezifische Trainingsbereiche bestimmt werden:

- Im Trainingsbereich 1 (60 bis 75% der IANS = individuelle anaerobe Schwelle) wird ein regeneratives Ausdauertraining erreicht. Dieser Trainingsbereich ist nur für Leistungssportler bei hohen Belastungen sinnvoll.
- Im Trainingsbereich 2 (75 bis 90% der IANS) liegt die optimale Fettverbrennungszone (bis etwa 80% der IANS), gleichzeitig dient dieser Intensitätsbereich einer Verbesserung von Herz-, Kreislauf- und Stoffwechselfunktion. Hier findet das sogenannte Grundlagenausdauertraining statt, das circa 90% des Gesamttrainingsumfanges ausmachen sollte. Für das Gesundheitstraining kann man sich auf den Trainingsbereich 2 beschränken, Menschen mit chronischen Erkrankungen wie Zuckerkrankheit oder hohem Blutdruck dürfen diesen Intensitätsbereich nicht überschreiten.
- Im Trainingsbereich 3 (90 bis 95% der IANS) und 4 (95 bis 115% der IANS) werden die aerobe bzw. die anaerobe Kapazität entwickelt. Dieser Bereich ist Gesunden vorbehalten und nur für bestimmte, teilweise im anaeroben Bereich stattfindende Sportarten (zum Beispiel Tennis, Squash, Mountainbiking, Rudern) sinnvoll. Verbringen Sie prozentual zu viel Ihres Trainings im Trainingsbereich 4, so werden Sie alt und krank.

Trainingssteuerung durch Uhren

Neben der Laktatdiagnostik, die sozusagen die Königsmethode zur Steuerung der Intensität eines Ausdauertrainings darstellt, werden heute oft Uhren zur Pulskontrolle eingesetzt. Leider spiegeln Uhren zur Messung der Pulsfrequenz Objektivität nur insofern vor, als sie dann doch wieder mithilfe von Faustformeln zur Trainingspulsempfehlung arbeiten.

Manche Pulsuhren, wie zum Beispiel die »Own Zone« von Polar, messen zusätzlich die Herzfrequenzvariation und erheben damit den Anspruch, eine individuelle Trainingsempfehlung jenseits von Faustformeln geben zu können (ähnlich wie der Laktattest): Ein Herz schlägt nämlich in Ruhe und entspanntem Zustand nicht ganz gleichmäßig. Sobald das Intervall zwischen zwei Herzschlägen starr, also gleichmäßiger wird und die Herzfrequenz-Variation minimal wird, ist bei Gesunden die aerob-anaerobe Schwelle erreicht. Diese Art von Pulsuhr misst also theoretisch ähnlich wie ein Laktattest diese Schwelle und kann so individuelle Trainingspulsempfehlungen geben (zum Beispiel sogenannte Own-Zone-Uhr von Polar).

Aber: Bei Menschen, die unter hohem Stress stehen, funktioniert dieses Prinzip nicht: Sie weisen einen gesteigerten Tonus des Sympathikus (des aktivierenden Teils des autonomen Nervensystems) auf, das heißt, Herzfrequenz, Kontraktionskraft und Blutdruck sind dadurch dauerhaft angehoben, und die Herzfrequenzvariabilität ist auch in Ruhe schon geringer als normal, ähnelt also dem Befund an der anaeroben Schwelle.

Aber auch eine Reihe von Erkrankungen wie Diabetes mellitus, Depressionen und Medikamente können die gesunde Herzfrequenzvariation stören und diese Art der Pulszonenfestlegung unbrauchbar und dadurch sogar gefährlich machen.

Bei bestimmten Menschen und Erkrankungen kann nur ein Laktattest die individuellen Pulsfrequenzen für das Training festlegen. Leider können wir nicht immer vorhersehen, bei wem das der Fall ist und bei wem die Own-Zone-Messung funktioniert. Auch der Goldstandard der Trainingssteuerung, die Laktatmessung, hat nämlich ihre Nachteile: Sie ist zeit- und kostenaufwendig und kann deshalb zumindest beim Gesundheitssportler nicht beliebig oft wiederholt werden. Zum einen wäre dies aber nötig, um die Empfehlungen an den Trainingsfortschritt anpassen zu können. Zum anderen ist die erwünschte Trainingspulsfrequenz sehr von der Tagesform und der aktuellen Verfassung abhängig: Schon ein kleines Schlafdefizit, etwas mehr Kaffee oder Alkohol am Vorabend, besonderer Stress oder ein herannahender Infekt können Ihre Pulsbereiche von Tag zu Tag sehr verändern. Das hieße eigentlich, Sie müssten vor oder während jedem Training eine Laktatmessung durchführen.

Das ist für den Freizeitsportler natürlich völlig übertrieben. Wenn also die Own-Zone-Methode bei Ihnen funktioniert, sind Sie fein raus.

Um abzuklären, ob die Own-Zone-Messung für Sie infrage kommt, führen Sie ein bis zwei Stunden vor dem Laktattest einen Own-Zone-Test mit Ihrer Uhr durch und vergleichen dann diese Empfehlungen mit denen aus der Laktatdiagnostik. Wenn diese zum Beispiel auf dem Fahrrad übereinstimmen, ist das gut, aber Vorsicht: Die

! Wichtig

Falls Sie nicht an den oben genannten Erkrankungen leiden, kann eine nicht funktionierende Own-Zone-Messung der erste Hinweis auf zu viel Belastung in Ihrem Leben sein, denn: Eine geringe Herzfrequenzvariabilität in Ruhe deutet bei gesunden Menschen auf eine zu geringe Aktivität des Parasympathikus (beruhigender Anteil des autonomen Nervensystems) hin und signalisiert einen »Dauerstresszustand«. In Kapitel 4 können Sie mithilfe unserer Stress- und Spannungsfragebögen mehr Klarheit über Ihren oft selbst nicht gefühlten Stresszustand erlangen und Techniken zur Bewältigung kennenlernen.

Own-Zone-Messung kann bei Ihnen für das Radfahren gut funktionieren und für das Laufen total danebenliegen und umgekehrt.
Jenseits jeglicher Technik wie Uhren und Laktatmessung ist aber im Zweifelsfall immer noch das beste Motto: Laufen, ohne zu schnaufen! Die berühmte Regel, sich noch unterhalten zu können, wird leider oft schon dann als erfüllt interpretiert, wenn man alle zehn Minuten mit der Ausatmung noch fünf Worte herauspressen kann. Das kenne ich aus eigener Erfahrung.
Da die meisten Menschen alleine laufen, ziehe ich folgende Richtlinie vor: Wenn Sie den Mund noch geschlossen halten können (unbehinderte Nasenatmung vorausgesetzt), ist Ihr Tempo ideal, und Sie übersäuern nicht. Vielleicht können Sie bei dieser Methode anfangs nur gehen. Mit der Zeit wird Ihr Gehtempo zum Lauftempo, und irgendwann ist auch Joggen mit geschlossenem Mund möglich. Sie schauen ungläubig, wie fast alle meine Patienten? Dann könnte es sein, dass Sie zum Gros der Menschen gehören, die mit hängender Zunge durch den Wald laufen. Glauben Sie mir, Sie werden nach einigen Monaten Ihr ursprüngliches Tempo auch mit geschlossenem Mund laufen können. Man nennt diesen Trainingseffekt die Anhebung der aerob-anaeroben Schwelle durch ein niedrig-intensives Grundlagenausdauertraining. Dieses kommt dem »Hund« allerdings anfangs wie ein Schneckentempo vor. Dieses wenig spritzige Grundlagenausdauertraining ist aber sogar für den Hochleistungssportler ein tägliches Muss. Da hier der Endorphinbelohnungskick nicht auftritt, wird dieses Training teilweise auch wider besseres Wissen vernachlässigt oder ausgelassen. Dabei sollte es 90% Ihres Gesamttrainingsumfangs ausmachen.
Für den Laufanfänger gilt also: Vom Gehen ins Laufen kommen Sie am besten, wenn Sie immer wieder dann einen Gang zurück ins Gehtempo schalten, sobald Sie den Mund beim Laufen öffnen müssen. Für den Läufer: Laufen mit geschlossenem Mund ist möglich, Sie werden dadurch kurzfristig langsamer laufen müssen, dafür langfristig deutlich lockerer und länger laufen können.

WENN BEREITS INTERNISTISCHE KRANKHEITEN VORLIEGEN

Ein Ausdauertraining ist für jeden sinnvoll und gesund, besonders aber für Menschen mit einem Bluthochdruck. In Industrieländern haben 24% der Erwachsenen und 50%

! Info

Bluthochdruck (Hypertonie)

Die Zielwerte werden immer mehr nach unten korrigiert: Ihr Blutdruck ist danach nicht mehr ideal, wenn er in Ruhe 120/85 mmHg übersteigt, von Hypertonie spricht man ab Werten von ≥ 130/85 mmHg. Voraussetzung für die Planung und Dosierung des Trainings ist, dass der Blutdruck sowohl in Ruhe als auch unter Belastung überprüft wird. Fangen Sie auf keinen Fall ein intensives Sporttraining ohne vorherige medizinische Untersuchung an! Zur Wahl der richtigen Trainingsart lesen Sie bitte unter Ausdauertraining auf Seite 34 nach.

der über 60-Jährigen einen erhöhten Blutdruck, Symptom unseres modernen Lebensstils unter Stress und Zeitdruck.
Der Beweis: Mönche entwickeln keinen Bluthochdruck. Aber Sie müssen nicht gleich ins Kloster gehen, die Umsetzung einiger Tipps aus Kapitel 4 tut es auch. Sie bietet eine lustvollere Lösung.
Bei 40% (!) aller Männer gesellen sich zum hohen Blutdruck noch Bauchfettsucht, erhöhte Blutfettwerte und Alterszucker (Diabetes mellitus Typ 2) hinzu, man spricht dann von einem metabolischen Syndrom (Statistik der International Diabetes Federation 2005).
Sie haben gegen dieses Quartett gute Karten in der Hand, wenn Sie auf ein kombiniertes Ausdauer- und Krafttraining sowie auf Entspannungstechniken (ab Seite 232) achten. Benutzen Sie beim Ausdauertraining möglichst viele und große Muskelgruppen, und belassen Sie es bei einer geringen bis mäßigen Intensität. So erzielen Sie die beste Zucker- und Fettverbrennung. Ideal hierfür ist das Nordic Walking, da es eine Vielzahl von Muskelgruppen des gesamten Körpers beansprucht. Ein zu intensives Training fördert eher die Entwicklung von Spätfolgen und die Ausschüttung von Hormonen, die den Blutzucker erhöhen.
Um eine gute Zuckereinstellung zu erleichtern, sollte der Diabetiker möglichst regelmäßig, am besten täglich und zur gleichen Tageszeit, trainieren. Eine Dosisanpassung der blutzuckersenkenden Medikamente muss vorher mit dem Arzt besprochen werden. Unter diesen Voraussetzungen löst Sport äußerst selten Unterzuckerungszustände aus, dies gilt auch, wenn Sie Insulin spritzen. Trainieren Sie jedoch vorsichtshalber zusammen mit Freunden oder im Fitnessstudio, und informieren Sie Ihre Umgebung über Anzeichen und Maßnahmen im Falle eines Unterzuckerungszustandes.
Auch zur Vorbeugung gegen Krebserkrankungen ist das Ausdauertraining besonders wichtig, wie Studien belegen: Das Krebsrisiko verringert sich bei regelmäßiger Be-

! Info

Das metabolische Syndrom

Ein Mann leidet unter einem metabolischen Syndrom, dem »tödlichen Quartett«, wenn folgende Befunde vorliegen:

- bauch- bzw. stammbetonte Fettleibigkeit (Adipositas), entsprechend einem Taillenumfang von ≥ 94 cm
- ein Nüchternblutzucker von über 100 mg/dl oder ein Diabetes mellitus Typ 2,
- Fettstoffwechselstörungen (Triglyzeride ≥ 150 mg/dl, HDL-Konzentration ≤ 40 mg/dl oder entsprechende Therapie)
- Bluthochdruck (≥ 130/85 mmHg) oder entsprechende Therapie.

Diese Faktoren, von denen jeder einzelne schon ein Risiko für Gefäßerkrankungen darstellt, potenzieren in Kombination das Risiko, eine Herz-Kreislauf-Erkrankung zu erleiden. Das Problem: Lange Zeit verlaufen die Erkrankungen ohne Schmerzen und ohne Symptome, bis es plötzlich zu spät ist. Lassen Sie also Gesundheits-Check-ups durchführen!

Die häufigsten Krebsarten bei Männern

Prostata	18,7%
Harnblase	6,2%
Lunge	16,6%
Magen	5,6%
Dickdarm/Mastdarm	16,1%
Niere	4,9%

wegung für Dickdarm- und Prostatakrebs um 10 bis 70%, bei Lungenkrebs um 20 bis 60%. Optimal sind zur Prophylaxe anderthalb bis vier Stunden pro Woche mit einem Gesamtenergieverbrauch von 1000 bis 2500 kcal.

DEHNUNGSTRAINING

Die Dehnfähigkeit ist nicht nur vom Alter abhängig, sondern auch vom Geschlecht: Frauen haben ein weicheres Bindegewebe und sind u. a. auch wegen ihrer hormonellen Situation dehnfähiger. Auch die Tageszeit spielt eine Rolle – morgens ist man unbeweglicher –, ebenso der Muskeltonus: Gestresste sind nicht nur psychisch, sondern auch körperlich angespannter und dadurch weniger dehnfähig.

Die Dehnfähigkeit ist zudem individuell sehr verschieden, da jeder Mensch eine spezifische genetische Disposition und seine eigene »Bewegungsgeschichte« mitbringt: Wer sich schon in seiner Jugend sportlich betätigt hat und immer auf eine ausgeglichene Lebensweise geachtet hat, steht anders da als jemand, der die letzten 20 Jahre in Kauerhaltung vor dem Bürocomputer verbracht hat.

Denn vor allem die sitzende Tätigkeit am Schreibtisch ist schuld an ausgeprägten Muskelverkürzungen: Sie kennen die typische Bürohaltung bestimmt nicht nur von Kollegen: nach vorne gerollte Schultern, Rundrücken, eingefallene Brust, nach vorne geschobener Kopf, verkürzte Bauch- und Beinmuskeln – alles Zeichen für mangelnde Bewegung und Dehnung. Eine solche Haltung führt wiederum zu Verspannungen und Schmerzen im Nackenbereich; oft sind dann auch Kopfschmerzen die Folge, denen Sie leicht entgegenwirken können.

Hier sind im Oberkörperbereich oft die großen (siehe Testing-Übung 5) und kleinen (siehe Testing-Übung 3) Brustmuskeln sowie der große Rückenmuskel (siehe Testing-

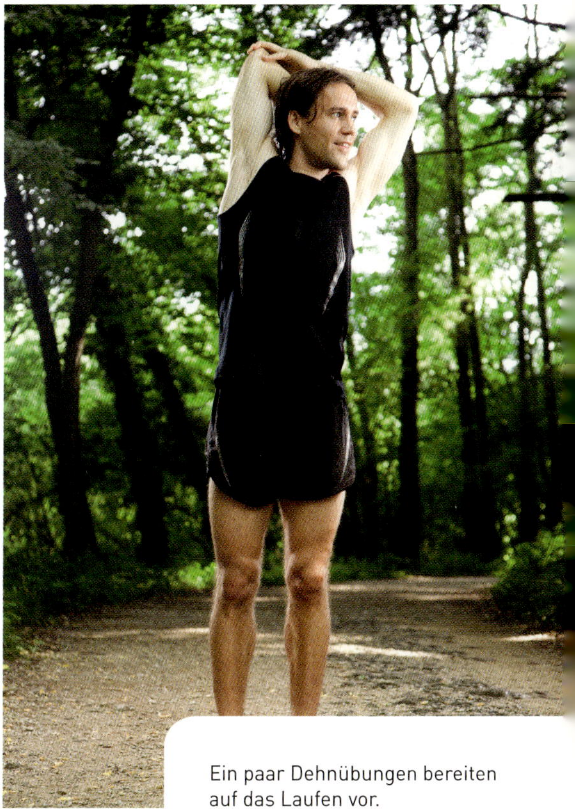

Ein paar Dehnübungen bereiten auf das Laufen vor.

Übung 4) verkürzt. Da diese verkürzte Muskulatur auch den Oberarmkopf nach vorne und nach oben in Richtung des knöchernen Schulterdachs zieht, wird es für die dazwischenliegenden Sehnen und Schleimbeutel noch enger: Es können Entzündungen des Schleimbeutels und Reizungen der Schultermuskelsehnen ausgelöst werden.

Die typische Schreibtischrundrückenhaltung führt auch zu Rücken- und Bandscheibenproblemen. Denn besonders bei Männern bewirkt das viele Sitzen Verkürzungen derjenigen Muskeln, die am Becken ansetzen. Die Verkürzung des geraden Bauchmuskels und die typische, extrem verbreitete Verkürzung der hinteren Oberschenkelmuskulatur, auch »hamstrings« genannt (siehe Testing-Übung 6), führen zu einer Beckenkippung nach hinten und heben die natürliche Lendenwirbelsäulenkrümmung (Hohlkreuz) in der Lendenwirbelsäule auf. So entsteht ein Flachrücken, der einen Risikofaktor für einen Bandscheibenvorfall darstellt, da der eigentlich zentral in der Bandscheibe liegende Bandscheibenkern Richtung Rückenmark wandert und »herausspringen« kann. Auch geben die verkürzten »hamstrings« nicht bei jeder Art von Vorwärtsbeuge ausreichend nach, daher müssen Sie Ihren unteren Rücken besonders rund machen. Ist die Vorwärtsbeuge noch mit einer kleinen Drehung verknüpft, so entsteht die typische Auslösesituation des »Tropfens, der das Fass zum Überlaufen bringt«, in diesem Fall den Bandscheibenkern herausdrückt und einen sogenannten Vorfall auslöst.

In den meisten Fällen von Rückenschmerzen ist es also besser, erst verkürzte Muskeln zu dehnen, als sich gleich an die Geräte zu hängen. Muskelverkürzungen richten an Gelenken oft mehr Schäden an als Kraftdefizite.

Verkürzungen der Innenrotatoren im Hüftgelenk, der Hüftbeuger (siehe Testing-Übung 10) und der Muskeln an der Oberschenkelinnenseite (siehe Testing-Übung 7,8) begünstigen eine Hüftgelenksarthrose,

Mensch zu Affe am Computer

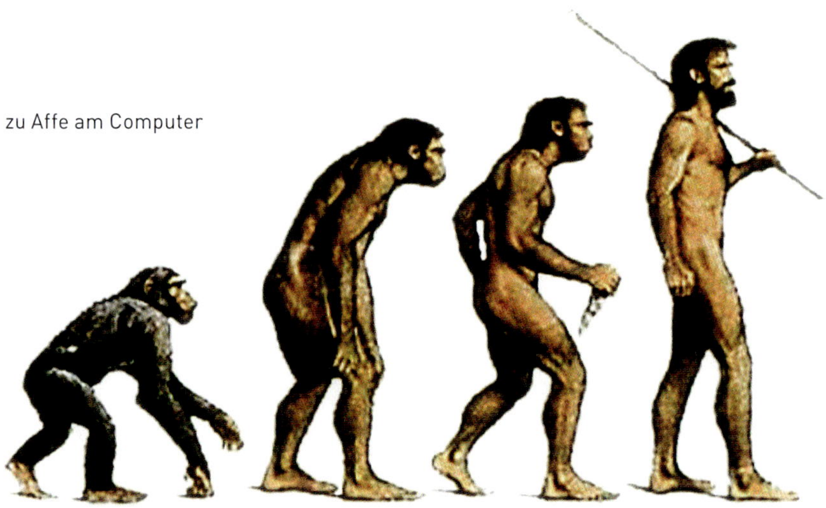

was zu starken Schmerzen beim Gehen führen kann. Verkürzungen des außen liegenden Kopfes des vierköpfigen breiten Muskels an der Vorderseite des Oberschenkels (siehe Testing-Übung 11) oder der Muskeln an der Oberschenkelrückseite (siehe Testing-Übung 6) können zu einer Abnutzung des Knorpels hinter der Kniescheine führen und besonders das Abwärtsgehen beschwerlich machen.

Vielfältige Muskelverkürzungen finden sich heute schon bei jungen Menschen und sogar Kindern, Alterungsprozesse tun ihr Übriges. Durch ein individuelles Dehnungsprogramm wird Ihre Haltung mit der Zeit wieder aufrechter, und Schmerzen können verschwinden.

Da jeder Mensch ein ganz individuelles Muster an verkürzten Muskeln besitzt, sollten Sie Ihre verkürzten Muskeln zunächst erkennen. Sie machen sich im Alltag nur selten bemerkbar. Auch erlebe ich oft Überraschungen beim Testing, dass zum Beispiel am Oberkörper alle Muskeln besonders gut dehnfähig sind und am Unterkörper weit unterdurchschnittliche Befunde vorliegen oder umgekehrt. Bei den meisten Männern sind die Muskeln an der Oberschenkelrückseite verkürzt (siehe Testing-Übung 6) und sehr häufig der große Rückenmuskel (siehe Testing-Übung 4) sowie der kleine Brustmuskel (siehe Testing-Übung 3).

Zur Optimierung des Trainingserfolges ist also ein Muskelfunktions- und -verkürzungstest unabdingbar. Dabei werden die Wirbelsäule auf Krümmung und Beweglichkeit, die Rückenform auf Hohlkreuz und Rundrücken, die Füße auf Deformierungen und die Knie auf eine Achsenabweichung untersucht. Die Gelenke werden auf ihre Beweglichkeit hin, die Muskeln auf Verkürzungen und Schwächen getestet. Anhand der Testergebnisse erarbeitet Ihr Arzt dann mit Ihnen ein entsprechend umfassendes Trainingsprogramm. Folgende Selbsttests können zwar das geschulte Auge des Arztes nicht ersetzen, verschaffen Ihnen aber einen guten Eindruck:

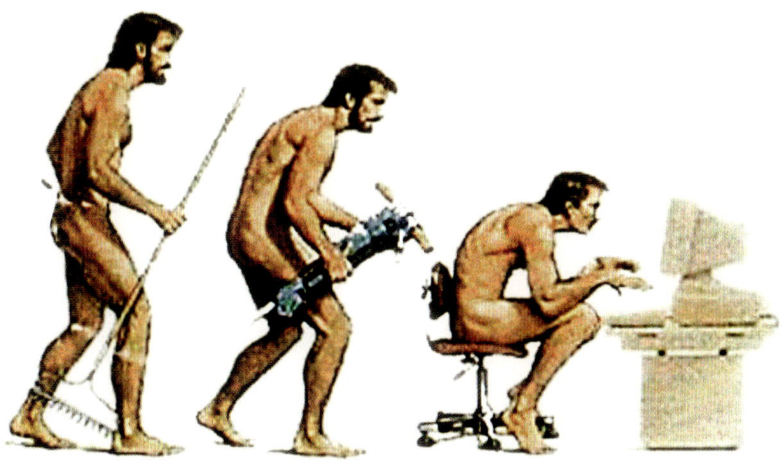

Muskelfunktions- und Muskelverkürzungstests

Generelle Hinweise für die Muskelfunktions- und -verkürzungsdiagnostik. Bitte vor Beginn lesen.

Sie benötigen: einen Tisch (circa 2 × 1 m), einen großen Spiegel seitlich des Tisches, alternativ einen »Beobachter«, einen Gürtel, eine Wand.

Das Testing sollten Sie nicht morgens unmittelbar nach dem Aufstehen durchführen, da Sie hier noch wenig beweglich sind. Wärmen Sie sich vor dem Testing durch einen flotten Spaziergang auf. Zu zweit macht es mehr Spaß.

Lesen Sie vor der Durchführung die einzelnen Instruktionen, die Sie jeweils neben den Abbildungen sehen.

Führen Sie die Tests in der angegebenen Reihenfolge durch, und beginnen Sie mit dem Erlernen der »abdominal hollowing«-Technik, die Sie während aller Funktionstests anwenden müssen. Alle einseitig gezeigten Tests müssen Sie auch mit der anderen Seite durchführen, da durchaus Seitenunterschiede bestehen können.

Die Anweisungen zur Durchführung mit Angaben zu Normalbefunden finden Sie direkt neben den einzelnen Tests. Bei einigen Tests sind mehrere Muskeln ursächlich am Bild einer Verkürzung oder Schwäche beteiligt. Zur besseren Verständlichkeit habe ich mich für die Angabe eines »Leitmuskels« als »Übeltäter« entschieden. Die entsprechenden Ausgleichsübungen für Verkürzung und Schwäche berücksichtigen aber diese anatomische Komplexität. Die Empfehlungen finden Sie jeweils nach den einzelnen Tests.

Die meisten Tests erfordern eine visuelle Kontrolle, die Sie entweder durch den Blick in einen seitlich stehenden Spiegel erhalten oder durch einen Helfer, der Ihre Übungsausführung mit den beschriebenen Anforderungen vergleicht. Notieren Sie die verkürzten und abgeschwächten Muskeln sofort nach der Übung, Sie können dann die entsprechenden Kräftigungs- und Dehnungsübungen gezielter auswählen.

Anmerkung: Lassen Sie sich durch die ungewöhnliche Kombination aus Dehnfähigkeit und Kraft unseres Hobbymodels nicht frustrieren. Alexander Böttcher ist Geschäftsführer einer Münchner Werbeagentur und betreibt ein- bis zweimal pro Woche Freizeitsport. Er verfügt aber über eine günstige Genetik, und er ist einer meiner besten Aerobic- und Yogaschüler.

Yoga und die Kräftigungsübungen betrachtet er als ideale Grundlage, um sich bei seinen »Funsportarten«, dem Mountainbiking und dem Kitesurfing, verausgaben zu können, ohne sich zu verletzen. Für seine Bereitschaft, die vielen Übungen vorzuführen, bedanke ich mich sehr herzlich.

1. Testing Bauchmuskulatur

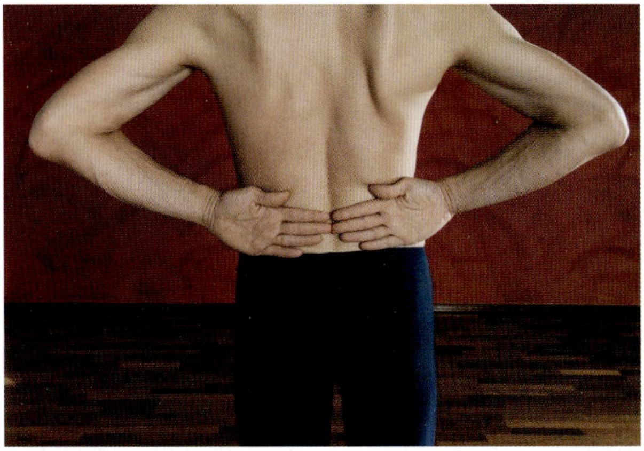

Handposition

Legen Sie Ihre Hände mit geschlossenen Fingern parallel zum Boden an die Stelle Ihres Hohlkreuzes.

»abdominal hollowing«, Ausgangsposition

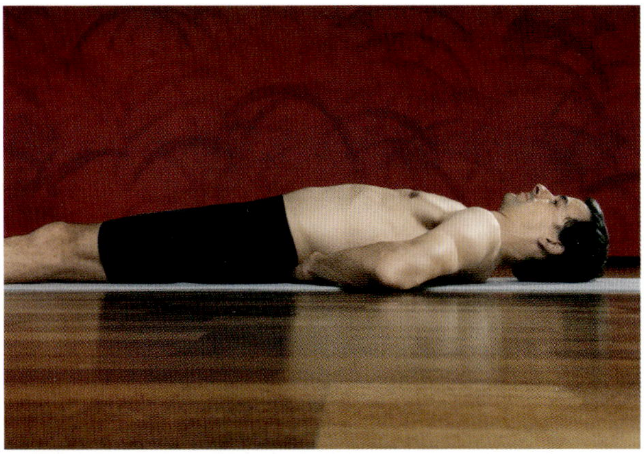

Mit der Handposition aus der Kräftigungsübung 1 liegen Sie auf dem Rücken. Spüren Sie nach, wie viel Kontakt Ihre Hände mit der Lendenwirbelsäule bei entspannten Bauch- und Beckenbodenmuskeln haben. Berührt der untere Rücken leicht die Hände, so haben Sie ein normal ausgeprägtes Hohlkreuz. Spüren Sie Ihre Hände gar nicht, besteht ein vermehrtes Hohlkreuz. Übt Ihr unterer Rücken Druck auf die Hände aus, so haben Sie ein vermindertes Hohlkreuz, einen sogenannten Flachrücken. Dieser entsteht bei Männern häufig durch eine Verkürzung der Muskeln an der Oberschenkelrückseite und ist ein Risikofaktor für Bandscheibenvorfälle.

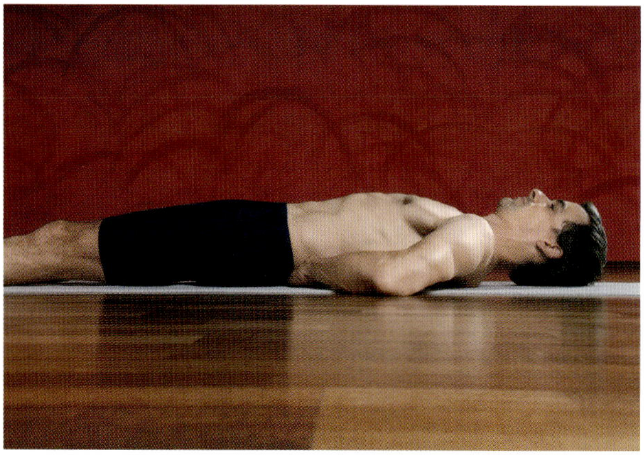

»abdominal hollowing«, Endposition

Nehmen Sie Ihr Schambein und Ihren Bauchnabel ins Bewusstsein. Ziehen Sie vom Schambein aus den Bauchnabel zur Wirbelsäule und nach oben zum Zwerchfell hin. Ziehen Sie die Sitzbeinhöcker leicht zueinander und Richtung Kopf. Stellen Sie sich vor, Sie unterbrechen beim Wasserlassen den Harnstrahl. Dadurch spüren Sie, wie Sie im Falle eines normalen oder vermehrten Hohlkreuzes mehr Druck auf die Hände aufbauen können. Der Bauch geht im Vergleich zur Ausgangsposition leicht nach innen. Ziehen Sie die Sitzbeinhöcker zueinander, ohne dabei den großen Gesäßmuskel mit anzuspannen. In diesem Fall hebt sich der Körper nach oben, und Sie verlieren den Kontakt zu Ihren Händen, anstatt ihn zu verstärken. Das Anspannen des großen Gesäßmuskels ist ein »Totstellsignal« für die tiefsten Rückenmuskeln. Beherrschen Sie im Liegen mittels des Feedbacks Ihrer Hände die Technik, erlernen Sie das »abdominal hollowing« ohne die Zuhilfenahme der Hände in allen anderen Körperpositionen.

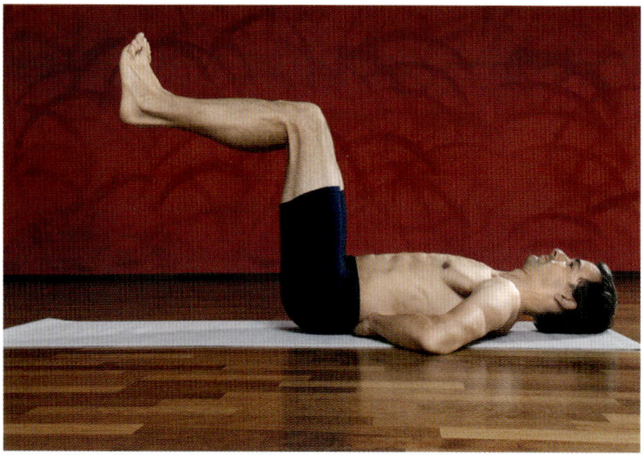

Exzentrische Bauchmuskelkraft, Anfang

Aus der eben beschriebenen Endposition des »abdominal hollowing« heben Sie die Beine einzeln nacheinander gebeugt an, die Beugung in Hüft- und Kniegelenk beträgt etwa 90 Grad. Durch das Anheben der Beine verstärkt sich der Druck auf die Hände. Halten Sie trotzdem das »abdominal hollowing«.

Exzentrische Bauchmuskelkraft, Ende

Schieben Sie ein Bein gestreckt langsam nach vorne. Senken Sie das gestreckte Bein nur so lange Richtung Boden ab, wie Sie den Druck auf den Händen unvermindert halten können. Achten Sie darauf, das gebeugte Bein nicht automatisch als Gegengewicht näher zum Körper zu ziehen und so den Hüftwinkel zu verkleinern. Das »abdominal hollowing« fällt immer schwerer, Bauch- und Beckenbodenmuskeln müssen mehr arbeiten, um das Gewicht des Beines zu kompensieren, ohne ins Hohlkreuz zu fallen.

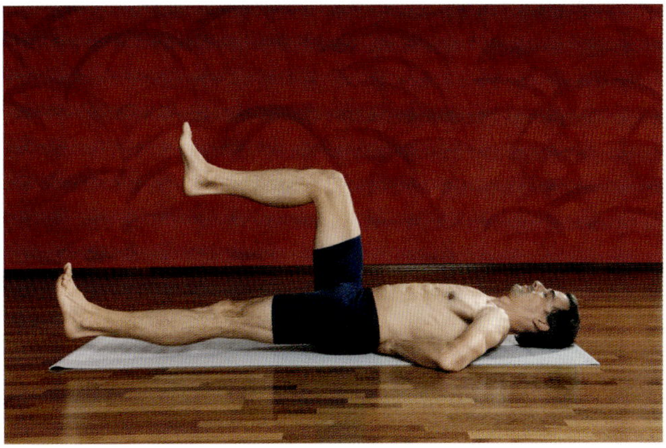

Sie haben gute Bauch- und Beckenbodenmuskeln, wenn Sie das gestreckte Bein parallel zum Boden absenken können, ohne dabei den Druck auf die Hände zu verringern. Falls nicht, diese Testing-Übung ist bestens als Trainingsübung geeignet (siehe Kräftigungsübung 3 auf Seite 96)

2. Testing Halsstellung

Liegen Sie in Rückenlage auf dem Boden und bildet Ihr Kinn ungefähr einen 90-Grad-Winkel zum Brustbein, so zeigt das Kinn senkrecht zur Decke. Ist der Winkel größer und zeigt das Kinn vom Brustbein weg, so besteht ein »Geierhals«. Diesen verursachen v.a. Verkürzungen im Bereich des großen Rücken- und kleinen Brustmuskels (siehe Testing-Übungen 3 und 4) oder eine zu stark gekrümmte Brustwirbelsäule. Die verschobene und falsch gekrümmte Halswirbelsäule kann zu Schulter-Arm-Syndrom, Kopfschmerzen, Schwindel und Schultererkrankungen führen. Leiden

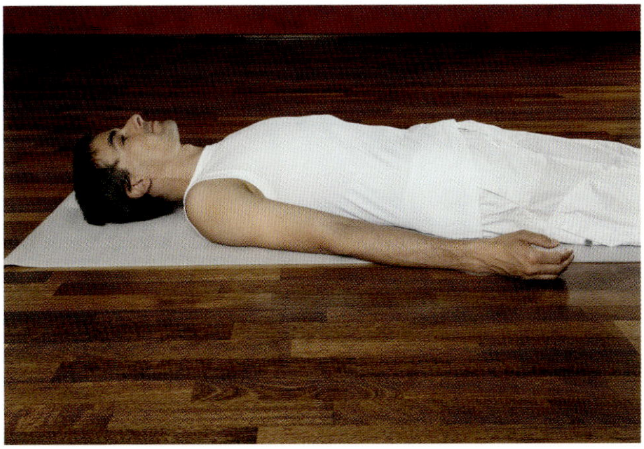

Sie (noch) unter einem Geierhals, so legen Sie zum Ausgleich eine Unterlage unter den Kopf, die Ihnen so viel Höhe bringt, dass ein 90-Grad-Winkel erreicht wird. Die Kräftigungsübung 20 ist in Verbindung mit den Stretchingübungen 1 und 2 eine gute Therapie für den heute weit verbreiteten »Geierhals«.

3. Testing kleiner Brustmuskel

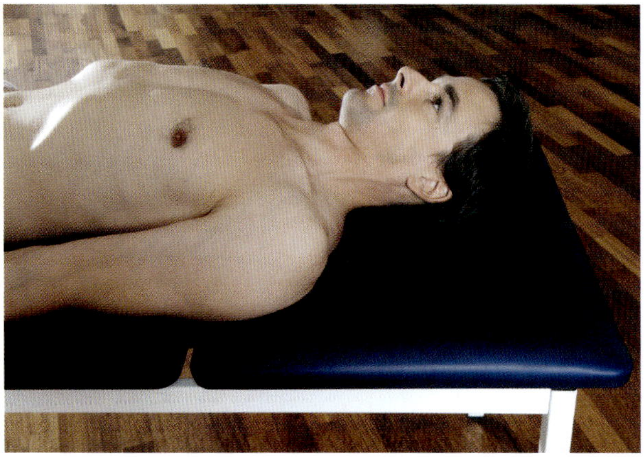

normal

Legen Sie sich flach auf den Rücken, die Arme liegen in Außenrotation (Daumen zeigen nach außen) neben dem Körper. Führen Sie ein »abdominal hollowing« aus. Wenn die Oberarme und Schultern festen Kontakt zur Unterlage haben, sind Ihre kleinen Brustmuskeln nicht verkürzt. Das Kinn zeigt dann in der Regel leicht in Richtung Ihres Brustbeins, die Halswirbelsäule ist lang.

pathologisch

Alexander simuliert hier das Bild verkürzter kleiner Brustmuskeln. Die linke Schulter ist nicht im Kontakt mit der Unterlage, zwischen rechter Schulter und Brustmuskulatur bildet sich eine deutliche Mulde durch das nach oben stehende Schultergelenk. Ein beginnender »Geierhals« lässt sich an der überstreckten Halswirbelsäule erkennen und am Kinn, das leicht weg vom Brustbein weist.
Empfohlene Übungen: Stretchingübung 1; Kräftigungsübungen 17, 18, 19, 20

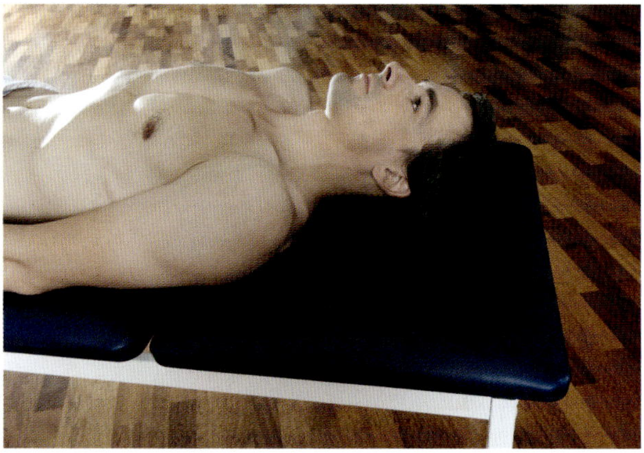

4. Testing großer Rückenmuskel

normal
In Rückenlage führen Sie ein »abdominal hollowing« aus, sodass die Lendenwirbelsäule fest auf der Unterlage bleibt. Führen Sie nur einen Arm mit gestrecktem Ellenbogengelenk nach oben Richtung Kopf. Wichtig ist, dass der Daumen dabei nach unten zeigt. Der Arm soll neben dem Kopf zu liegen kommen und darf nicht zur Seite ausweichen. Wenden Sie keine Kraft auf, um den Oberarm Richtung Unterlage zu bringen.
Wenn Oberarm und Unterarm, ohne ins Hohlkreuz zu fallen, fest auf der Unterlage liegen, so ist Ihr großer Rückenmuskel nicht verkürzt.

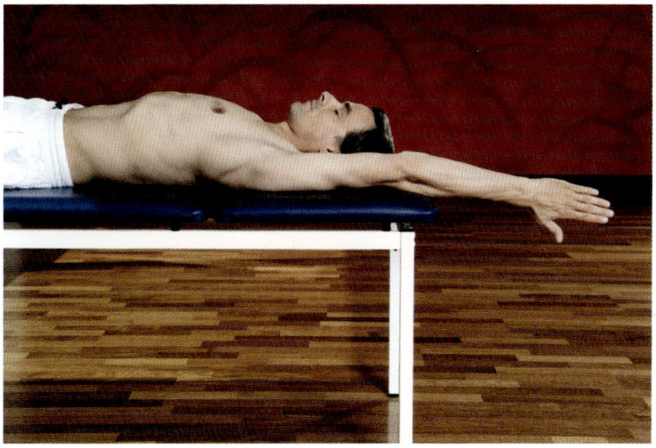

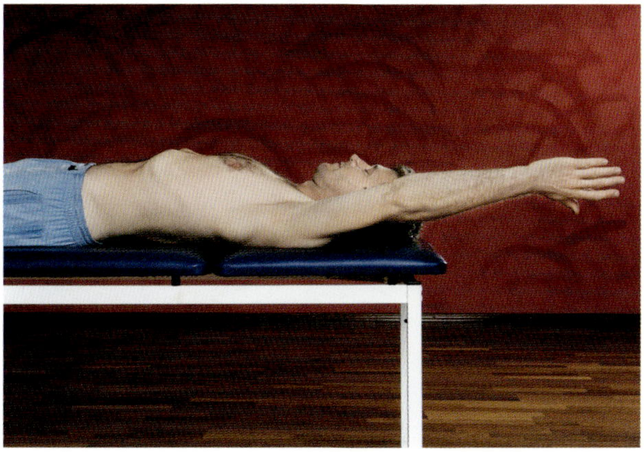

pathologisch
Hier das Bild eines verkürzten großen Rückenmuskels. Typischerweise weicht der Arm beim Nach-oben-Führen zur Seite aus und bleibt »in der Luft« hängen. Durch den verkürzten großen Rückenmuskel entsteht ein starker Zug an der Wirbelsäule. Die Lendenwirbelsäule weicht, wie im Bild, in ein verstärktes Hohlkreuz aus, um die Verkürzung zu kompensieren. Analog wird die Lendenwirbelsäule überlastet, wenn Sie im Stehen den Arm über den Kopf nehmen. Tipp: Ungünstig sind daher in diesem Fall sowohl für die Schultergelenke als auch die Lendenwirbelsäule alle Über-Kopf-Sportarten. Folgende Übungen sind hilfreich: Dehnung 2, 1, 3; Kräftigung 17, 18, 19

5. Testing großer Brustmuskel

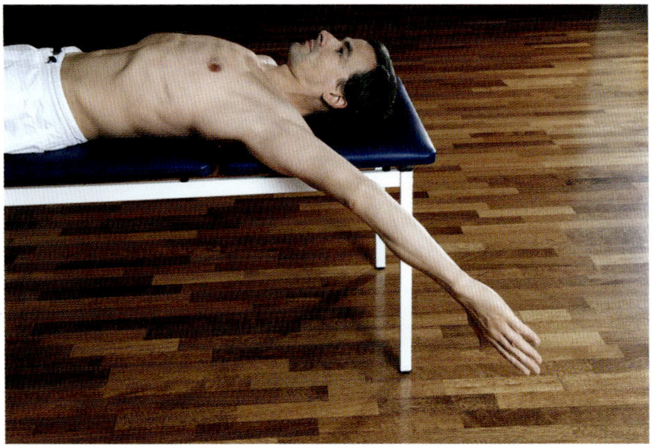

normal

Bringen Sie in Rückenlage ein Schultergelenk an die Kante der Unterlage, sodass der Oberarm frei zu liegen kommt. Heben Sie den Arm v-förmig an, und drehen Sie ihn so, dass der Daumen nach unten zeigt, was einer Außenrotation entspricht. Oberarm und Kopf bilden ungefähr einen 45-Grad-Winkel. Mittels eines »abdominal hollowing« fixieren Sie Ihre Lendenwirbelsäule auf der Unterlage. Lassen Sie dann den Arm ohne Kraftaufwendung nach unten Richtung Boden sinken. Der Oberarm sollte mindestens 10 Grad unterhalb der Ebene des Tisches liegen, dann ist Ihr großer Brustmuskel ausreichend dehnfähig.

pathologisch

Hier sehen Sie, wie bei einem verkürzten großen Brustmuskel der Arm oberhalb der Tischebene »hängen bleibt«. Beachten Sie auch, dass der Daumen im Gegensatz zum Daumen Alexanders nicht nach unten, sondern mehr zur Seite zeigt. Dies ist ein weiteres typisches Zeichen, da der verkürzte große Brustmuskel eine Innenrotation begünstigt und die bei diesem Test gewünschte Außenrotation nicht zulässt. Günstig sind als »Gegengift« neben den Stretchingübungen 3, 2, 1 alle Übungen, die die außenrotierende Schultergelenksmuskulatur trainieren: Kräftigungsübungen 17, 18, 19, Seilzugübung 1.

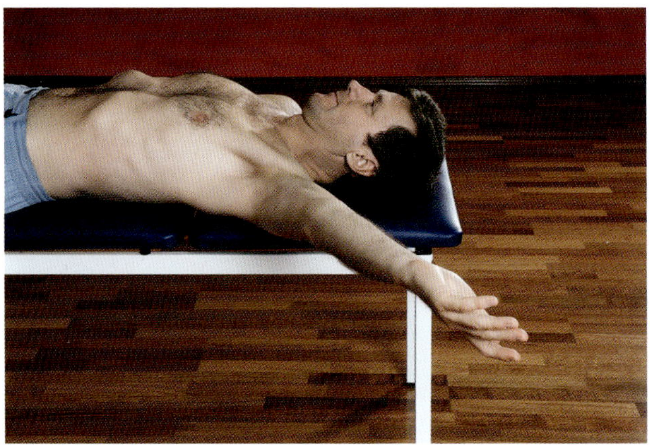

6. Testing Oberschenkelrückseite

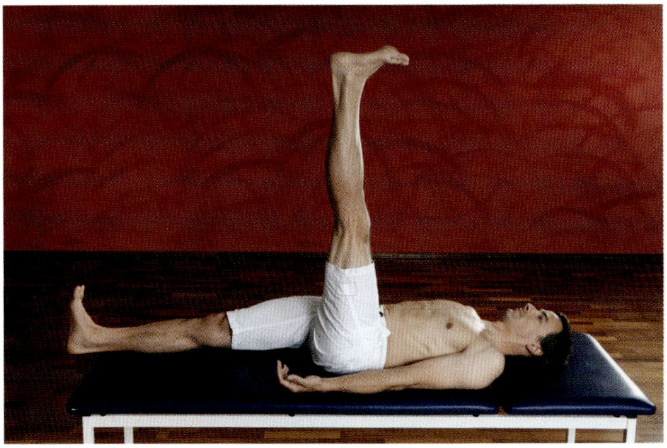

Legen Sie in Rückenlage die Arme neben den Körper, und strecken Sie beide Beine aus. Dabei spannen Sie die vorderen Oberschenkelmuskeln an, indem Sie die Kniescheiben zur Leiste hochziehen. Halten Sie mit einem Bein festen Kontakt zur Unterlage, das andere Bein heben Sie unter vollständiger Streckung des Kniegelenks so weit wie möglich hoch. Sobald sich das untere Bein bewegt, Sie also mit diesem Bein »mitgehen« müssen, ist die Endposition des oberen Beins erreicht. Stellen Sie sicher, dass das Kniegelenk des nach oben gestreckten Beins nicht in eine leichte Beugung ausgewichen ist. Sie verfügen über eine ausreichende Dehnfähigkeit Ihrer Muskeln an der Oberschenkelrückseite (»hamstrings«), falls das obere Bein mit der Unterlage mindestens einen 80-Grad-Winkel bildet. Ist der Winkel kleiner, so leiden Sie an einer Verkürzung der hinteren Oberschenkelmuskulatur, was bei Männern sehr häufig vorkommt. Tipp: Vermeiden Sie unbedingt Vorwärtsbeugen mit gestreckten Knien sowohl im Stehen als auch im Sitzen, diese werden leider als Dehnübungen nach wie vor praktiziert. Sie belasten bei Verkürzungen jedoch den unteren Rücken, indem Sie ihn in eine vermehrte Rundung zwingen, was ein Risiko für einen Bandscheibenvorfall bedeutet. Die empfohlene Dehnübung 7 ist die einzig effektive und den Rücken nicht belastende Dehnungsmöglichkeit.

7. Testing kurze Adduktoren

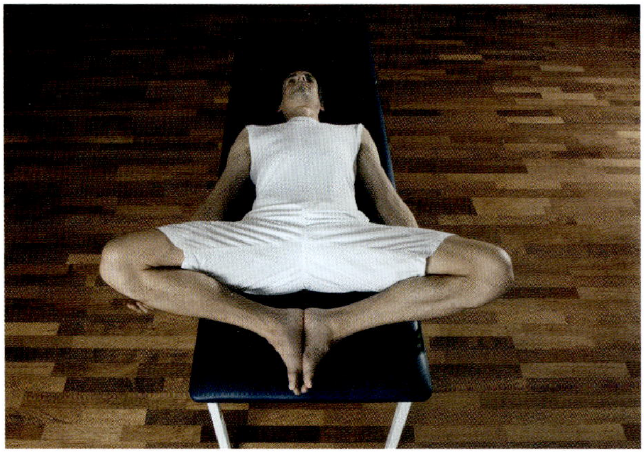

Legen Sie in Rückenlage die Fußsohlen aneinander, und ziehen Sie die Füße zum Körper heran, bis sie etwa handbreit vom Schambein entfernt liegen. Fassen Sie mit den Händen beide Kniegelenke von unten, und lassen Sie dann die Kniegelenke langsam nach unten sinken. Beträgt der Winkel Ihrer Oberschenkel in der Endposition mindestens 90 Grad, so sind Ihre kurzen Muskeln an der Oberschenkelinnenseite normal dehnfähig. Beträgt der Winkel weniger als 90 Grad, empfiehlt sich die Stretchingübung 8.

8. Testing lange Adduktoren

Legen Sie beide Hände übereinander unter das Becken, sodass Ihre gerade nach oben gestreckten Beine einen 90-Grad-Winkel zum Körper bilden. Sind Ihre Muskeln auf der Oberschenkelrückseite (Testing-Übung 6) verkürzt, benötigen Sie eine Unterlage. Öffnen Sie die gestreckten Beine. Die langen Muskeln an der Oberschenkelinnenseite sind dehnfähig, wenn Ihre Oberschenkel in der Endposition mindestens einen 90-Grad-Winkel bilden. Verkürzte Muskeln an der

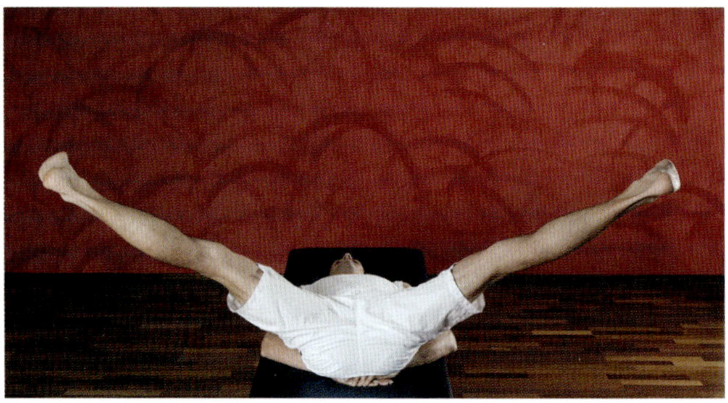

Oberschenkelinnenseite sind ein Risiko für Zerrungen, besonders bei Sportarten, die bei Unfällen eine Abspreizbewegung des Beins verursachen, wie Skilanglauf und Skialpin oder Fußball und Inlineskating. Dehnen Sie diese Muskeln mit Stretchingübung 9.

9. Testing dreiköpfige Wadenmuskulatur

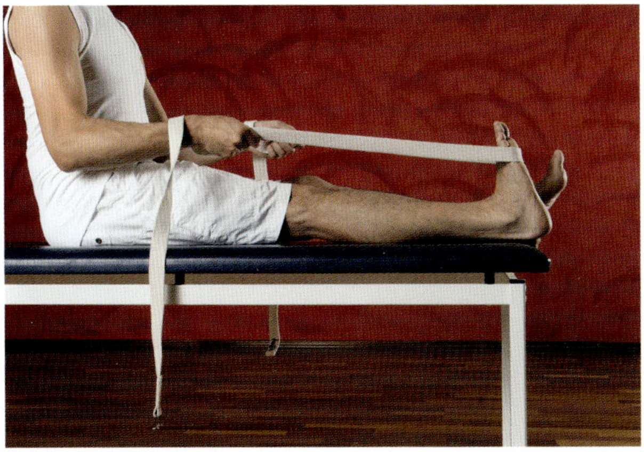

Sitzen Sie aufrecht (bei verkürzten Oberschenkelrückseiten erhöht auf einem Kissen), und schlingen Sie einen Gürtel um einen Vorfuß. Mithilfe des Gürtels ziehen Sie den Fuß bei vollständig gestrecktem Kniegelenk so weit wie möglich zum Körper heran. Bilden Fußrücken und Schienbein einen Winkel von 80 Grad oder weniger, besitzen Sie einen dehnfähigen dreiköpfigen Wadenmuskel. Verkürzte Wadenmuskulatur prädisponiert zu Zerrungen und Achillessehnenüberlastungen. Geeignet ist die Stretchingübung 11.

10. Testing Hüftbeuger

Vorsicht: Bei instabilem Tisch muss sich eine zweite Person als Gegengewicht an die andere Tischseite setzen. Legen Sie sich in Rückenlage an das Ende eines Tisches, sodass Ihr Gesäß mit der Tischkante abschließt. Ziehen Sie ein Bein zum Körper heran, indem Sie den Unterschenkel mit beiden Händen umfassen. Der Oberschenkel des herangezogenen Beins bildet mit dem Oberkörper ungefähr einen 45-Grad-Winkel, dadurch kommt der untere Rücken in festen Kontakt zur Unterlage. Ziehen Sie das Bein näher zum Körper heran, wenn Ihr unterer Rücken in diesem Winkel nicht fest auf der Unterlage ist. Dies dürfte bei vermehrtem Hohlkreuz (siehe Testingübung 1, Ausgangsposition) der Fall sein. Das andere Bein lassen Sie möglichst gestreckt nach unten sinken. Ihr Hüftbeuger ist gut dehnfähig, wenn der Oberschenkel des unteren Beins mindestens 10 Grad unterhalb der Tischebene liegt. Geeignet ist die Stretchingübung 6.

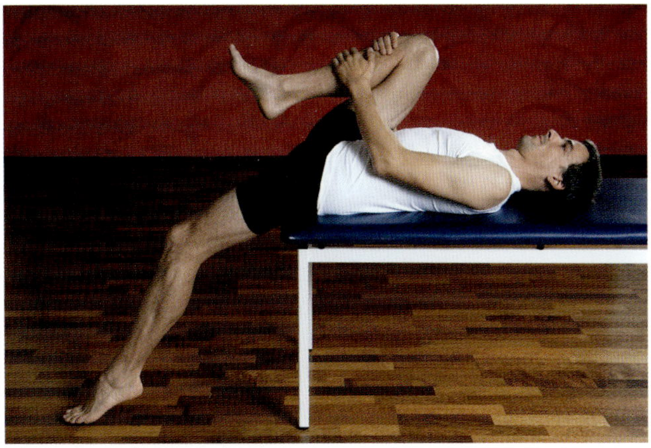

11. Testing Oberschenkelvorderseite

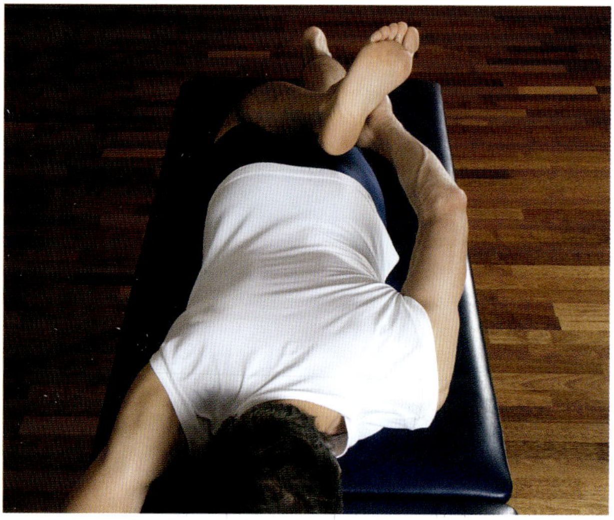

In Bauchlage legen Sie den Kopf auf einem Unterarm ab. Versuchen Sie mit einer Hand das gegenüberliegende Sprunggelenk zu fassen und möglichst weit an das dem Bein gegenüberliegende Gesäß (also gekreuzt) heranzuziehen. Spannen Sie den großen Gesäßmuskel an, und führen Sie ein »abdominal hollowing« aus, um ein Ausweichen ins Hohlkreuz zu verhindern. Beide Beckenknochen bleiben dadurch fest auf der Unterlage. Halten Sie die Kniegelenke nahe beieinander, das getestete Bein weicht ohne Gegensteuerung zur Seite aus. Können Sie die Ferse bis zum Gesäß heranführen, so sind Ihre Oberschenkelmuskeln v. a. an der Außenseite gut dehnfähig. Gelingt es Ihnen nicht, das Sprunggelenk mit der Hand zu fassen, so sind diese Muskeln deutlich verkürzt. Die Verwendung eines Gürtels wie in der Stretchingübung 10 hilft Ihnen bei der Dehnung.

12. Testing Rückenstrecker

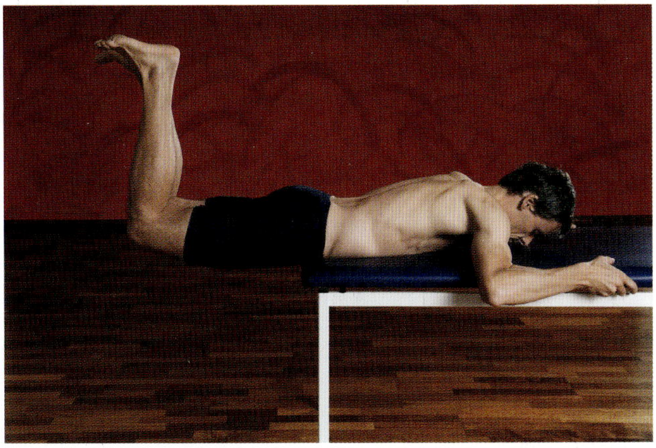

richtig seitlich

Vorsicht: Bei instabilem Tisch muss sich eine zweite Person als Gegengewicht an die andere Tischseite setzen. Legen Sie sich mit dem Bauch auf den Tisch, sodass Ihr Becken mit der Tischkante abschließt und Ihr Schambein nicht mehr den Tisch berührt. Fassen Sie seitlich den Tisch mit beiden Händen. Entspannen Sie Ihr Gesäß, und verwenden Sie nur ein »abdominal hollowing«, um beide Beine 90 Grad gebeugt bis auf eine Höhe mit dem Tisch zu heben. Gelingt Ihnen das ohne das Auseinanderweichen der Kniegelenke (siehe Testingübung 12, falsch von hinten), so besitzen Sie gute Rückenmuskeln. Eine nicht legitime Erleichterung dieses Tests ist, das Schambein auf den Tisch zu legen und die Gesäß- anstatt der Rückenmuskeln zu benutzen. Dies sehen Sie in der Testingübung 12, falsch von hinten. Kräftigungsübungen für die tiefsten Rückenmuskeln finden Sie auf den Seiten 97–102.

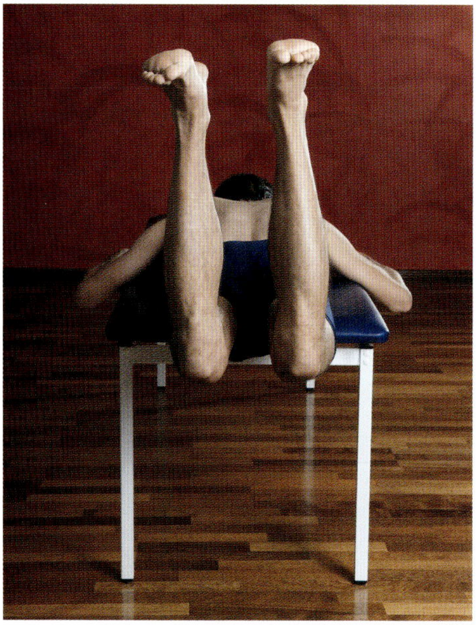

richtig von hinten

Bei korrekter Übungsausführung sind die Kniegelenke ebenso wie die Unterschenkel parallel zueinander. Das zeigt, dass Alexander für das Heben der Beine wirklich nur seine durch das »abdominal hollowing« aktivierten Rückenmuskeln benutzt hat. Wenn Sie das Gesäß einsetzen, sehen Sie als Beweis abgespreizte Oberschenkel wie in der Testingübung 12, unten.

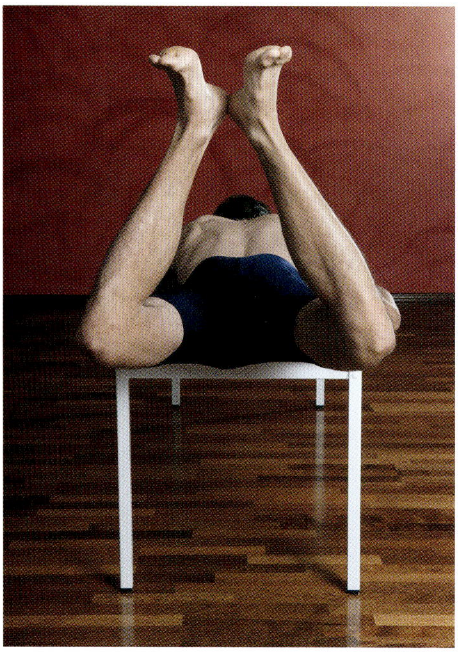

falsch von hinten

Wenn Sie das Gesäß einsetzen, sehen Sie als Beweis abgespreizte Oberschenkel.

13. Testing hintere Muskelkette

Bringen Sie die 90 Grad gebeugten Ellenbogen circa 5 bis 10 cm unterhalb Ihrer Schultern an die Wand. Dabei zeigen die Daumen zur Decke. Setzen Sie Ihre Füße aneinander nach vorne, und messen Sie so zwei Fußlängen von der Wand nach vorne ab. Setzen Sie in diesem Wandabstand beide Füße etwas geöffnet ab. Stellen Sie mithilfe eines »abdominal hollowing« Körperspannung her. Pressen Sie beide Ellenbogen zur Wand, und ziehen Sie Ihre Schulterblätter zueinander. Dadurch sollten Sie sich mindestens zwei Handbreit mit dem oberen Rücken von der Wand lösen können, wie Sie auf dem zweiten Foto von der Seite sehen können. Falls Ihnen das nicht gelingt, kann das an einer Verkürzung des kleinen Brustmuskels liegen (siehe in der Testingübung 3, pathologisch) oder an einer Schwäche der Zwischenschulterblattmuskulatur. In letzterem Fall empfehlen sich die Kräftigungsübungen 17, 18, 19. Auch eine Schwäche der Bauch- und

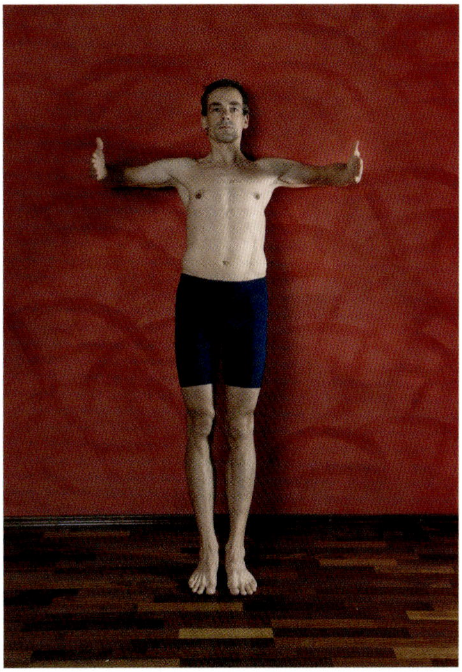

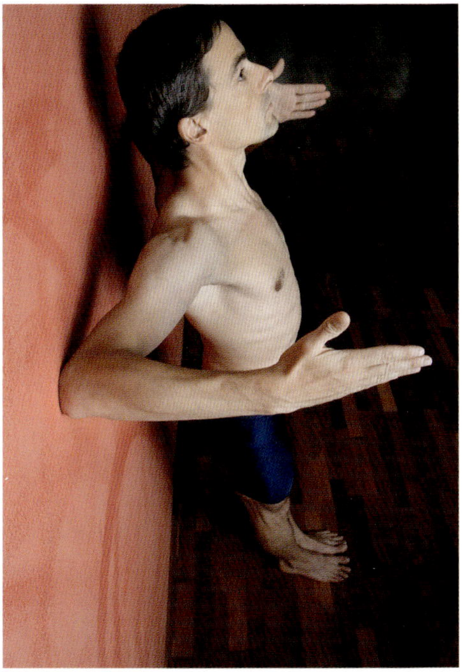

Beckenbodenmuskulatur wird hier sichtbar, wenn Sie mit dem Becken nach vorne ausweichen und nicht wie Alexander mit dem gesamten Körper eine gerade Linie halten können. Die Kräftigungsübungen 2 und 3 sind dann die richtige Therapie.

Stretchingübungen

Generelle Hinweise für die Stretchingübungen. Bitte vor Beginn lesen.

Testen Sie vorab, welche Muskeln bei Ihnen verkürzt sind (siehe Testing ab Seite 48). Bitte lesen Sie, bevor Sie mit einer Stretchingübung beginnen, immer zuerst die genaue Übungsanleitung; diese finden Sie direkt neben den einzelnen Abbildungen.

Folgende Hilfsmittel benötigen Sie: Eine rutschfeste (Yoga-)Matte, einen (Yoga-)Gürtel, einen (Yoga-)Block am besten aus Kork, einen Schreibtischstuhl, einen Mauervorsprung, einen Sitzball. Hilfreich: ein Spiegel.

Als Grundlage für das Stretching reicht eine »normale Betriebstemperatur« des Körpers, das heißt, Sie müssen sich vorher nicht extra aufwärmen, sollten aber auch nicht direkt morgens aus dem Bett kommen oder aus sonstigem Grunde besonders unterkühlt sein, wenn Sie sich dehnen. Umgekehrt ist ein durch vorherige Anstrengung erschöpfter Muskel weder besonders dehnfähig noch -willig: Die Anhäufung saurer Stoffwechselprodukte macht den Muskel steif, durch den Verbrauch von energiereichem Phosphat (ATP) fehlt dessen »Weichmacherfunktion«, die Muskeldehnungsreflexe sind eventuell weniger alert und können so ihre Schutzfunktion vor Überdehnung und Zerrung nicht mehr sicherstellen.

Dehnen Sie möglichst täglich gezielt diejenigen Muskeln, die sich im Testing als verkürzt herausgestellt haben. Ein großer Teil des Oberkörperdehnungsprogramms eignet sich auch für den täglichen Gebrauch am Schreibtisch.

Die zum Teil nur für eine Seite bebilderten und beschriebenen Stretchingübungen sollten selbstverständlich beidseitig durchgeführt werden. Sinnvoll ist es, die meisten Dehnungen jeweils mindestens eine halbe Minute oder auch länger zu halten. Oft spürt man dann ein gewisses Nachlassen der Muskelspannung. Ein leichtes Ziehen in der zu dehnenden Muskulatur zeigt Ihnen die Wirksamkeit; Schmerzen dürfen auf keinen Fall provoziert werden. Sie sind gefährlich und kontraproduktiv für den Dehneffekt.

Ein Spiegel hilft Ihnen bei der Überprüfung der korrekten Übungsausführung. Bei einigen Stretchingübungen spüren Sie u. U. nicht nur die Dehnung des Zielmuskels; das liegt daran, dass andere verkürzte Muskeln mit beansprucht werden. Die Reihenfolge der Stretchingübungen entspricht dem sinnvollsten Übungsablauf.

Beginnen Sie im Oberkörperbereich unbedingt mit den öffnenden Dehnungen der Brust und der Schultern, auch wenn Sie hier keine Verkürzungen aufweisen (siehe Stretchingübung 1 für die Dehnung der kleinen Brustmuskulatur und 2 für das Stretching des großen Rückenmuskels). Danach dehnen Sie von oben nach unten die bei Ihnen verkürzten Muskelgruppen. Wenn Sie noch Zeit haben, wählen Sie ein paar angenehme

Muskelkettendehnungen wie die Stretchingübungen 14 bis 17.

Neue Energien bringt die Muskelkettendehnung oder Stretchingübung 14 (Seite 73). Besondere geistig-psychische Entspannung und beste Vorbereitung für einen tiefen Schlaf liefern der »Hund« (Dehnübung 16, Seite 75) und die Dehnung der Oberschenkelrückseite (Dehnübung 7, Seite 69).

Während des Stretchings muss immer auf die Grundspannung des »abdominal hollowing« (siehe Testingübung 1 auf Seite 49) geachtet werden, einige Übungen sind sonst ineffizient oder sogar schädlich (zum Beispiel Dehnung des großen Rückenmuskels, Dehnübung 2 auf Seite 65).

Nacken-, Oberkörper- und Armdehnungen finden Sie in den Dehnübungen 1 bis 5 (Seite 63 bis 67), Hüftgelenks- und Beindehnungen in 6 bis 13 (Seite 68 bis 72), Muskelkettendehnungen in 14 bis 17 (Seite 73 bis 75).

1. Dehnung Schulterinnenrotatoren

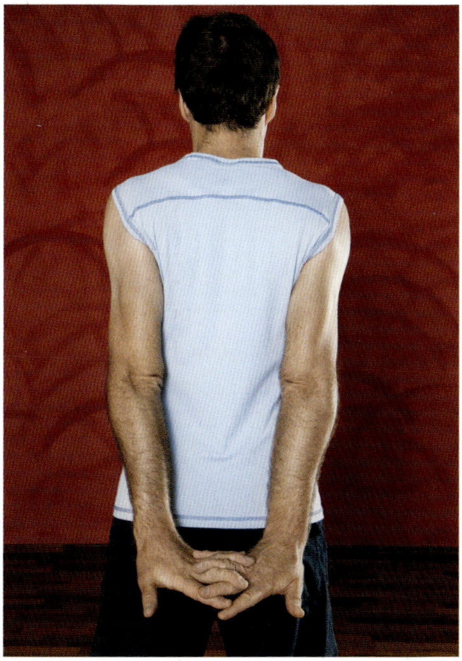

kleiner Brustmuskel richtig

Fassen Sie die Hände mit verflochtenen Fingern. Drehen Sie die Daumen zur Seite weg, sodass der Handrücken parallel zur Decke zeigt. Ziehen Sie die Arme vom Körper weg zur Decke, ohne die Körperhaltung zu verändern (Brustbein heben, »abdominal hollowing«). Die Schultern bewegen sich nach hinten.

kleiner Brustmuskel falsch

Falsch: Hier zeigen die Daumen nach innen, statt nach außen: Die Schultern gehen dadurch noch mehr nach vorne und nicht wie erwünscht nach hinten.

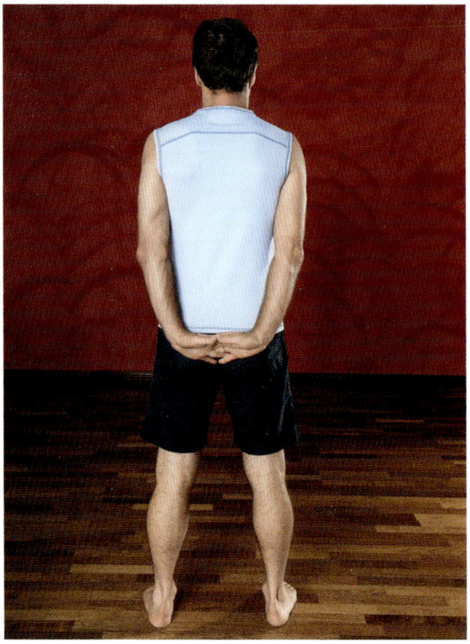

kleiner Brustmuskel mit Gürtel

Variante für stark verkürzte Muskeln: Fassen Sie mit nach außen zeigenden Daumen einen Gürtel in ungefähr schulterbreitem Abstand. Drehen Sie die Daumen noch weiter nach außen, bis sie in Richtung Decke zeigen. Ziehen Sie die Arme vom Körper weg, ohne die Körperhaltung zu verändern (Brustbein heben, »abdominal hollowing«). Die Schultern bewegen sich nach hinten.

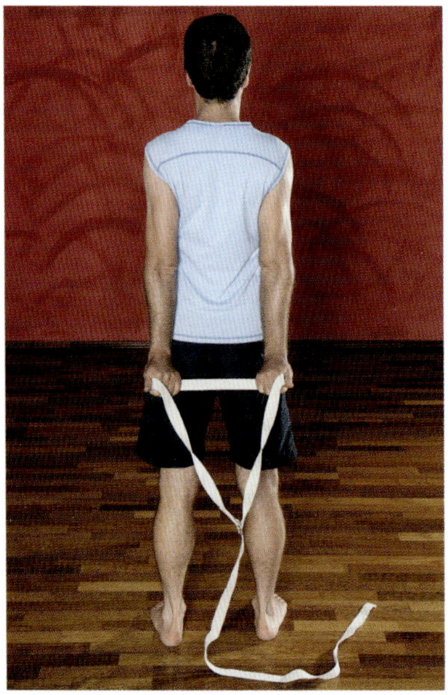

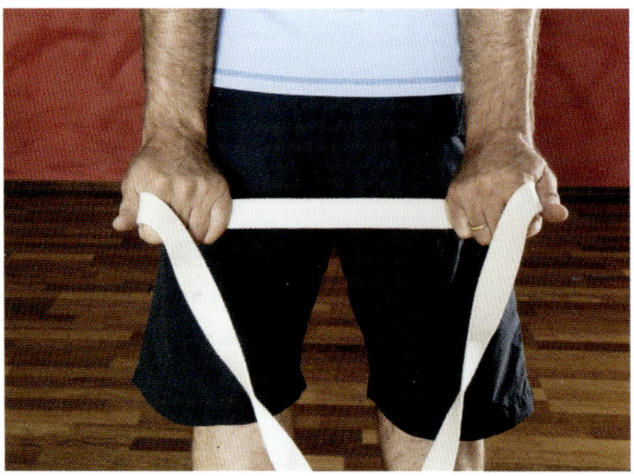

2. Dehnung großer Rückenmuskel

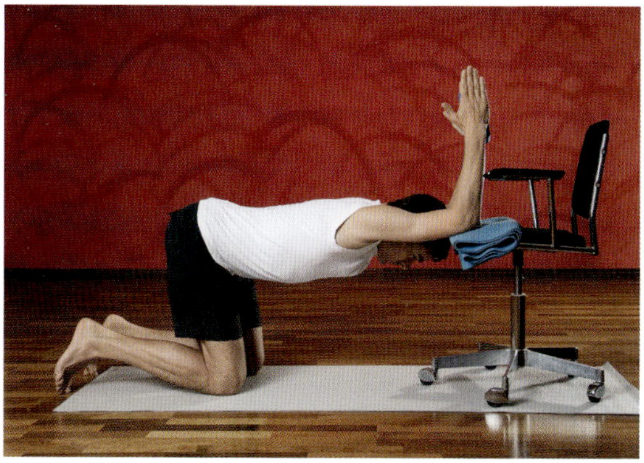

Legen Sie die Ellenbogen auf einer Yogamatte an der Kante eines Stuhls ab, ein Yogaholz (oder großes Buch) zwischen den Handgelenken und gestreckten Fingern. Ziehen Sie den Oberkörper weg von den fixierten Ellenbogen, und gewinnen Sie so immer mehr Länge im Rücken. Drücken Sie die Brust langsam tiefer Richtung Boden, pressen Sie währenddessen das Holz zusammen, und verhindern Sie ein Ausweichen in vermehrtes Hohlkreuz durch ein »abdominal hollowing«. Die Dehnung spüren Sie auch im Schultergelenk und Brustbereich.

3. Dehnung großer Brustmuskel

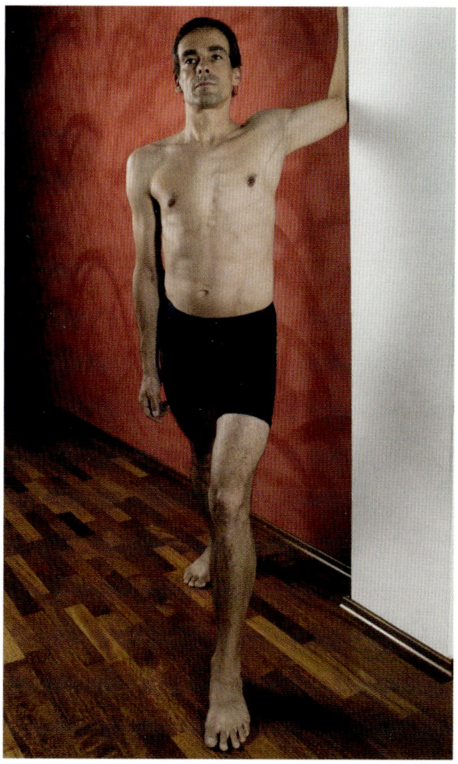

Legen Sie den 90 Grad gebeugten Ellenbogen an einem Mauervorsprung oder Türrahmen etwa 10 cm oberhalb Ihrer Schulter ab. Das Bein auf der zu dehnenden Seite geht in einen Ausfallschritt nach vorne. Ziehen Sie den Oberarmkopf in das Schultergelenk hinein, und drehen Sie sich mit dem Oberkörper langsam vom Ellenbogen weg, bis ein Ziehen im Brustmuskel entsteht. Variieren Sie die Höhe des Ellenbogens etwas, bis Sie die Dehnung am besten spüren.

4. Dehnung Halsmuskulatur

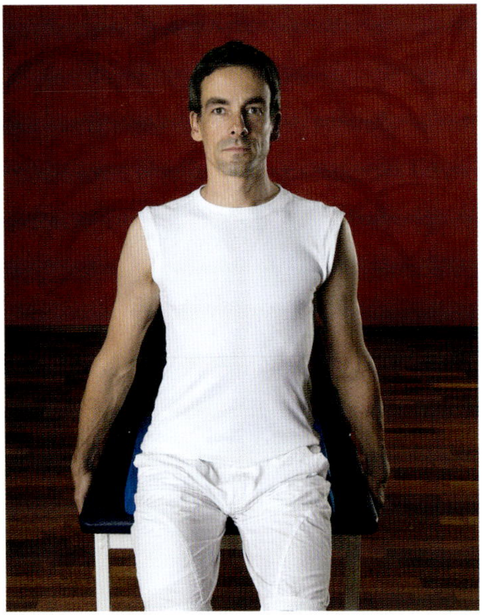

Ausgangsposition

Sitzen Sie aufrecht auf einem Stuhl wie auf Seite 82, nehmen Sie die Arme leicht nach hinten, und fassen Sie die Sitzfläche mit beiden Händen. Richten Sie sich dabei unter »abdominal hollowing« weit auf.

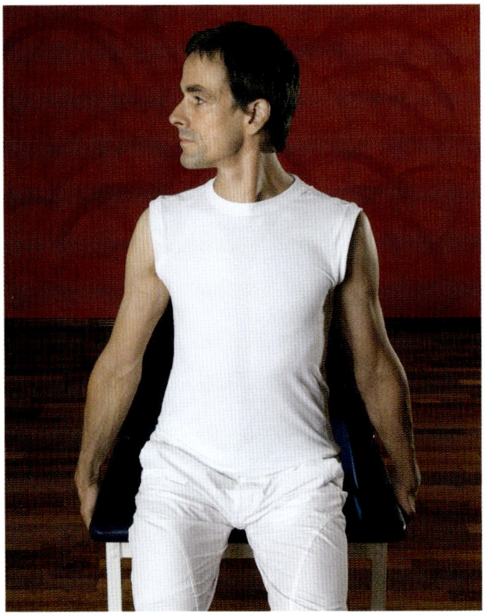

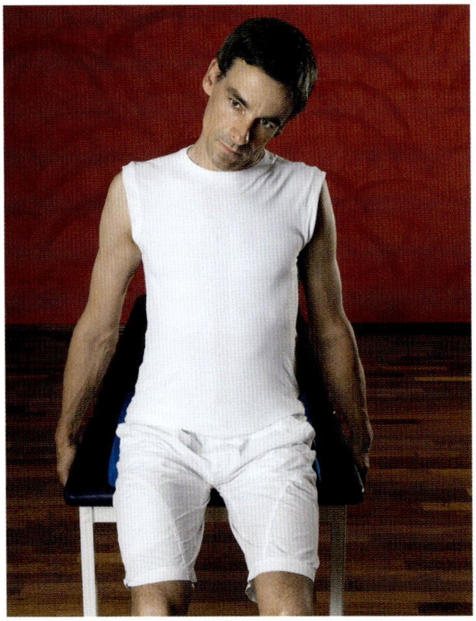

Dehnung Halsumwendemuskulatur

Verlängern Sie den Hals, dabei zeigt das Kinn senkrecht nach vorne. Drehen Sie den Kopf langsam so weit wie möglich zu jeweils einer Schulter und verharren dort.

Dehnung der seitlichen Halsmuskulatur und Schulterblattheber

Aus der Ausgangsposition neigen Sie den Kopf zur Seite, sodass das Ohr Richtung Schulter und das Gesicht zuerst parallel nach vorne zeigt (ohne Abb.). In dieser Zwischenposition, in der Sie die Dehnung der seitlichen Halsmuskulatur spüren, bleiben Sie eine halbe Minute. Aus dieser Position senken Sie das Kinn Richtung Brustbein. Das Ziehen wandert dadurch weiter nach hinten zu den Nackenmuskeln.

5. Dehnung der Unterarme

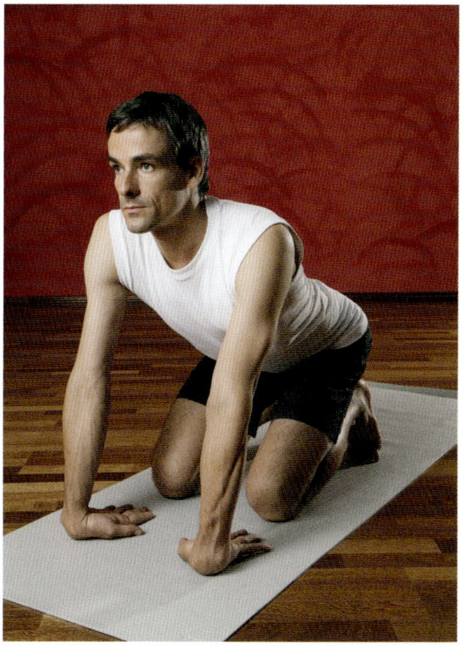

Streckmuskulatur

Im Fersensitz (Zehen aufgestellt) drücken Sie die Handrücken fest bis zum Handgelenk auf den Boden, Ihre Finger sind gespreizt, der Mittelfinger zeigt senkrecht zu Ihnen. Drehen Sie die Oberarme so nach außen, dass die Ellenbeugen nach vorne (von Ihnen weg) zeigen. Ziehen Sie die Schultern nach unten. Je weiter weg Sie sich von den abgelegten Handrücken setzen, desto stärker wird die Dehnung in den Unterarmmuskeln.

Beugemuskulatur

Pressen Sie die Handteller bis zu den Handgelenken fest auf den Boden. Ihre Finger sind gespreizt, der Mittelfinger zeigt senkrecht zu Ihnen. Setzen Sie sich langsam weiter nach hinten, bis Sie die Dehnung spüren. Verstärken können Sie sie, wenn Sie die Ellenbogen beugen, ohne die Handflächen im Übergangsbereich zum Handgelenk vom Boden zu lösen.

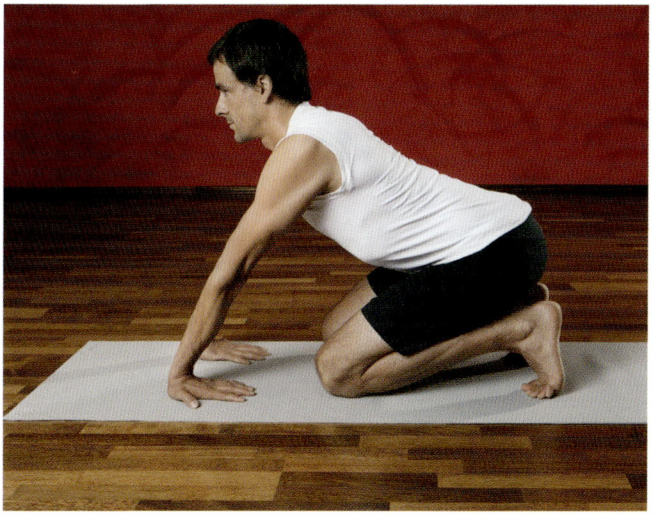

6. Dehnung der Hüftbeuger

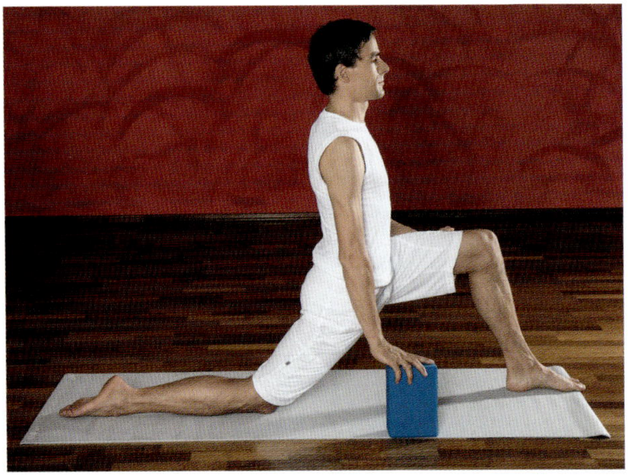

aufgerichtet
Stellen Sie ein Bein mit 90 Grad gebeugtem Kniegelenk auf, das andere strecken Sie nach hinten auf dem Boden aus. Stützen Sie die Hand auf der Seite des hinteren Beins auf einem Yogablock ab. Senken Sie nun langsam das Becken auf der Seite des hinteren Beines Richtung Boden ab, sodass das Gewicht des hinteren Beines mehr auf dem Oberschenkel als auf der Kniescheibe liegt. Halten Sie beide Beckenkämme auf gleicher Höhe. Führen Sie ein kräftiges »abdominal hollowing« durch, dadurch erreichen Sie die tief an der Wirbelsäule liegenden Anteile des Hüftbeugers.

gestreckt
In der Ausgangsposition beugen Sie den Oberkörper nach vorne und halten dabei den Rücken (»abdominal hollowing«) lang. Nun schieben Sie die Ferse des hinteren Beines langsam in Richtung Boden, wodurch sich das hintere Knie allmählich streckt. Dabei dürfen Sie das Becken nicht wieder anheben.

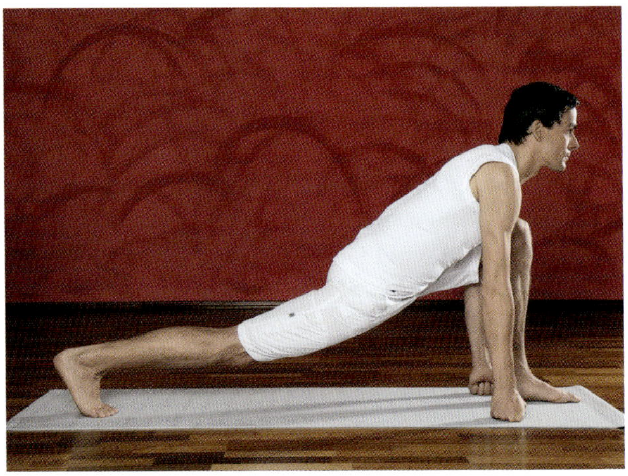

7. Dehnung der hinteren Oberschenkelmuskulatur

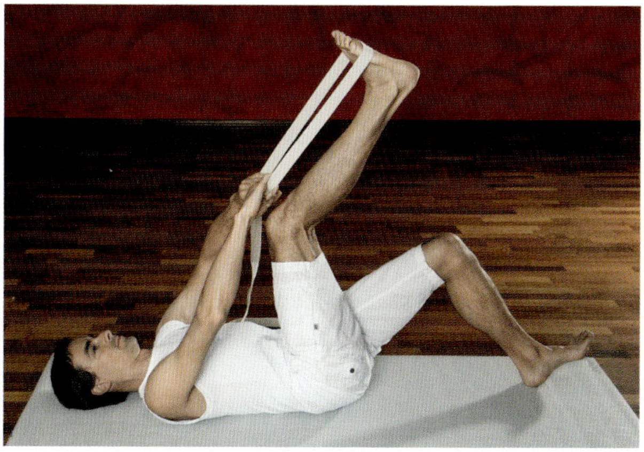

Ausgangsposition
In Rückenlage stellen Sie beide Beine gebeugt auf. Schlingen Sie einen Yogagürtel um einen Vorfuß, und strecken Sie dieses Bein langsam nach oben, danach legen Sie das andere Bein gestreckt und im Hüftgelenk leicht nach innen gedreht fest auf den Boden. Richten Sie die Gürtelweite so ein, dass Sie die Arme auf Brusthöhe mit leicht gebeugten Ellenbogen auseinanderziehen können.

Endposition
Üben Sie durch den auf den Zehengrundgelenken liegenden Gurt keinerlei Zug auf den Vorfuß Richtung Kopf aus. Im Gegenteil, drücken Sie mit dem Vorfuß den Gurt weg in Richtung Decke, und halten Sie dabei die Innenseite des Fußgewölbes genauso hoch wie die Außenseite. Ziehen Sie die Kniescheibe des nach oben zeigenden Beins in Richtung Leiste, und erzielen Sie so eine vollständige Streckung des Kniegelenks. Schieben Sie das Becken auf dieser Seite zurück nach unten Richtung Füße, und halten Sie so die Taille lang. Drücken Sie den Oberschenkel des anderen Beins fest auf den Boden.

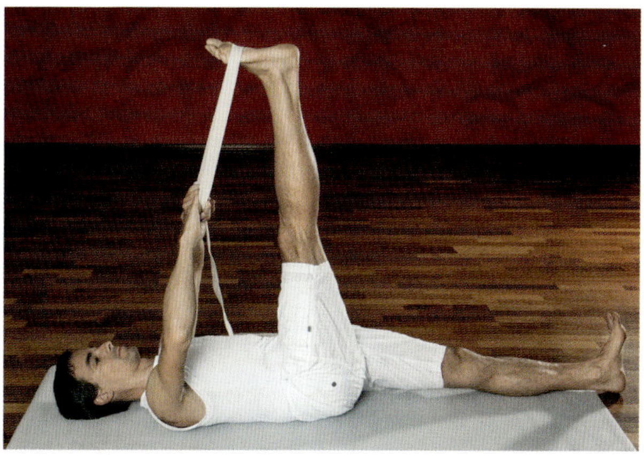

8. Dehnung der kurzen Oberschenkel-innenseitenmuskeln

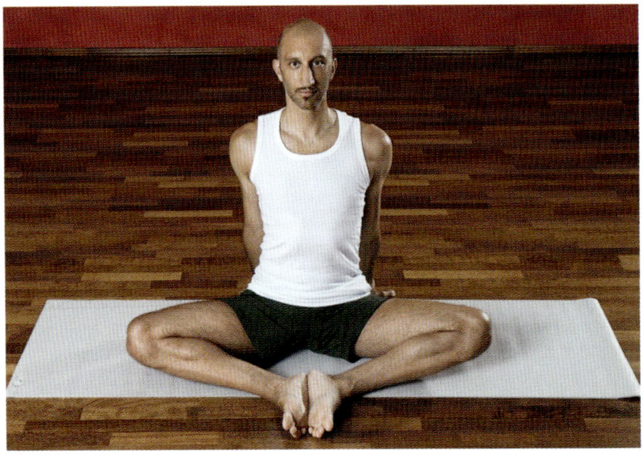

Sitzen Sie mit den Sitzbeinhöckern erhöht auf einer Decke oder einem Kissen, und stützen Sie sich mit gestreckten Armen (Daumen nach außen) hinter dem Körper ab. Legen Sie die Fußsohlen aneinander, und ziehen Sie die geschlossenen Füße möglichst nah zum Schambein. Lassen Sie die Knie immer mehr Richtung Boden sinken.

9. Dehnung der langen Oberschenkel-innenseitenmuskeln

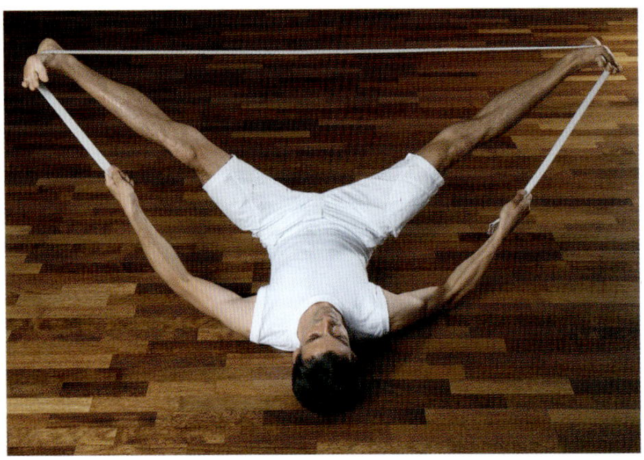

Unterlagern Sie das Gesäß in Rückenlage mit einer Decke, bis Sie die Beine problemlos im 90-Grad-Hüftwinkel nach oben strecken können. Fixieren Sie mithilfe eines Yogagürtels beide Füße, und öffnen Sie die Beine so weit, bis Sie ein Ziehen im Bereich der Oberschenkelinnenseiten spüren. Beugen Sie dabei die Ellenbogen leicht, und schieben Sie das Brustbein Richtung Decke.

10. Dehnung der vorderen Oberschenkelmuskulatur

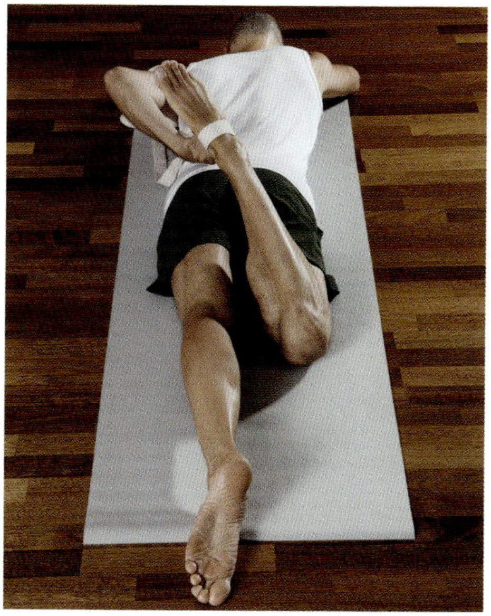

Wenn Sie im Testing die Ferse nicht zum Gesäß bringen konnten, befestigen Sie einen Yogagürtel um ein Sprunggelenk. Halten Sie in Bauchlage beide Kniegelenke nahe beisammen, und ziehen Sie dann mithilfe des Gürtels und des Gegenarms den Unterschenkel in Richtung des gegenüberliegenden Gesäßes. Durch die Bewegung zur gegenüberliegenden Seite erreichen Sie den äußeren Anteil des vierköpfigen Oberschenkelmuskels, dieser ist im Gegensatz zum inneren Anteil oft verkürzt. Ein kräftiges »abdominal hollowing« verhindert ein Ausweichen in ein verstärktes Hohlkreuz.

11. Dehnung der Wadenmuskulatur

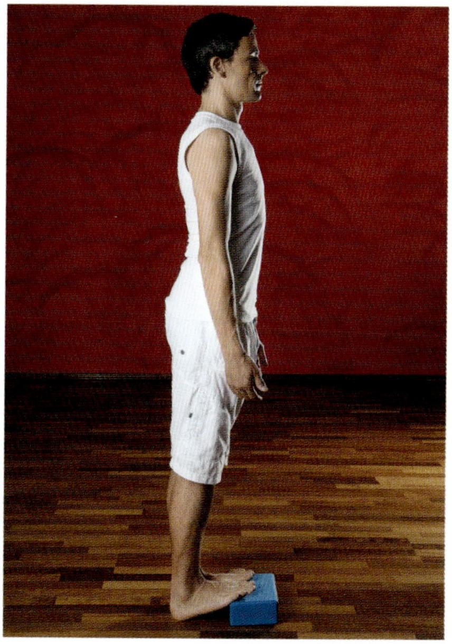

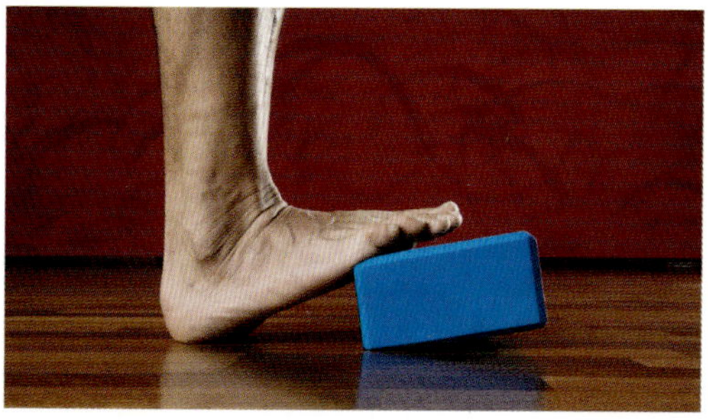

Steigen Sie mit beiden Vorfüßen auf einen Yogablock. Legen Sie nicht nur die Zehen, sondern einen Teil des Vorfußes auf dem Block ab. Strecken Sie die Kniegelenke. Sind Ihre Wadenmuskeln verkürzt, bedarf es eines energischen »abdominal hollowing«, damit Sie nicht in eine Ausweichhaltung (Gesäß nach hinten, Oberkörper nach vorne) gelangen.

12. Dehnung der Zehenmuskulatur

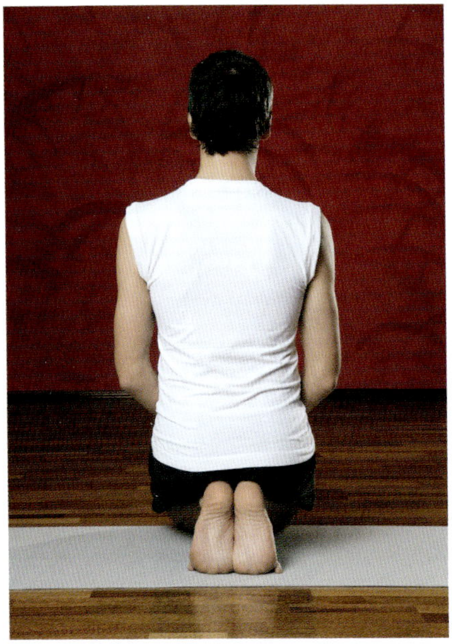

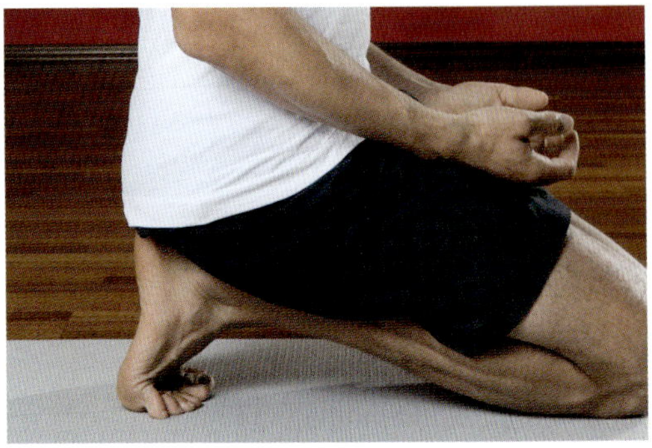

Verbinden Sie mithilfe eines Gürtels die Innenknöchel der Sprunggelenke fest miteinander. Halten Sie die Fersen und die Großzehen aneinander, wenn Sie die Zehen aufstellen und Ihr Gewicht auf die Fersen ablegen. Wenn Sie bei steifen Zehengrundgelenken zu heftige Schmerzen (leichte sind bei dieser Übung akzeptabel) verspüren, verlagern Sie ihr Körpergewicht etwas nach vorne.

13. Dehnung des Fußrückens

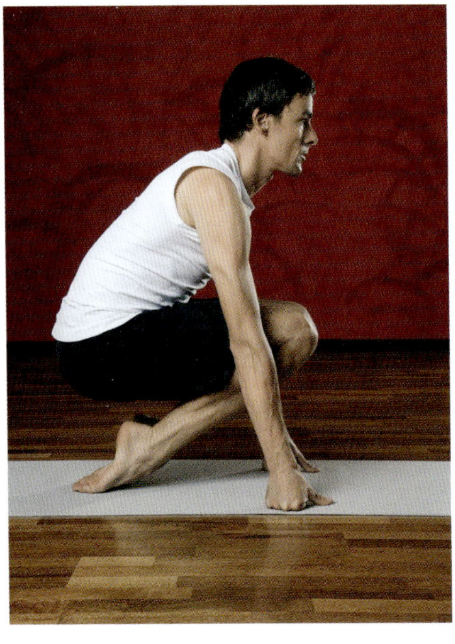

Pressen Sie im Kniestand die Fersen zusammen, und legen Sie die Großzehen aneinander. Stützen Sie sich seitlich mit den Händen ab, heben Sie die Knie hoch, und bringen Sie dadurch Ihr Gewicht auf den Fußrücken. Variieren Sie die Dehnung etwas, indem Sie die Fußrücken weiter vom Boden lösen und somit das Gewicht mehr auf die Zehengrundgelenke bringen.

14. Dehnung der vorderen Muskelkette

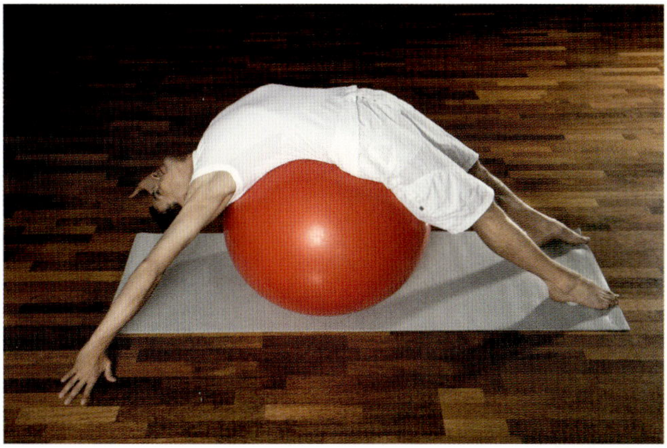

Legen Sie sich rückwärts über einen für Ihre Größe geeigneten Sitzball. Vorsicht: Das Hinein- und Herauskommen ist bei dieser Übung nur bei gut konditionierten Rumpfmuskeln und guter Koordination ohne Hilfestellung möglich. Sichern Sie Ihren Rücken durch ein »abdominal hollowing«, und verstärken Sie die Dehnung des geraden Bauchmuskels durch ein Langziehen des Bauchs während der Einatmung. Beziehen Sie Ihre großen Brustmuskeln mit ein, indem Sie die Arme v-förmig öffnen, weit nach außen drehen und so mit den Daumen den Boden berühren. Strecken Sie die Beine, und bringen sie Ihre Vorfüße hüftbreit geöffnet auf den Boden, so werden auch die Hüftbeuger mitgedehnt. Diese »Lagerung« auf dem Ball ist eine der besten Ausgleichsstellungen für unseren gebeugten Schreibtischalltag, sie entspricht einer Rückwärtsbeuge im Yoga und hebt Energie und Stimmung.

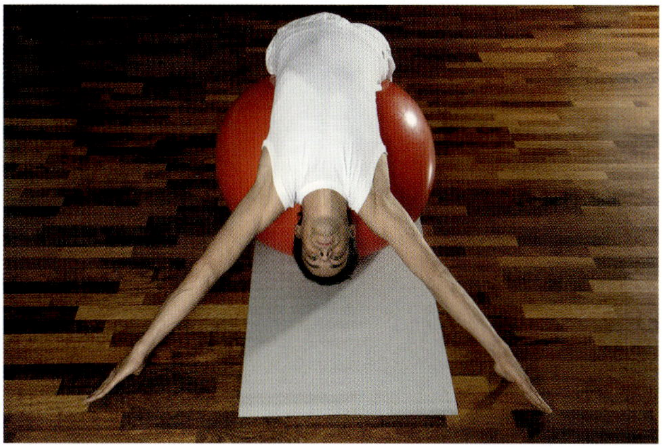

15. Muskelkettendehnung Rumpf-Brust-Muskulatur, liegend

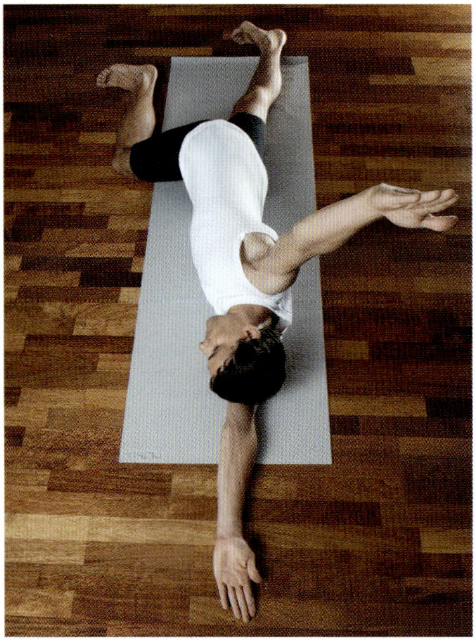

Ausgangsposition

In Seitenlage und mit vollkommen gestrecktem Körper und langem Rücken legen Sie das obere Bein 90 Grad im Kniegelenk gebeugt fest auf dem Boden. Die Position des Knies wählen Sie so, dass Ihr unterer Rücken in Ihrem normalen Hohlkreuz bleibt. Den oberen Arm heben Sie v-förmig hoch und drehen ihn nach außen.

Endposition

Bewegen Sie den Oberkörper nach hinten in Richtung Boden, ohne das abgelegte Knie wieder vom Boden abzuheben oder mit nach hinten rutschen zu lassen. Ihre Schulter wird nur bei sehr guter Beweglichkeit den Boden erreichen. Der obere Arm ist außenrotiert und zeigt mit dem Daumen zum Boden. Ziehen Sie den Bauch und Beckenboden hoch und in Richtung Ihres zum Boden zeigenden Arms. Das Becken schieben Sie in Richtung Ihres abgelegten Knies, sodass Sie sich selbst praktisch in zwei entgegengesetzte Richtungen auseinanderziehen. Atmen Sie in die obere Flanke, und sinken Sie mit der Ausatmung jedes Mal etwas tiefer Richtung Boden. Falls Sie Enge im unteren Rücken verspüren, ziehen Sie das abgelegte vordere Knie etwas höher in Richtung Kopf.

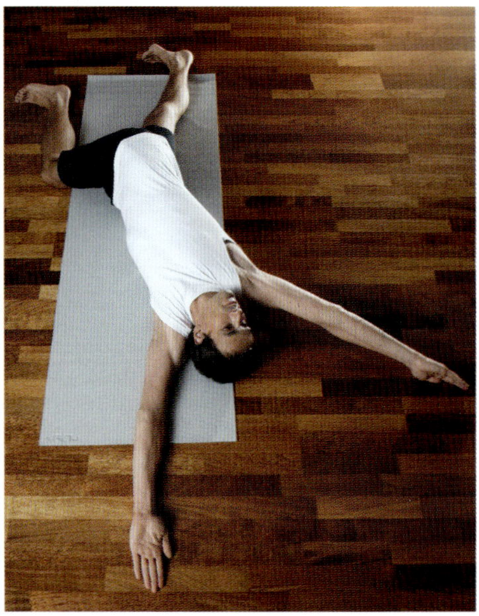

16. Hund (Yoga-Asana)

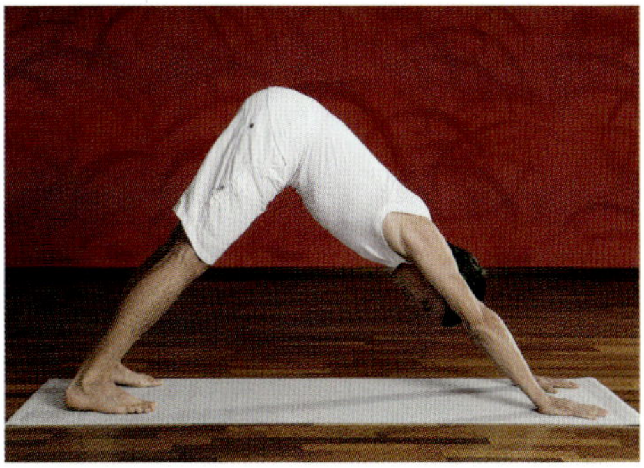

Sitzen Sie auf Ihren Fersen, und beugen Sie sich dann mit lang ausgestreckten Armen nach vorne, um die Hände schulterbreit auf den Boden zu setzen. Das Gesäß hebt sich nicht von den Fersen ab. Stellen Sie immer mehr Länge im Rücken her, und schieben Sie die Hände dadurch weiter nach vorne, ohne das Gesäß von den Fersen zu lösen. Dann heben Sie das Becken langsam nach oben und strecken dabei vorsichtig die Knie. Der Beinabstand ist hüftbreit, die Fersen schieben Sie in Richtung Boden. Im Gegensatz zu Alexander gelingt es den wenigsten Männern, den Rücken lang und gerade zu halten und dabei sogar noch die Fersen auf den Boden zu bringen. Schuld daran sind die bei den meisten Männern verkürzten Muskeln an der Oberschenkelrückseite. Deshalb wird Ihr Hund anfangs wohl eher wie ein Katzenbuckel aussehen. Wichtig ist, die Schulterblätter auseinander- und die Außenschulter Richtung Boden zu ziehen, wodurch der Trizeps mehr nach unten als zur Seite zeigt. Lösen Sie dabei nicht die Daumen und Zeigefinger vom Boden ab, sonst entsteht die Bewegung aus einer Gewichtsverlagerung auf die Kleinfingerseite und nicht aus der erwünschten Bewegung der Schulterblätter und des Oberarms.

17. Drehsitz (Yoga-Asana)

Aus dem Kniestand legen Sie die Unterschenkel so zur Seite ab, dass das Sprunggelenk des oberen Fußes auf dem unteren Fuß wie in einer Art Schale ruht.
Setzen Sie sich mit dem Gesäß auf der den Füßen gegenüberliegenden Seite auf eine Decke oder ein Kissen. Mittels eines »abdominal hollowing« richten Sie die Wirbelsäule lang auf und drehen sich dann zu den zur Seite abgelegten Beinen hin. Den Gegenarm drücken Sie gestreckt und außenrotiert gegen die Beine und unterstützen so die Drehbewegung. Ziehen Sie den Bauch und Beckenboden diagonal zur hinteren Schulter hoch, und fördern

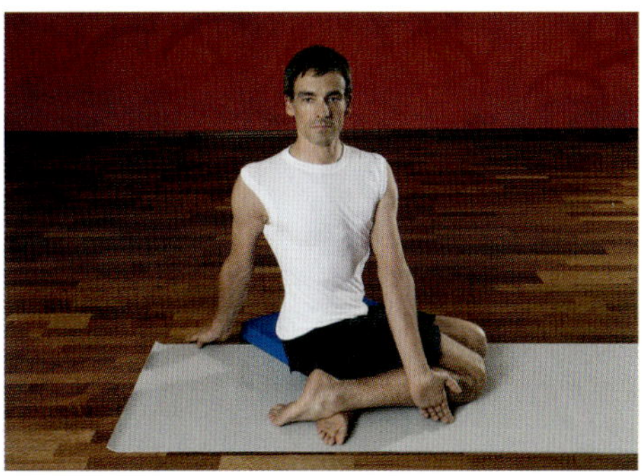

Sie so die Dehnung der seitlichen Bauchmuskulatur.

KRAFT- UND KRAFTAUSDAUER-TRAINING

Beim Training der Muskulatur unterscheiden wir Krafttraining von Kraftausdauertraining. Das Kraft- oder Hypertrophietraining wird im Vergleich zum Kraftausdauertraining mit mehr Gewicht und weniger Wiederholungszahlen einer bestimmten Übung durchgeführt und soll den Muskel nicht nur kräftiger, sondern vor allem auch optisch dicker und definierter machen.

Im Muskelausdauertraining wird mit wenig Gewicht oder der Ausnutzung des eigenen Körpergewichts und/oder der Muskelantagonisten (Gegenspieler) mit hohen Wiederholungszahlen gearbeitet. Der Muskel wird dadurch optisch nicht deutlich verändert, seine Qualität verbessert sich aber, er wird widerstandsfähig gegen längere, gleichbleibende Muskelarbeit oder Belastung.

Ideal ist es, abwechselnd beide Komponenten der Kraft zu trainieren.

KRAFTTRAINING

Die Muskeln verabschieden sich klammheimlich

Die Abnahme der Muskelmasse in der Skelettmuskulatur und die damit einhergehende Verringerung der Muskelkraft gehören zu den Begleiterscheinungen des Alters und unserer Zivilisation. Der wesentlichste Faktor ist unsere bewegungsarme Lebensweise. Negativ wirken sich auch eine Kombination aus hormonellen und stoffwechselbedingten Veränderungen aus: So sinken zum Beispiel die Spiegel des Nebennierenrindenhormons Dehydroepiandrosteronsulfat (DHEA-S) sowie die von Wachstumshormon und Testosteron (männliches Geschlechtshormon, siehe Kapitel 3). Fehlernährung (zum Beispiel die im Alter häufig proteinarme Ernährung) und chronische Erkrankungen beschleunigen den Muskelabbau. Da der Schwund der Muskelmasse ein tückisch-schleichender Prozess ist und Muskelvolumen durch Fett ersetzt wird, bemerken viele Menschen den Abbau kaum oder spät.

Die Muskulatur besitzt nicht nur Stütz- und Bewegungsfunktionen, sondern sie ist auch unser Fett- und Zuckerverbrennungsorgan. Wird sie immer weniger, verlangsamt sich unser Stoffwechsel, die berühmten »Alterserkrankungen« wie Zuckerkrankheit, Übergewicht und auch erhöhte Blutfettwerte werden dadurch begünstigt.

Muskelverlust ist jederzeit reversibel

Die Muskelmasse geht zwischen dem 20. und dem 90. Lebensjahr im Durchschnitt um 50% zurück. Die Muskelfasern werden nicht nur weniger, sondern sie verlieren auch an Größe. Dadurch nimmt auch die Muskelkraft ab: bis zum 50. Lebensjahr um 10% pro Jahrzehnt (also 1% pro Jahr), bis zum 70. Lebensjahr um 15% (1,5% pro Jahr) und ab 70 Jahren sogar um 30% (3% pro Jahr).

Durch angemessenes Krafttraining kann man bis über das Alter von 90 Jahren hinaus einen gleichbleibenden oder sogar besseren prozentualen Kraftzuwachs im Vergleich zu jungen Menschen erreichen. Der Kraftzuwachs betrug in manchen Studien bis zu 300% nach drei bis vier Monaten, auch wenn die Muskelmasse disproportional geringer ansteigt.

Der jährliche Muskelschwund um etwa 1 bis 2% kann manchmal zusätzlich durch eine höhere Eiweißzufuhr über die Nahrung und gegebenenfalls eine Hormonersatztherapie (siehe Kapitel 3) gebremst werden.

Im Kraft- oder Muskelhypertrophietraining (vorwiegend in Fitnessstudios betrieben) geht es den meisten jungen Menschen vor allem um den gezielten Aufbau von optisch kräftigen und äußerlich sichtbaren Muskeln. Diese Art des Muskeltrainings hat ungeachtet der vielen Vorurteile (auch unter Medizinern) durchaus eine hohe gesundheitliche Bedeutung.

Dies gilt umso mehr, je älter Sie werden: Mag das Bodybuilding eines 20-Jährigen noch narzisstische Züge tragen, so beginnt sich spätestens im Alter von 50 Jahren das Blatt zu wenden. Ab diesem Alter verzögert der Erhalt einer hohen Muskelmasse bestimmte Stoffwechselerkrankungen und bekämpft Übergewicht:

Studien zeigen, dass man noch im Alter von 56 bis 80 Jahren durch Krafttraining den Energieverbrauch binnen kurzer Zeit erhöhen und die Körperzusammensetzung verbessern kann: Drei Krafttrainingseinheiten pro Woche bei 80% der Maximalkraft haben in zwölf Wochen die Fettmasse durchschnittlich um 1,8 kg verringert und die fettfreie Masse um 1,4 kg erhöht. Der Energiebedarf stieg um 15%.

Die quantitative und qualitative Veränderung der Muskulatur

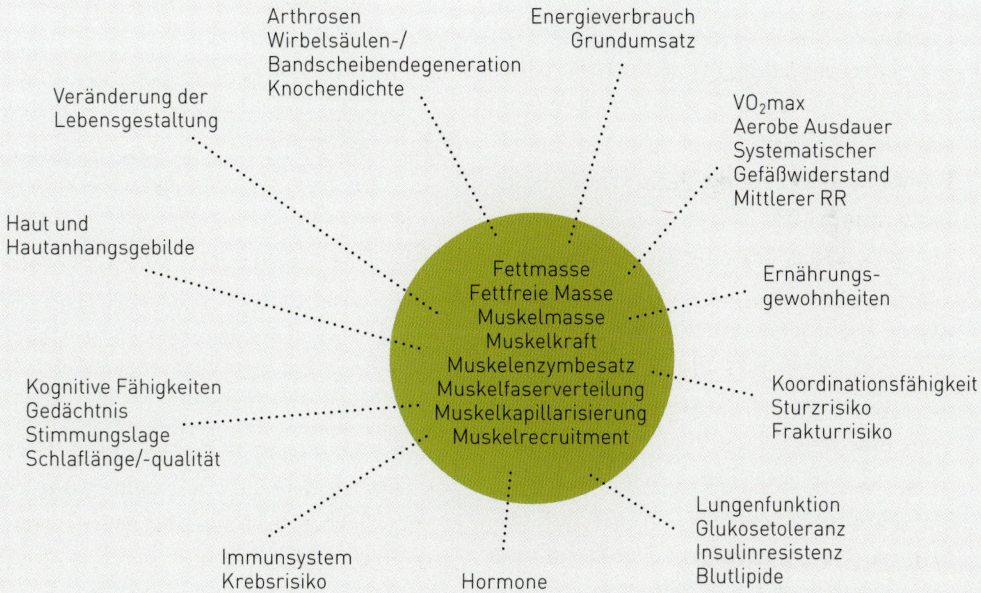

Übungsauswahl

Männer stemmen oft fleißig Gewichte, immer für die gleichen Muskeln – nämlich für die, die man(n) von außen und vorne sieht. Damit bremsen Sie vielleicht den Rückgang Ihrer Muskelmasse und Kraft, arbeiten aber kaum effektiv an den Stellen, die für Ihre Statik günstig sind. Lassen Sie sich anhand der Ergebnisse Ihres Muskelfunktions- und -verkürzungstests einen individuellen Krafttrainingsplan erarbeiten. Oder Sie nehmen Ihre Trainingsgestaltung selbst in die Hand: Wählen Sie bei Krafttrainingsübungen insbesondere diejenigen Muskelgruppen aus, die als Antagonisten (Gegenspieler) zu Ihren verkürzten Muskeln fungieren.

Die Muskelfunktionsdiagnostik ergibt bei Ihnen zum Beispiel einen verkürzten großen Brustmuskel: Dann trainieren Sie besonders die Zwischenschulterblattmuskulatur in außenrotierter Armstellung (Daumen zeigen nach außen, ähnlich wie in Kräftigungsübung 17) zum Beispiel beim Rudern nach hinten. Oder: Der große Rückenmuskel ist zu kurz, da er ein Innenrotator ist, dreht er die Oberarme verstärkt nach innen. Als Gegengewicht müssen Sie Wert auf das Training der Außenrotatoren legen, wie zum Beispiel in der Seilzugübung 1. Übrigens: Auch wenn Sie es oft anders gehört haben – ein verkürzter Muskel muss auch gekräftigt werden. Verkürzung und Schwäche schließen sich keineswegs aus, sondern gehören eher zusammen. Das beste und häufigste Beispiel sind die »hamstrings« (Muskeln an der Oberschenkelrückseite), sie sind fast immer zu kurz und zu schwach im Vergleich zu ihren Gegenspielern an der Oberschenkelvorderseite.

Trainingsintensität

Eine Trainingshäufigkeit von ein- bis dreimal die Woche und einer Trainingsdauer von maximal 60 Minuten an acht bis maximal zwölf Geräten ist der Richtwert, an den Sie sich halten können.

Verzichten Sie bei größeren gesundheitlichen Problemen im Fitnessstudio nicht auf die Betreuung durch einen Personal Trainer, der Ihre Übungen anleitet und Fehler korrigiert. Er sollte verhindern, dass Sie sich überlasten, aber auch nach den ersten Erfolgen die Trainingsintensität an Ihre neue Leistungsfähigkeit anpassen können.

Alle drei Monate sollten Sie Ihre Fortschritte im Kraft- und Ausdauertraining durch einen erneuten Muskelfunktionstest überprüfen lassen.

★ Tipp

Machen Sie jeweils erst eine Aufwärmrunde mit zwölf Wiederholungen, und achten Sie darauf, dass Sie nur 50% Krafteinsatz bringen! Erst dann folgt die Belastungsrunde, wo Sie nach acht bis zwölf Wiederholungen die Muskelerschöpfung erreicht haben sollen, dies entspricht 70 bis 80% Ihrer Maximalkraft. Wenn Sie mehr Wiederholungen schaffen, muss das Gewicht beim nächsten Mal erhöht werden.

Wenn Ihnen Fitnessstudios nicht liegen, können Sie sich zu Hause jeden Morgen mit Hanteln oder Tubes (Therabändern) alleine fit machen. Einige Anregungen für den Rumpfbereich finden Sie bei unseren Kräftigungsübungen ab Seite 92. Lassen Sie sich zusätzlich von Ihrem Sportmediziner beraten!

Kontraindiziert ist Krafttraining nur selten. Wer geschädigte, verkalkte Herzkranzgefäße besitzt, also eine koronare Herzkrankheit, sollte allerdings vorab mit seinem Arzt sprechen, denn er könnte sich durch das Gewichtestemmen Herzrhythmusstörungen oder sogar einen Angina-pectoris-Anfall einhandeln. Ähnliches gilt für Menschen mit Bluthochdruck. Vermeiden Sie außerdem Pressatmung. Besser: Sie atmen gleichmäßig bei Anstrengung aus und bei Entlastung ein.

Wer schon unter Osteoporose (verringerter Knochenmasse und poröser Knochenstruktur) leidet, darf und sollte Krafttraining betreiben. Die Krankheit Osteoporose betrifft keineswegs nur Frauen, wie oft angenommen wird: In Europa leiden 16% der Männer zwischen 50 und 80 Jahren daran. Vorsicht: Belastungen in Rundrückenhaltung sind hier strikt zu vermeiden, sie können zu Wirbelkörpereinbrüchen führen. Am besten auch hier: vorher zum Arzt gehen.

> **! Info**
>
> **Benefits des Krafttrainings**
>
> **Zu den wichtigsten Erfolgen eines individuell abgestimmten Krafttrainings gehören:**
>
> - Gelenkschutz
> - Prophylaxe und Therapie von Osteoporose (Knochenbrüchigkeit)
> - verbesserte Body Composition (= Muskelaufbau plus Fettabbau)
> - hormonelle Stimulation
> - Verlangsamung des Alterungsprozesses
> - Verbesserung des Stoffwechsels und des metabolischen Syndroms

KRAFTAUSDAUERTRAINING

Im Alter nimmt die Anzahl der kleinsten Blutgefäße (Kapillargefäße) ab, die Muskelzellen werden also immer schlechter mit Sauerstoff versorgt, der für die zellulären Prozesse notwendig ist. Zusammen mit einem altersbedingten Verlust der Mitochondrien (Kraftwerke der Zelle) führt das zu einer Abnahme der aeroben (unter Sauerstoffverbrauch arbeitenden) Enzyme in den Muskelzellen. Das heißt, die Energiegewinnung aus der Verstoffwechselung von Kohlenhydraten und Fetten ist nicht mehr optimal, es fällt mehr Milchsäure an, und die Muskeln neigen zur Übersäuerung. Damit sinkt zum einen die Widerstandsfähigkeit der Muskeln gegenüber längerer Beanspruchung, die sogenannte Kraftausdauer verschlechtert sich. Zum anderen steigt die Neigung, dick zu werden und eine Zuckerkrankheit oder erhöhte Blutfettwerte zu entwickeln.

Besonders betroffen von dieser nachlassenden Kraftausdauer sind die Halte- und Stützmuskeln unseres Rumpfs, dazu gehören die tiefen Rücken- und Bauchmuskeln, aber auch die Beckenbodenmuskulatur.

»STEHVERMÖGEN« MIT RUMPF- UND BECKENBODENMUSKELN

Aufbau der Muskeln

Um das Rumpfmuskeltraining besser zu verstehen, ist es wichtig zu wissen, dass es im Rumpfbereich mehrere Schichten von Muskeln gibt: Die tiefste Muskulatur liegt weiter innen und dient zum Beispiel dazu, die Organe an ihrem Platz zu halten und die Wirbelsäule zu stabilisieren. Die äußere Muskulatur oder die »Arbeitsmuskulatur« ist dagegen die, die sich leichter ansprechen lässt und bei der man die Erfolge auch eher sieht. Es liegt in der Natur des Menschen, das, was besser sichtbar und leichter zu trainieren ist, in den Vordergrund zu stellen. Das kann gut gehen, führt aber doch nicht selten zu Problemen: Wenn die tiefste Rumpfmuskulatur nicht ausreichend Halt bietet für die Stabilisierung der Wirbelsäule, so führen besonders kräftige und schwere Extremitätenmuskeln zu einem übermäßigen Zug an der Wirbelsäule. Rückenschmerzen, Bandscheibenvorfälle und sogar Beckenbodenschwäche mit ihren negativen Folgen können daraus resultieren.

Sie sollten deshalb – ähnlich wie bei einem Hausbau – erst ein solides, betoniertes Fundament errichten: Dies sind Ihre vielseitig zu trainierenden tiefen Bauch-, Beckenboden- und tiefsten Rückenmuskeln. Darauf können Sie getrost ein Haus in beliebiger Größe, nämlich Ihre äußere Muskulatur, errichten – das »Haus« kann dann jeder bewundern.

Oft sind gerade bei Männern die tiefe Muskulatur von Bauch, Becken und die tiefsten Rückenmuskeln zu schwach, was eine häufige Ursache von Rückenschmerzen ist. Auch der schönste Bizeps macht keinen Eindruck auf Ihre Umgebung, wenn Sie gleichzeitig mit einem Rundrücken herumlaufen oder sogar Rückenschmerzen haben! Ein noch unterschätztes Terrain dürfte für viele Männer ihre Beckenbodenmuskulatur sein.

Inlineskating trainiert auch die tiefe Rumpfmuskulatur.

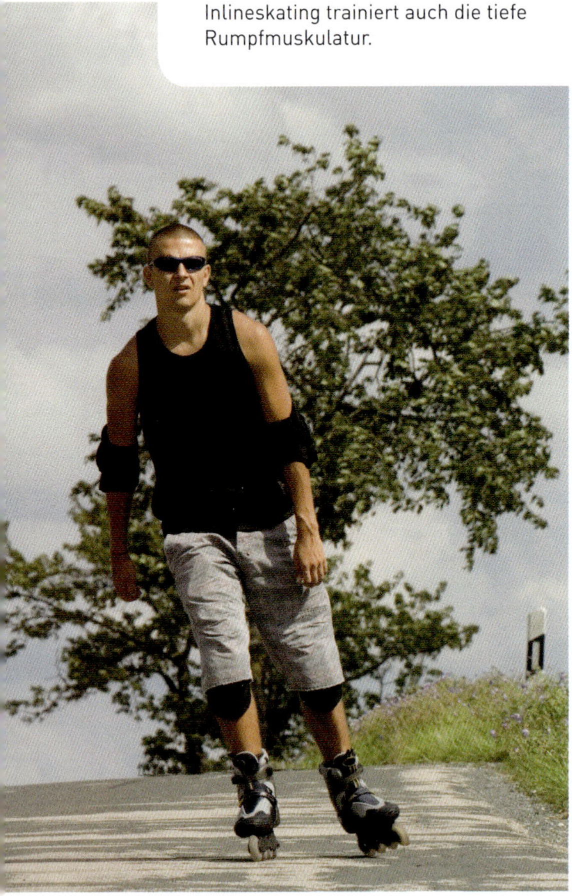

Beckenbodenmuskeln: Das natürliche Viagra

Komischerweise ist die Meinung noch weit verbreitet, dass ein Beckenbodentraining etwas für »alte, inkontinente Damen« ist. Weit gefehlt! Die Pharmabranche mit Viagra und Co. würde erheblich weniger umsetzen, wenn Männer schon in jungen Jahren ihre Beckenbodenmuskulatur besser kennen- und beherrschen lernen würden. Es ist mittlerweile in zahlreichen Studien bewiesen worden, dass Impotenz und auch eine Ejaculatio praecox (vorzeitiger Samenerguss) durch ein gezieltes Beckenbodentraining nicht nur verhinderbar, sondern auch therapierbar sind. Übrigens: Auch die Orgasmusqualität erhöht sich bei Mann und Frau durch einen besseren Zugriff auf die Beckenbodenmuskulatur.

In einer Studie hat das Beckenbodentraining über sechs Monate genauso gut abgeschnitten wie die allabendliche Einnahme von Viagra: Bei 40% der vorher impotenten Männer konnte die Erektionsfähigkeit vollständig normalisiert und bei 35,5% verbessert werden. Ganz ähnliche Ergebnisse zeigten sich unter der Einnahme von Viagra zur Nacht. Die Wirkung des Viagra erklärt sich über das alte Phänomen: Use it or lose it. Bei beginnender Impotenz kommt es nämlich zu einem Teufelskreis: Die üblichen nächtlichen und morgendlichen Spontanerektionen nehmen immer mehr ab, dadurch wird das natürliche »Trainingsprogramm« des Schwellkörpers langsam bis auf null reduziert. Die abendliche Viagra-Medikation ermöglicht Ihrem Schwellkörper peu à peu wieder sein nächtliches Eigenleben und lässt ihn »im Schlaf« gesunden. Das funktioniert aber ähnlich wie im Fall des Beckenbodens nur bei der beschriebenen Prozentzahl der Männer.

Sogar im Falle eines sogenannten venösen »Lecks«, bei dem Blut aus dem Schwellkörper abfließt und so keine ausreichende Steifheit zustande kommt, war eine Operation dem Beckenbodentraining nicht überlegen. Der Vorteil des Beckenbodentrainings: Es ist kostenlos, unverbindlich und garantiert ohne Nebenwirkungen.

Selbstverständlich ist gegen den zusätzlichen, bedarfsweisen Einsatz der medikamentösen »little helpers« nichts einzuwenden, im Gegenteil, falls keine Bedenken von ärztlicher Seite bestehen, sind sie zusätzlich hilfreich. Die Zulassung von Viagra im Jahre 1998 hat die Therapie der erektilen Dysfunktion (ED) revolutioniert. Inzwischen sind mit Cialis (seit Februar 2003) und Levitra (seit März 2003) zwei weitere Medikamente mit dem grundsätzlich gleichen Wirkungsmechanismus auf dem deutschen Markt. Studien haben mittlerweile gezeigt, dass sich diese Präparate in ihrer Verträglichkeit, in der Schnelligkeit des Eintretens der Wirkung und in ihrem Wirkungszeitraum unterscheiden. Meine Empfehlung daher – lassen Sie sich also bitte ggf. alle drei Präparate versuchsweise verschreiben.

Im Zusammenhang mit dem oben beschriebenen, von der Natur vorgesehenen »nächtlichen Übungsprogramm« finde ich eine längere, bei morgendlicher Einnahme auch über Nacht anhaltende Wirksamkeit – die beispielsweise bei Cialis bei 36 Stunden liegt – höchst sinnvoll.

Praktische Anleitung für das Beckenbodentraining

Trauen Sie sich hier und jetzt: Anfangs ist es für viele Männer am einfachsten, ihre Beckenbodenmuskeln im Sitzen zu spüren. Setzen Sie sich dazu auf einen harten Stuhl, der so hoch ist, dass Ihre Knie etwas unterhalb ihrer Hüften stehen, die Lendenwirbelsäule bleibt dadurch im normalen Hohlkreuz, die Hände legen Sie auf die Oberschenkel.

Richten Sie Ihre Aufmerksamkeit auf die beiden Knochen, auf denen Sie durch diese Positionierung zu sitzen kommen, es sind die Sitzbeinhöcker, zwischen denen der Beckenboden ausgespannt ist. Ziehen Sie die Muskeln um den Anus herum zusammen, als ob Sie den Abgang von Winden verhindern wollten. Die Muskeln um die Harnröhre herum aktivieren Sie am besten, indem Sie sich vorstellen, den Harnstrahl bei der Miktion (Wasserlassen) zu stoppen. Wenn Ihnen das in der Vorstellung alleine nicht gelingt, dann probieren Sie diese Übung beim Wasserlassen einmal aus: Unterbrechen Sie den Harnfluss ein paarmal beim Wasserlassen. Dieser »Praxistest« sollte nur einmal durchgeführt werden, um die Muskeln um die Harnröhre »zu finden«, öfter durchgeführt, kann es zu Störungen beim Urinfluss kommen. Sehr empfehlenswert ist hingegen, sich anzugewöhnen, nach der Miktion durch eine kurze, maximale Kontraktion des Beckenbodens (genauer: des M. bulbospongiosus) die gesamte Harnröhre vollständig zu entleeren. Manche Männer praktizieren das instinktiv schon richtig.

Die Muskeln um den Anus und die Harnröhre sollten also so heftig wie möglich zusammengezogen und nach innen angehoben werden. Ob Sie die richtige Technik schon beherrschen, können Sie als Nächstes

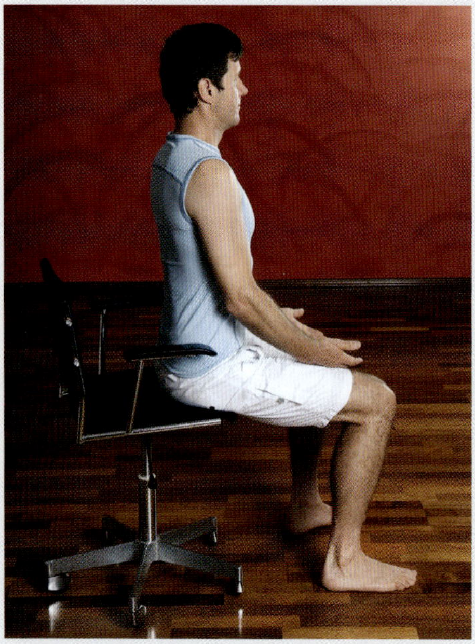

Gute Sitzhaltung

im Stehen überprüfen: Durch das Anspannen dieser Beckenbodenmuskeln heben sich Penis und Hodensack an.
Beginnen Sie mit länger gehaltenen Anspannungen (zählen Sie bis fünf, und lassen Sie dann ganz bewusst für circa zehn Sekunden wieder los), später sollten Sie auch ganz kurze, maximale Kontraktionen in Folge erlernen.
Sobald Sie die Übung im Sitzen beherrschen, muss sie im Stehen, Liegen, Gehen etc. mindestens dreimal pro Tag mit acht maximalen Kontraktionen geübt werden. Versuchen Sie auch, eine gewisse Grundspannung in den Beckenbodenmuskeln für längere Zeit während Alltagsaktivitäten herzustellen, hier gilt dasselbe wie beim Training anderer Muskeln: Ideal ist eine Kombination aus Kraft- und Kraftausdauertraining.
Nach wenigen Wochen sind Sie in jeder Lebenslage und Körperposition Herr über Ihren Beckenboden, auch bei hoher Belastung wie Joggen und Springen und bei länger andauernder lustvoller Beanspruchung, denn da war doch noch was ...
Mehr Freude bereitet – nicht nur Ihnen – eine Anwendung »live«, hier können Sie den natürlichen Widerstand im Sinne eines »Krafttrainings« nutzen – und umgekehrt, lassen Sie Ihre Partnerin doch auch mal »arbeiten«. Wer kann da noch behaupten, dass Krafttraining öde ist und keinen Spaß macht.

Männer, die auf das Beckenbodentraining gut ansprechen, berichteten zuerst über das Wiederauftreten von morgendlichen Aufwacherektionen, wenige Wochen später war die Qualität der Erektionen wieder ausreichend für Geschlechtsverkehr.
Da die tiefen Bauchmuskeln mit den Beckenbodenmuskeln zusammen reflexartig besser aktivierbar sind, sollten Sie jetzt gleich im Anschluss unsere wichtigste Grundübung zur Anspannung der tiefen Rumpf- und Bauchbeckenbodenmuskulatur, das sogenannte »abdominal hollowing«, erlernen. Es ist in Testingübung 1 zu sehen.

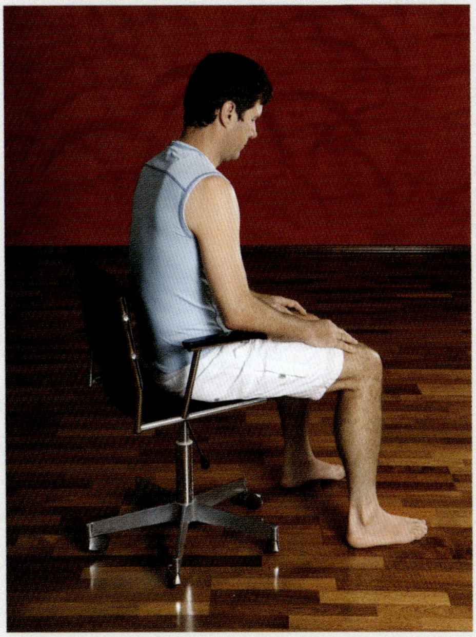

Schlechte Sitzhaltung

Bevor Sie sich aber nur mit Chemie vollstopfen, sollten Sie die natürlichen Ressourcen ausschöpfen und es mit regelmäßigem Beckenbodentraining (und den Empfehlungen aus den anderen Kapiteln) versuchen. Das Schöne daran ist, Sie können die Übungen absolut »heimlich« und in – fast – jeder Situation durchführen. Langweilige Meetings, Telefonate oder Wartezeiten auf Verkehrsmittel bieten sich geradezu an. Im Konzert, Restaurant, Kino und Theater können Sie sich schon mal etwas in Schwung bringen für den späteren Abend. Wird es damit nichts, macht's auch nichts.

Der Beckenboden – das unbekannte Wesen

Dass in vielen deutschen Schlafzimmern nichts mehr läuft außer dem Fernseher, mag mich nicht verwundern, angesichts der Tatsache, dass Mann und Frau ihren Beckenboden nicht kennen, geschweige denn benutzen. Die Beckenbodenmuskeln spannen sich zwischen Steißbein und Schambein aus, sie stützen Blase und Darm.

Beim Mann bestehen die oberflächlichen Beckenbodenmuskeln aus dem M. ischiocavernosus und M. bulbospongiosus, beide sind aktiv während der Erektion und verstärken die Rigidität (Steifheit des Penis). Der M. bulbospongiosus umspannt 33 bis 50% der Penisbasis, er hat drei Funktionen:

1. Er verhindert den Abfluss von Blut während der Erektion durch seinen Druck auf die tiefe dorsale Penisvene.
2. Er kontrahiert sich und pumpt während der Ejakulation.
3. Er entleert die Harnröhre vollständig durch eine reflexartige Kontraktion nach der Miktion (Wasserlassen). Interessanterweise kann deshalb auch das sogenannte Harnträufeln nach Beendigung des Wasserlassens, ein Phänomen, das der Prostatavergrößerung älterer Männer zugeschrieben wird, durch ein Beckenbodentraining kuriert werden.

Anatomie des männlichen Beckenbodens

Schmitges J., Sommer F., Blickpunkt der Mann 2006; 4 (3): Seite 29–35 ©

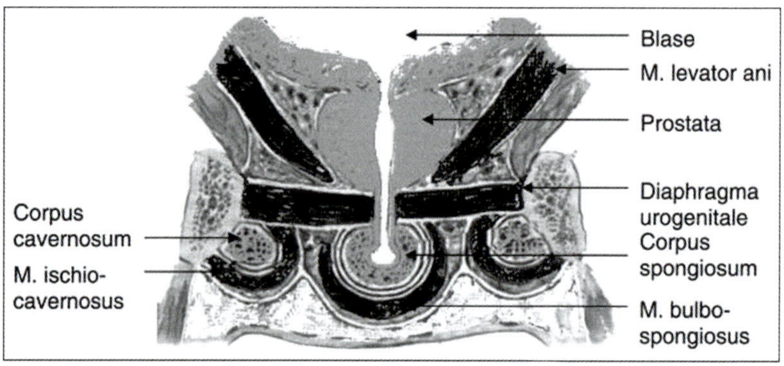

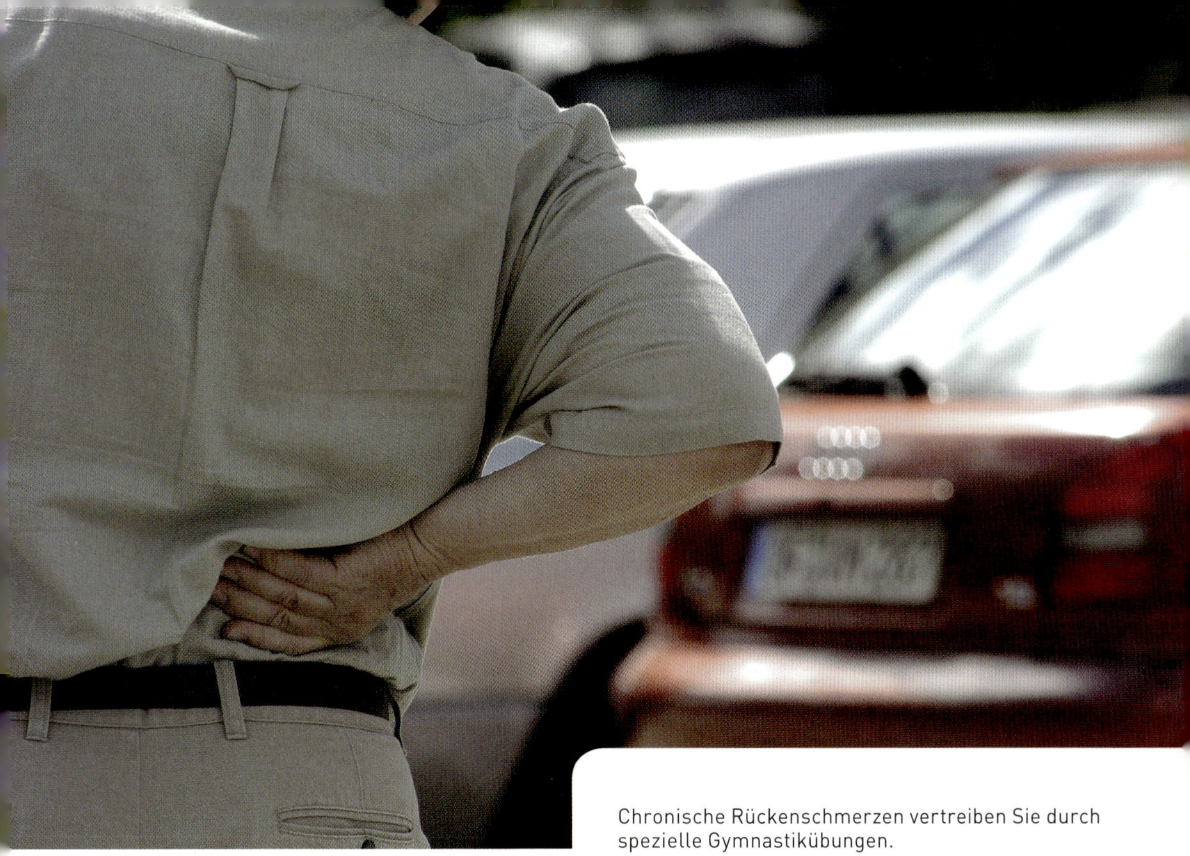

Chronische Rückenschmerzen vertreiben Sie durch spezielle Gymnastikübungen.

RÜCKENSCHMERZEN WEGTRAINIEREN

Im Fitnessbereich ist es immer noch gängige Praxis, bei Rückenschmerzen das Training des geraden (äußeren) Bauchmuskels und der langen Rückenstrecker in den Vordergrund zu stellen.

Neuere Untersuchungen aus dem englischsprachigen Raum konnten jedoch eindrucksvoll untermauern, dass es die tiefsten Bauch- und Rückenmuskeln sind, die durch ihre enge Verbindung zur Wirbelsäule bei der gymnastischen Behandlung von Rückenschmerzen von größter Bedeutung sind. Nur diese Muskeln liegen nahe genug an der Wirbelsäule, um winzige Verschiebungen der Wirbelkörper untereinander zu verhindern, die an der Entstehung von Rückenschmerzen hohen Anteil haben.

Zu diesen tiefen Bauchmuskeln gehören: querer Bauchmuskel, schräger innerer Bauchmuskel (siehe nächste Seite) und viereckiger Lendenmuskel.

Letzterer liegt am nächsten an der Wirbelsäule und ist von allen Bauchmuskeln der wichtigste Stabilisator der Lendenwirbelkörper. Eine gute Übung zur gleichzeitigen Kräftigung dieser tiefen Bauchmuskeln ist der sogenannte Seitstütz (Kräftigungsübung 10).

Forscher konnten inzwischen nachweisen, dass ein isoliertes Training des oberflächlich gelegenen geraden Bauchmuskels (mithilfe der üblichen »Crunches«) bei Rückenschmerzpatienten sogar ungünstiger ist, als gar nichts zu tun!

Das leuchtet ein, nachdem mehrere Untersuchungen zeigen konnten, dass bei Menschen mit Rückenschmerzen das oberflächliche Rumpfmuskelsystem (bei Bauch- und Rückenmuskeln) das tiefe System sowieso schon zu stark dominiert.

Rückenschmerzpatienten haben auch eine reduzierte Fähigkeit, die tiefsten Bauch- und Rückenmuskeln isoliert anzuspannen und sie mit den äußeren Rumpfmuskeln harmonisch zu koordinieren.

Die tiefstliegende Schicht der Rückenmuskeln (zum Beispiel M. multifidus, Mm. rotatores, Mm. intertransversarii etc.) hat in Untersuchungen den höchsten Stabilisierungseffekt und damit auch die beste Schmerzreduktion ergeben. Wenn Sie die fein vernetzte Anordnung dieser Muskeln zwischen den verschiedenen Strukturen der einzelnen Wirbelkörper betrachten, können Sie das sicher nachvollziehen (siehe Abb. Seite 88).

Bei chronischen Rückenschmerzpatienten scheinen diese Rückenmuskeln atrophiert zu sein und können bei gezielter Ansteuerung durch bestimmte Rückenübungen schlechter gespürt werden als beim Gesunden. Ob das Ursache oder Wirkung der Schmerzen ist, bleibt noch unklar.

Mit den üblichen sogenannten Rückenstreckerübungen im Fitnessstudio (zum Beispiel Hyperextensionsbänke, Lowerback-Maschinen) trainieren Sie nicht diese tiefsten Rückenmuskeln, sondern die darüberliegenden langen Rückenstrecker. Ich pflege diese Muskeln plastisch als »Schweinefilets« zu bezeichnen, da sie ähnlich aussehen und lang gestreckt vom Becken ausgehend den gesamten Rücken überziehen. Diese Muskeln machen zwar Eindruck, mit ihnen können Sie auch grobmotorische Bewegungen wie Rückwärtsbeugen oder Aufrichten durchführen – dafür stabilisieren sie aber nicht die einzelnen Wirbelkörper untereinander.

Da Rückenschmerzen, wie schon erwähnt, häufig durch eine minimale Verschiebbarkeit der Wirbelkörper (im Röntgenbild nicht nachweisbar) untereinander entstehen, sind diese viel gepriesenen Übungen meiner Erfahrung nach selten zielführend.

Bei stärkerer Lockerung der einzelnen Wirbelkörper untereinander, wie es im Extremfall beim sogenannten Wirbelgleiten, aber auch bei starker Abnutzung der Bandscheiben und der kleinen Wirbelgelenke vorkommt, sind diese Übungen sogar kontraindiziert.

Warum werden diese Erkenntnisse aus der Forschung nicht umgesetzt?

Zum einen scheint dieses Know-how noch nicht Allgemeinwissen zu sein, zum anderen sind die tiefsten Rumpfmuskeln nicht durch unser ZNS (zentrales Nervensystem) ansteuerbar, sie sind »autochthon«. Konkret heißt das: Sie können Ihren Bizeps willkürlich bewegen, aber nicht die so wichtigen tiefsten Rückenmuskeln (zum Beispiel beim Heben schwerer Gegenstände) bewusst aktivieren. Diese Muskeln können nur durch ein differenziertes, nicht schnell erlernbares und daher betreuungsintensives Training angesprochen werden: Mit der üblichen einmaligen Einweisung in acht Kraftgeräte ist

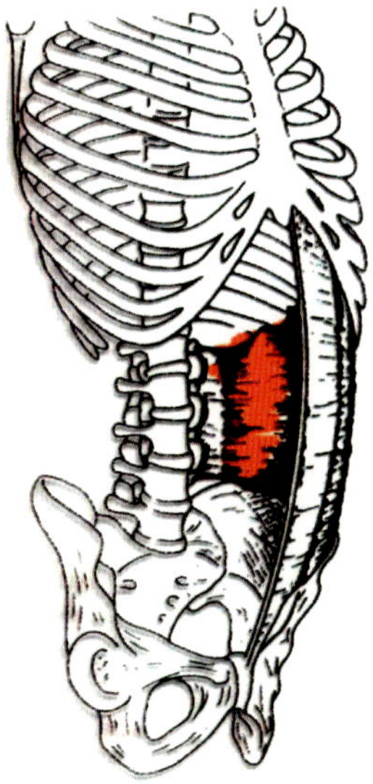

Querer Bauchmuskel

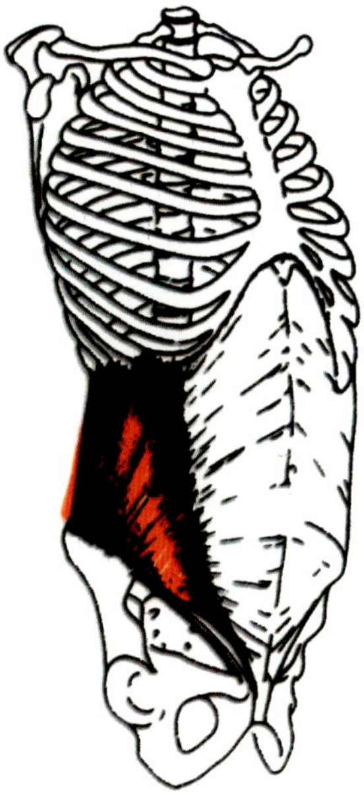

Schräger innerer Bauchmuskel

es nicht getan. Deshalb bieten gute Studios eine Wirbelsäulengymnastik oder Ähnliches an. Übrigens: Neueste Forschungsergebnisse erweisen Yoga als wirkungsvollere Waffe gegen den Rückenschmerz als Wirbelsäulengymnastik. Das verwundert nicht, da Yoga gleichzeitig die bei Rückenpatienten oft geplagte Seele streichelt.

Rücken- und Bauchmuskeln aus dem Winterschlaf wecken

Ein australisches Team konnte mittels verschiedener Untersuchungen die beste Technik zur Stabilisierung der Lendenwirbelsäule herausfinden: Durch ein Hochziehen und gleichzeitiges Einziehen des Bauches Richtung Wirbelsäule (genannt: »abdominal hollowing«) erhalten die tiefen Bauch- und Rückenmuskeln eine Art von Weckruf. Da die tiefen Bauchmuskeln eine Verbindung mit den Beckenbodenmuskeln besitzen, fällt es Ihnen leichter, diese gleichzeitig mit anzuspannen. Dadurch haben Sie die perfekte Voraussetzung für jegliches »Training«, auch für das etwas lustvollerer Art. Selbst beim Yoga oder beim Dehnen sollte Ihnen dieses »abdominal hollowing« mit Beckenbodenaktivierung in Fleisch und Blut übergehen.
Die genaue Technik ist in Testingübung 1, Seite 49 beschrieben.
Platte Füße, platte Rückenmuskeln: Auch die zahlreichen (nicht benutzten) Fußmuskeln besitzen eine »kurze Leitung« auf reflexartigem Rückenmarksniveau zu den tiefsten Rumpfmuskeln. Barfußtraining ist deshalb angesagt und Aufbau derjenigen Muskeln, die das Fußgewölbe bilden. Heben

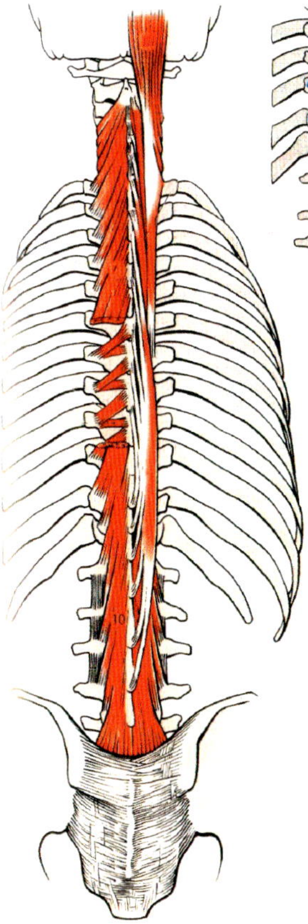

Tiefste Rücken-
muskeln

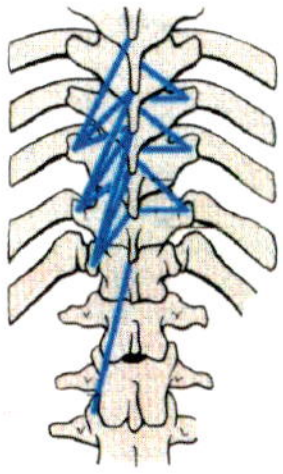

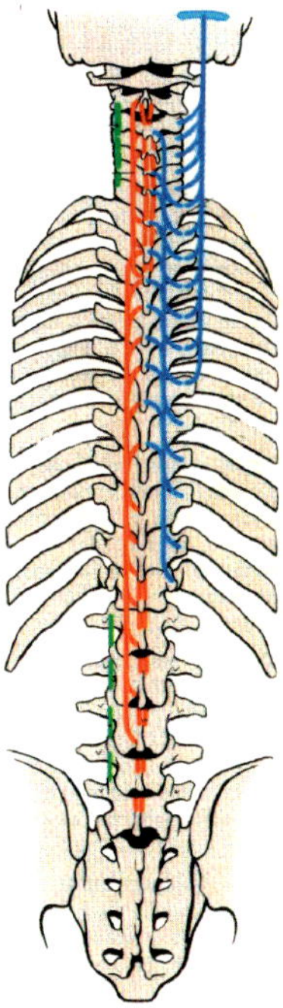

Sie im Stehen das innere Fußgewölbe (ist zu Beginn einfacher als das äußere), und »erden« Sie dabei sorgfältig das Großzehengrundgelenk. Das Gewicht dabei auf die Außenkante des Fußes zu verlagern ist ein nicht zulässiger Trick (siehe Kräftigungsübung 1, Seite 94). Nach einiger Zeit werden Sie spüren, wie Ihre Füße mit Bauch und Beckenboden »kommunizieren«.

Who needs six-packs?

Nicht nur wenn Rückenschmerzen Sie plagen, sollten Sie den Sixpack-Wahn unter die Lupe nehmen. Wer von Ihnen arbeitet schon als Bademeister oder Model für Männerdessous?

Die meisten Büromenschen entwickeln – leider forciert durch Schwerkraft und Alter – eine in sich zusammengefallene Haltung. Die Brustwirbelsäulenkrümmung verstärkt sich, der gerade Bauchmuskel verkürzt sich, wodurch zwischen Beckenkamm und Rippenbogen immer weniger Abstand und Platz für die Organe ist.

Besonders ausgeprägt ist dieser Zustand auch schon in jungen Jahren, wenn Sie einen Morbus Scheuermann (Adoleszenten-Kyphose) oder einen Morbus Bechterew haben.

Durch ein konzentrisches (verkürzendes) Training des geraden Bauchmuskels (mittels Crunches, Sit-ups, sogenannter Bauchroller, Abdominal-Crunch-Maschinen etc.), wie es der Wunsch nach Sixpacks erfordert, wird diese Haltung noch verstärkt. Alle anderen Muskelgruppen unseres Körpers können und werden in der Regel zur Verhinderung von Verkürzungen sowohl in einer konzentrischen (zusammenziehenden) als auch in einer exzentrischen (verlängernden, haltenden) Weise trainiert. Das ist bei den typischen Übungen für den geraden Bauchmuskel (M. rectus abdominis) nicht so leicht möglich, da Sie hier nach dem Hochrollen (konzentrische Phase) für die exzentrische Phase in ein verschärftes Hohlkreuz gehen müssten. Auch sonst ist der gerade Bauchmuskel eine absolute Besonderheit: Er ist

! Wichtig

Lassen Sie sich bei ausgeprägten Rückenschmerzen gründlich von Ihrem Arzt untersuchen und beraten, und führen Sie unsere Muskeleigentests durch. Generell gilt: Trainieren Sie »von innen nach außen«, bauen Sie also erst die tiefe, dann die äußere Muskulatur auf.

durch Bindegewebeplatten sowohl längs geteilt (sogenannte Linea alba) als auch durch mehrere horizontale Unterbrechungen quer in vier bis fünf »Muskelbäuche« unterteilt.

Diese Besonderheit ist eben gerade der Grund für das optische Erscheinen der Sixpacks – allerdings auch nur für den Fall, dass Sie ungefähr 3% Körperfettanteil haben! Nur diesen einen Muskel im Körper können und müssen Sie also von »unten und oben« trainieren. Die unteren Anteile können Sie nur über den gezielten Einsatz der Beine als »natürliche Gewichte« erwischen (Kräftigungsübung 3).

Die üblichen Crunches (Aufrollen der Brustwirbelsäule aus dem Liegen) aktivieren aber im Wesentlichen nur die oberen zwei bis drei Bäuche und verstärken die Rundrückenbildung. Verschärft wird dies durch die weit verbreitete Unsitte, bei dieser Übung in uniformer Weise die Beine im Hüft- und Kniegelenk um etwa 90 Grad gebeugt aufzustellen. Dass manche Menschen mehr und andere weniger Hohlkreuz aufweisen, wird dabei missachtet. Bei Menschen, die sowieso wenig Hohlkreuz (das heißt einen Flachrücken) haben, führt dieses Manöver zu einer Beckenkippung nach hinten mit einer Vorverkürzung der unteren Anteile des Bauchmuskels, wodurch diese noch mehr aus dem Spiel genommen werden. Noch übler wird diese Technik durch ein gleichzeitiges Anspannen des großen Gesäßmuskels, das die tiefen Bauchmuskeln, Beckenboden- und tiefsten Rückenmuskeln sozusagen »lahmlegt«. Diese Form des Bauchmuskeltrainings kann deshalb zu verstärkten Rückenschmerzen und Beckenbodenschwäche führen. Das könnte bedeuten: Schöne Sixpacks, wenig Freude bei der Liebe.

Die Lösung: Verabschieden Sie sich aus gesundheitlichen, aber auch aus optischen Gründen, vom geraden (oberen) Bauchmuskeltraining in der typischen »Muckibudenmanier«. Gute Fitnessstudios bieten

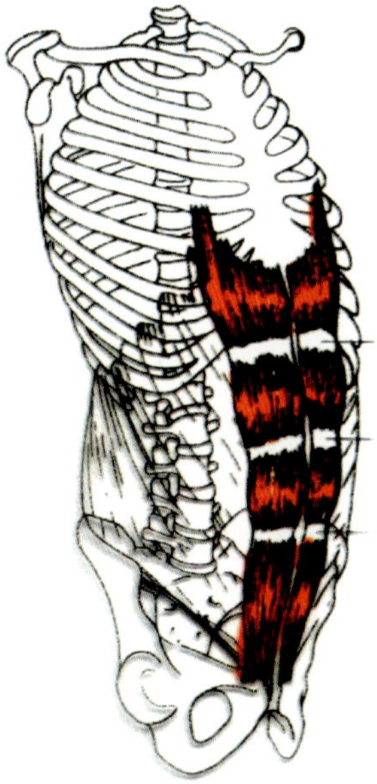

Gerader Bauchmuskel mit vier Muskelbäuchen

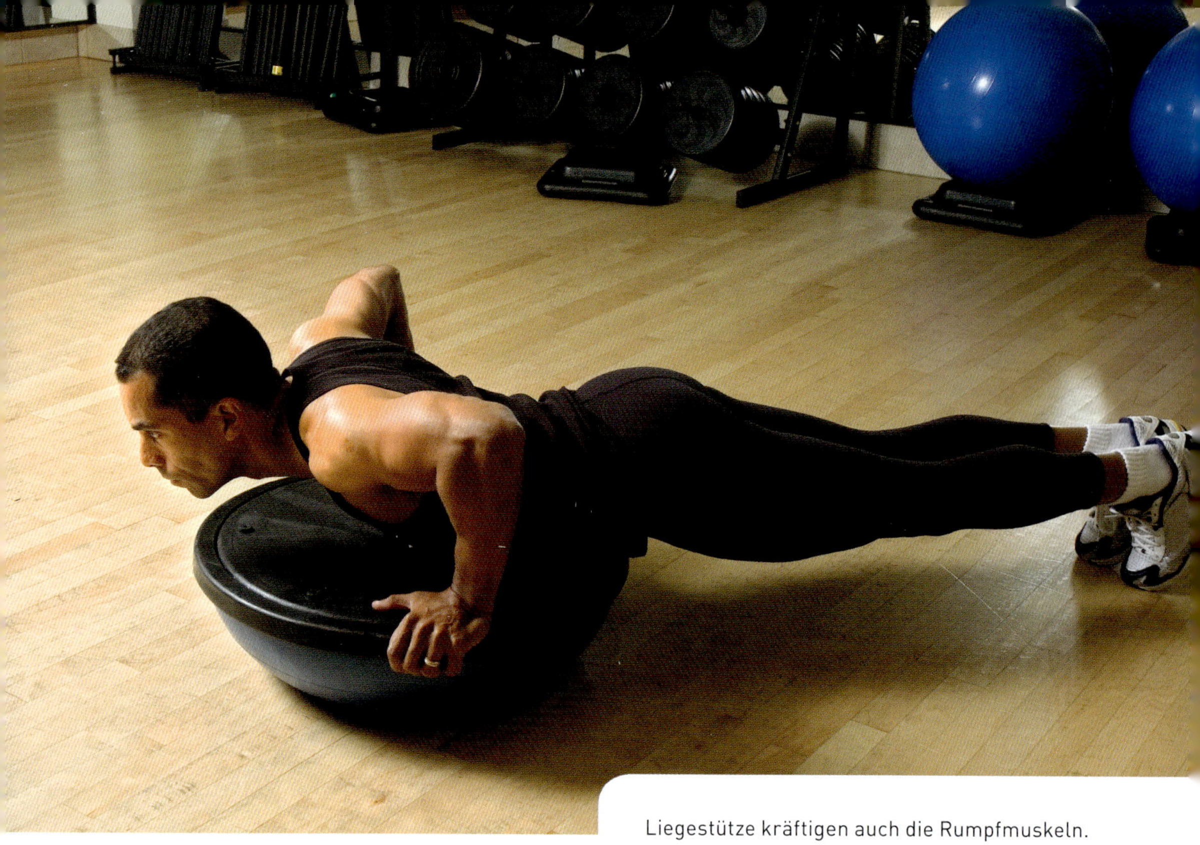

Liegestütze kräftigen auch die Rumpfmuskeln.

Bauch- und Rückenkurse an, in denen alle Bauchmuskeln, v. a. auch die tiefen und der taillenformende quere Bauchmuskel (M. transversus abdominis), ausgewogen trainiert werden. Für ein exzentrisches Training des geraden Bauchmuskels, der Ihre Haltung verbessert, empfehle ich die Kräftigungsübung 3, Seite 96.

Grundvoraussetzung ist das Erlernen der sogenannten »abdominal-hollowing-Technik« – Testingübung 1, Seite 49. Sie gilt für alle Übungen, die in diesem Buch beschrieben sind. Sie werden dadurch keine Sixpacks entwickeln, aber machen Sie sich klar: Die mühsam antrainierten Sixpacks können nur dann bewundert werden, wenn null Fettschicht darüberliegt. Das Problem bei Männern über 40 Jahren und zunehmendem Testosteronmangel (siehe Kapitel 3) ist aber weniger die Fettschicht auf dem Bauchmuskel als das Fett unterhalb des Muskels, also innerhalb des Bauchraumes (siehe auch »metabolisches Syndrom«). Dieses drückt bei jedem »Crunch« (durch die Verengung des Bauchraumes) den geraden Bauchmuskel auseinander. Hierdurch weicht (ähnlich wie bei schwangeren Frauen) mit der Zeit die Linea alba (siehe Seite 89) zunehmend auseinander bis hin zu faustgroßen Löchern. Wir nennen das als Mediziner vornehm »Diastase des M. rectus abdominis«, salopp auch Hosenträgerphänomen. In diesem Fall – und meine Patienten bemerken dieses »Herauskommen eines Fettbürzels« beim Crunchen selten von selbst – ist ein konventionelles oberes Bauchmuskeltraining absolut kontraproduktiv. Trainieren Sie stattdessen den queren und die seitlichen Bauchmuskeln, wie in den Kräftigungsübungen 10 bis 15 demonstriert.

Wenn es denn unbedingt Crunches sein müssen, dann verwenden Sie wenigstens folgende Technik: Legen Sie sich mit ausgestreckten Beinen auf den Rücken, kontrollieren Sie mithilfe Ihrer Hände, wie weit der untere Rücken vom Boden entfernt ist. Bei »normalem« Hohlkreuz passen die Finger knapp zwischen Boden und Lendenwirbelsäule (siehe Testingübung 1). Liegt der Rücken schon auf, haben Sie einen Flachrücken. Sie können in diesem Fall die Beine fürs Training sogar gestreckt lassen, das »abdominal hollowing« müssen Sie aber trotzdem zwingend während des Crunchens halten.

Passt eine ganze Faust in Ihre Lendenwirbelsäule, haben Sie zu viel Hohlkreuz. Führen Sie jetzt unser »abdominal hollowing« durch, und beobachten Sie, wie weit sich Ihr Rücken dadurch schon dem Boden nähert. Falls er durch das »abdominal hollowing« noch nicht ganz fest am Boden liegt, beugen Sie die gestreckten Knie und testen Sie ganz langsam, wie weit Sie die Beine heranziehen und aufstellen müssen, damit der untere Rücken fest aufliegt. Hieraus ergibt sich Ihr ganz individueller Knie- und Hüftwinkel, der vom propagierten 90-Grad-Winkel in Hüft- und Kniegelenk oft deutlich abweicht.

Kräftigungsprogramm für Rumpfmuskeln

Mit folgenden Übungen können Sie nicht nur Rückenschmerzen vorbeugen, sondern eine Taille und strahlende Haltung entwickeln.

Generelle Hinweise für die Kräftigungsübungen. Bitte vor Beginn lesen. Testen Sie vorab, welche Muskeln bei Ihnen zu schwach sind (siehe Testing ab Seite 48). Bitte lesen Sie, bevor Sie mit einer Kräftigungsübung beginnen, immer zuerst die genaue Übungsanleitung, diese finden Sie direkt neben den einzelnen Abbildungen.

Folgende Hilfsmittel benötigen Sie:

Eine rutschfeste (Yoga-)Matte, einen (Yoga-) Gürtel, einen (Yoga-)Block am besten aus Kork, einen Sitzball (65 cm Durchmesser bei einer Körpergröße von 163 bis 180 cm, 75 cm bei über 180 cm Körpergröße). Hilfreich zur Kontrolle: ein großer Spiegel.

Bei »Geierhals« eine circa 3 bis 5 cm dicke Kopfunterlage.

Nur Fortgeschrittene: ein Gummiband (Theraband, Tube o. Ä.), ein Paar Hanteln, etwa 1 kg schwer, eine instabile Unterlage, einen aufblasbaren Redondoball (Durchmesser circa 22 cm, zum Beispiel Firma Togu).

Vor der Kräftigung der Rumpfmuskulatur sollten Sie sich durch ein paar Minuten Gehen auf der Stelle und anschließendes leichtes Räkeln und Strecken warm machen. Viele Übungen sind leichter zu erlernen, wenn sie visuell durch einen Spiegel kontrolliert werden. Variieren Sie Ihre Position vor dem Spiegel so, dass sie der Ansicht der Abbildungen entspricht. Gewöhnen Sie Ihren Körper langsam an dieses Training der tief liegenden Muskeln. Unterschätzen Sie die gezeigten Übungen nicht, mancher junge Fitnesstrainer konnte aufgrund von Muskelkater ein bis zwei Tage später kaum mehr atmen und lachen.

Löst eine Übung bei Ihnen Schmerzen (mit Ausnahme der Muskulatur) aus, so streichen Sie diese Übung aus dem Programm. Bei Rückenschmerzen müssen Sie regelmäßig über mindestens drei Monate trainieren, bevor Sie einen Erfolg erwarten können.

Die Wiederholungszahl bei den einzelnen Übungen sollte so gewählt werden, dass Sie eine muskuläre Beanspruchung und auch Erschöpfung verspüren.

Die so wichtigen tiefsten Rückenmuskeln im Bereich der unteren Lendenwirbelsäule sind durch ein Training schwer anzusprechen. Mit Rotationsübungen, die sowohl vom Rumpf wie auch vom Becken oder den Beinen ausgehen, kann man sie nach meiner Erfahrung am effektivsten trainieren.

Achten Sie bei Arm-über-Kopf-Übungen auf die korrekte neutrale oder außenrotierte Armhaltung, das bedeutet, dass der Daumen bei gehobenem Arm entweder nach hinten oder leicht nach außen zeigt. Wenn Sie die Arme über die Schulterhöhe heben und der Daumen dabei nach innen zeigt (wie das im heutigen Fitness-Training üblich ist), kommt es u.U. zu Reizungen der Schultersehnen und Schleimbeutelentzündungen. Das Armheben stellt nur dann keine Belastung für die Schultergelenke dar, wenn Sie die Schulterblätter in der anatomisch vorgesehenen Drehbewegung mitnehmen. Die Schulter ist besonders gefährdet, wenn Verkürzungen des großen Rücken- und kleinen und großen Brustmuskels vorliegen.

Falls Sie diese Verkürzungen im Testing bei sich festgestellt haben, empfehle ich als Vorbereitung für die Kräftigung die Dehnübungen 1 und 2.

Üben Sie barfuß, und beginnen Sie mit einem »Wake-up-Call« für Ihre Fußmuskeln, wie in Kräftigungsübung 1 beschrieben. Die Fußmuskelspannung spielt wegen ihres Einflusses auf die tiefste Rückenmuskulatur nicht nur bei Stehübungen eine entscheidende Rolle, sie ist in allen Positionen ein wesentlicher Stabilisierungsfaktor.

Die Fußmuskelübung wird mit dem »abdominal hollowing« aus Übung 2 verknüpft, das Sie auch im Stehen sowie in allen anderen Körperpositionen durchführen müssen. Bei allen Kräftigungsübungen ist die Grundspannung der Fuß-, Bauch- und Beckenbodenmuskeln zwingend zu halten. Sie ist die Voraussetzung für ein reflektorisches Training der tiefsten Rückenmuskeln, die Sie, wie auf Seite 86 erwähnt, nicht willkürlich anspannen können. Erlernen Sie die »abdominal hollowing«-Technik und das exzentrische Training der Bauchmuskeln (Übung 3), bevor Sie mit den anderen Kräftigungsübungen beginnen. Diese Basisübungen finden Sie auf Seite 94–96.

Für ein ausgewogenes Training wählen Sie dann zuerst jeweils eine Rücken- (Übung 4 bis 9) und Rumpfübung (Übung 10 bis 15) sowie eine spezielle Muskelgruppenkräftigung (Übung 16 bis 21) aus. Dabei ist von Vorteil, dass die meisten Kräftigungsübungen nicht nur eine bestimmte Muskelgruppe, sondern in der Regel das gesamte Rumpfmuskelkorsett ansprechen. Ebendarin besteht der hohe Wert der gezeigten Übungen. Probieren Sie es aus, je häufiger Sie trainieren, desto mehr spüren Sie dieses »Muskelorchester« und umso herausfordernder wird das Training. Das korrekte Erlernen fällt leichter, wenn Sie zu Beginn erschwerende Trainingshilfsmittel wie Hanteln, Tubes und Redondoball weglassen.

Variieren Sie die Übungen nach spätestens vier bis sechs Wochen, denn der Körper gewöhnt sich auch an die raffinierteste Trainingsauswahl mit der Folge, dass der Trainingsfortschritt ausbleibt. So erreichen Sie ein ausgewogenes Rumpfmuskeltraining und eine gesunde, ansprechende Körperspannung.

Die Verwendung einer instabilen Unterlage, wie in Übung 14 gezeigt, ist bei vielen anderen Übungen ebenfalls möglich, der Schwierigkeits- und Effizienzgrad steigt dadurch erheblich.

Sie können die Kräftigungsserie zum Beispiel mit der entspannenden Dehnübung 7 für die Beinrückenseiten beenden.

Danke an Alessandro Maieli und Fritz Szamerka für das Zeigen der Übungen.

1. Fußgewölbe

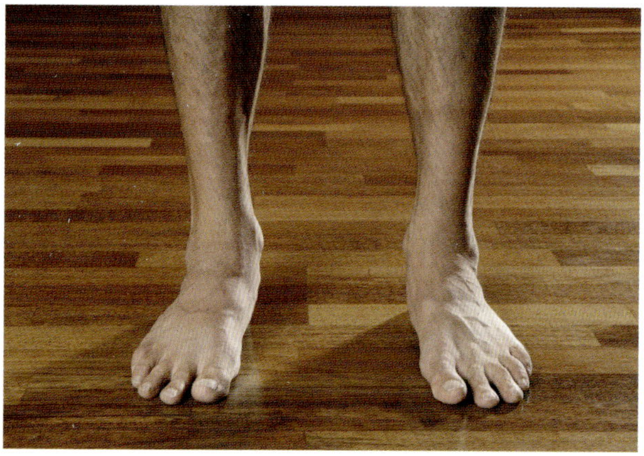

schlecht
Hier sehen Sie ein eingesunkenes inneres Fußgewölbe in Verbindung mit einem leichten Einknicken des Innenknöchels. Dieses Bild eines »Platt- und Knickfußes« zeigt sich heute häufig.

gut
Durch Anspannen und Hochziehen des inneren Fußgewölbes und Innenknöchels können Sie ein normales Fußgewölbe herstellen. Verlagern Sie dazu aber nicht einfach das Gewicht auf die Außenkante Ihres Fußes, sondern drücken Sie bewusst das Großzehengrundgelenk auf den Boden, während Sie das Innengewölbe heben. Ziehen Sie dieses Gewölbe dann imaginär zusammen mit den Kniescheiben und dem Bauch und Beckenboden in Richtung Ihres Zwerchfells. So entsteht automatisch die Grundspannung und Aktivierung der tiefsten Rückenmuskeln, die Sie für jedes Training benötigen.

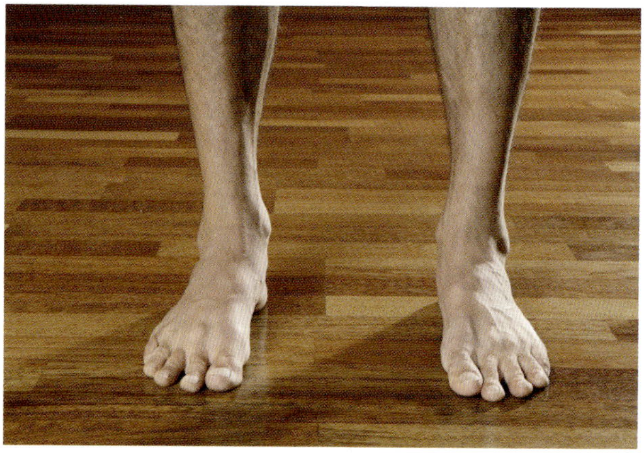

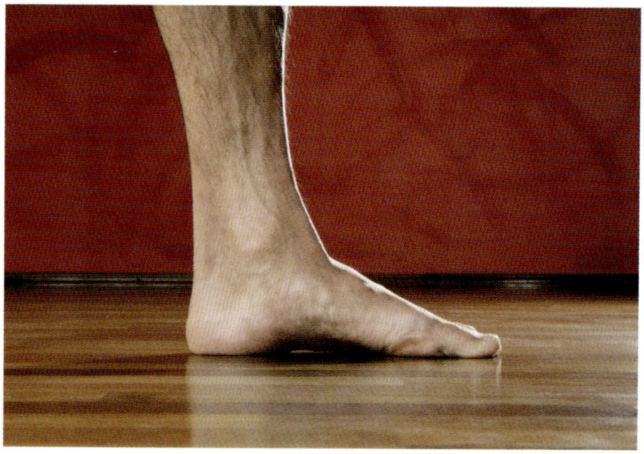

2. »abdominal hollowing«

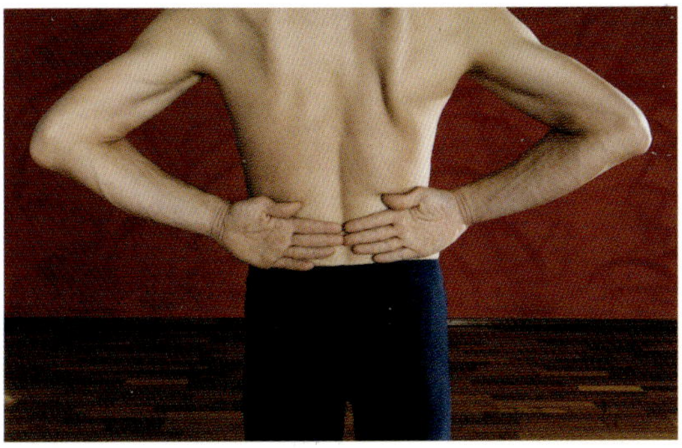

Handposition

Legen Sie Ihre Hände mit geschlossenen Fingern parallel zum Boden an die Stelle Ihres Hohlkreuzes.

Ausgangsposition

Mit der eben beschriebenen Handposition liegen Sie auf dem Rücken. Spüren Sie nach, wie viel Kontakt Ihre Hände mit der Lendenwirbelsäule bei entspannten Bauch- und Beckenbodenmuskeln haben.

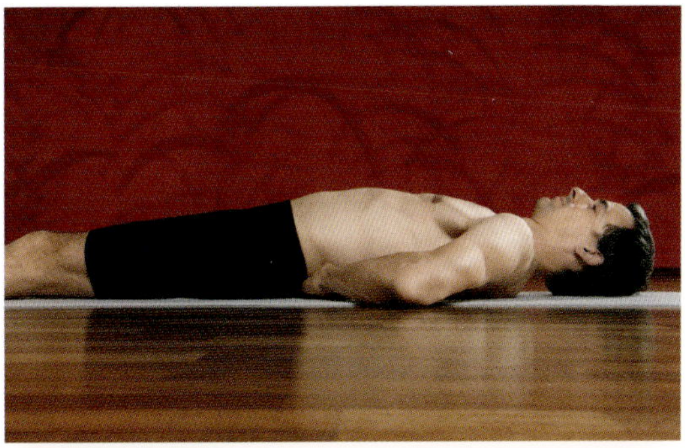

Endposition

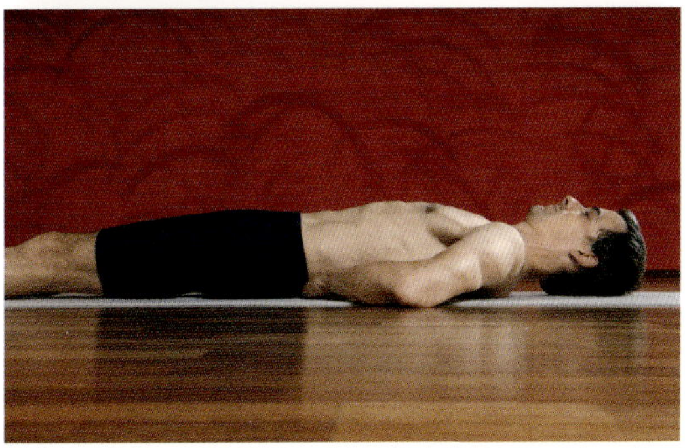

Nehmen Sie Schambein und Bauchnabel ins Bewusstsein. Ziehen Sie vom Schambein aus den Bauchnabel zur Wirbelsäule und nach oben zum Zwerchfell hin. Ziehen Sie die Sitzbeinhöcker leicht zueinander und Richtung Kopf. Stellen Sie sich vor, Sie unterbrechen beim Wasserlassen den Harnstrahl. Dadurch spüren Sie, wie Sie im Falle eines normalen oder vermehrten Hohlkreuzes mehr Druck auf die Hände aufbauen können. Der Bauch geht im Vergleich zur Ausgangsposition leicht nach innen. Ziehen Sie die Sitzbeinhöcker zueinander, ohne dabei den großen Gesäßmuskel mit anzuspannen. Somit hebt sich der Körper nach oben, und Sie verlieren den Kontakt zu Ihren Händen, anstatt ihn zu verstärken. Das Anspannen des großen Gesäßmuskels ist ein »Totstellsignal« für die tiefsten Rückenmuskeln. Beherrschen Sie im Liegen mittels des Feedbacks Ihrer Hände die Technik, erlernen Sie das »abdominal hollowing« ohne die Zuhilfenahme der Hände in allen anderen Körperpositionen.

3. Exzentrische Bauchmuskelkräftigung

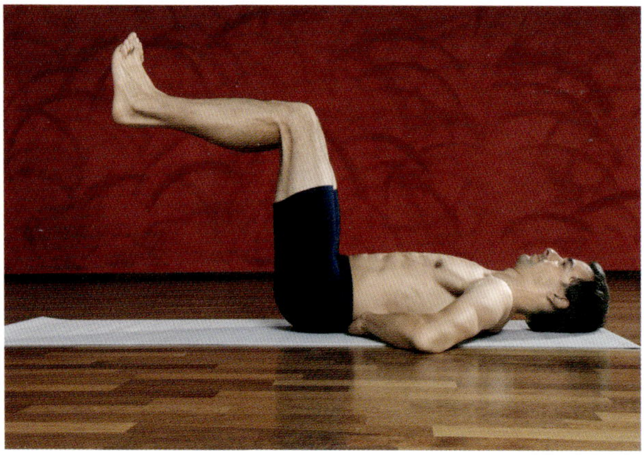

Ausgangsposition
Ausgangsposition ist die Endposition der Kräftigungsübung 2. Heben Sie die Beine einzeln gebeugt hoch, der Winkel in Hüft- und Kniegelenk beträgt etwa 90 Grad. Durch das Anheben der Beine verstärkt sich der Druck auf die Hände. Halten Sie trotzdem das »abdominal hollowing«.

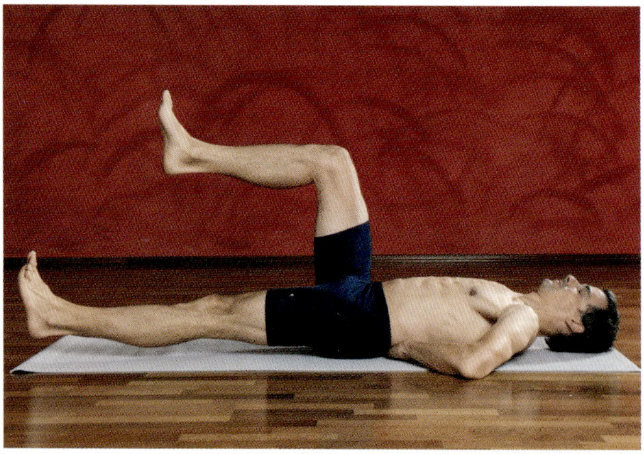

Endposition
Schieben Sie ein Bein gestreckt langsam nach vorne. Senken Sie das gestreckte Bein nur so lange Richtung Boden ab, wie Sie den Druck auf Ihren Händen unvermindert halten können. Das »abdominal hollowing« fällt immer schwerer, je tiefer das Bein geht; Bauch- und Beckenbodenmuskeln müssen mehr arbeiten, um das Gewicht des Beines zu kompensieren, ohne ins Hohlkreuz zu fallen. Sie werden das Bein anfangs nicht wie Alexander parallel zum Boden absenken können.

4. Kräftigung BWS-Rückenstrecker

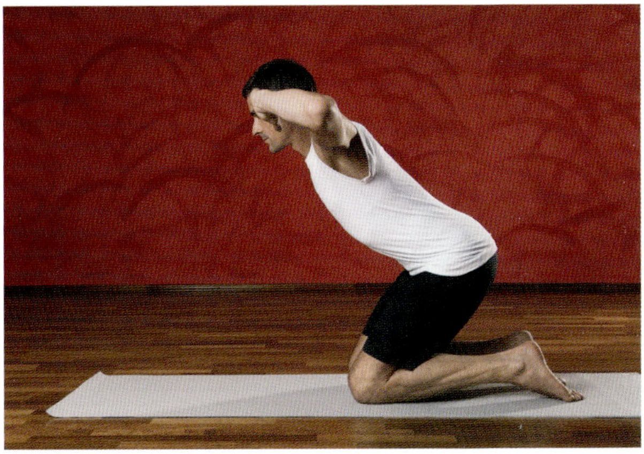

Ausgangsposition
Im Kniestand wählen Sie die Neigung des Oberkörpers so, dass Ihre Fingerspitzen mit gestreckten Armen die Kniescheiben berühren. Ziehen Sie den Rücken mithilfe eines »abdominal hollowing« in die Länge, sodass Ihr normales Hohlkreuz erhalten bleibt. Die Fingerspitzen nehmen Sie jetzt an Ihre Schläfen und halten eine leichte Spannung zwischen den Schulterblättern.

Endposition
Leiten Sie eine Drehbewegung aus dem untersten Rücken ein, dazu ziehen Sie die Bauch- und Beckenbodenmuskulatur diagonal mit hoch in Richtung der Drehbewegung. Verlieren Sie in der Drehung nicht die Länge des Rückens, und lassen Sie den inneren Ellenbogen nicht Richtung Boden sinken.

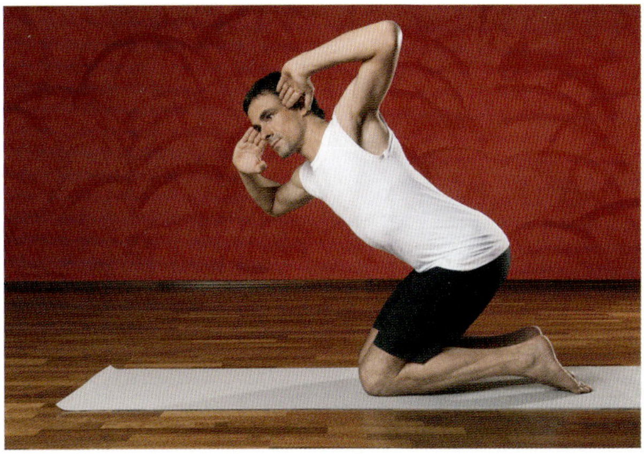

5. Kräftigung BWS-Rückenstrecker mit Ball

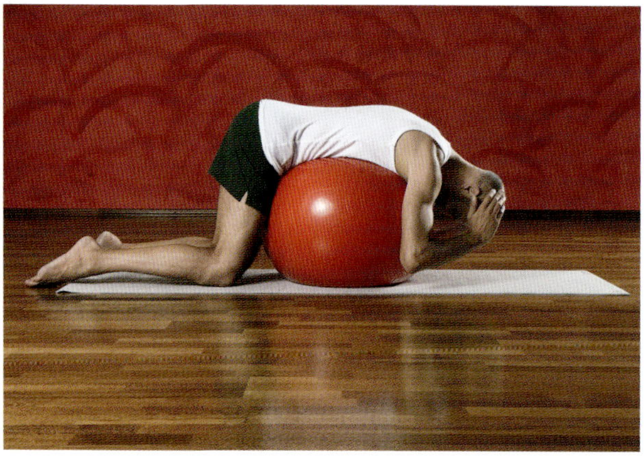

Ausgangsposition
Legen Sie sich so über einen Sitzball, dass der Ball bis zu Ihrem Schambein reicht. Legen Sie Ihren Oberkörper auf dem Ball ab, und folgen Sie der Rundung des Balles im Bereich der Brustwirbelsäule. Die Lendenwirbelsäule bleibt neutral in Ihrem normalen Hohlkreuz, sie wird durch ein »abdominal hollowing« gestützt.

Endposition 1
Halten Sie die Lendenwirbelsäule unverändert im Hohlkreuz, während Sie die Brustwirbelsäule Wirbel für Wirbel in die Streckung bringen. Bringen Sie Länge in den Rücken. Die Brust soll im Endpunkt etwas höher stehen als das Becken. Wenn Sie allerdings die Brust zu hoch anheben, verstärkt sich das Hohlkreuz in der Lendenwirbelsäule, was nicht erwünscht ist.

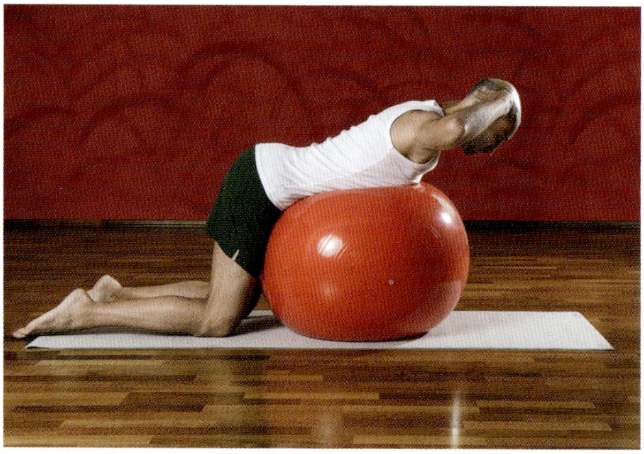

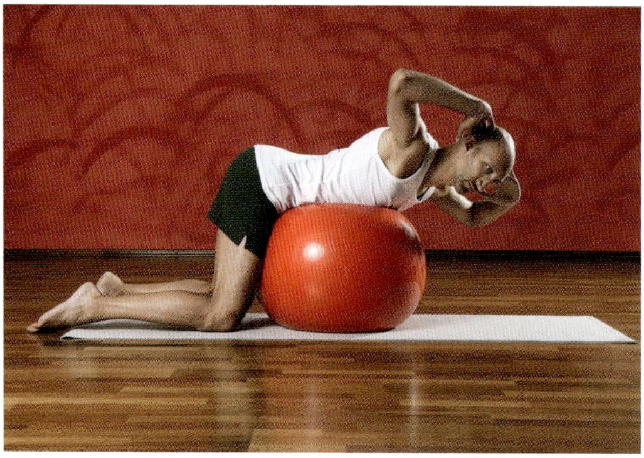

Endposition 2
Die Drehbewegung soll nicht primär aus der Brustwirbelsäule kommen, sondern aus der Lendenwirbelsäule. Nur ein »abdominal hollowing« ermöglicht Ihnen das. Ziehen Sie die Bauch- und Beckenbodenmuskulatur diagonal zu der Schulter hoch, in deren Richtung Sie sich drehen.

6. Kräftigung tiefste Rückenmuskulatur

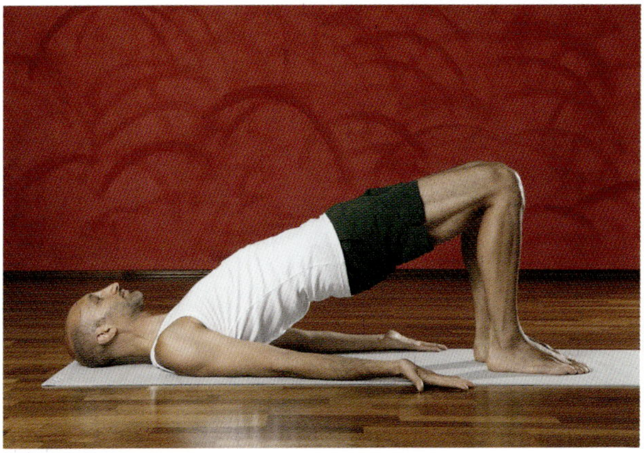

Ausgangsposition

Stellen Sie in Rückenlage die Füße bei circa 90 Grad gebeugten Kniegelenken etwa hüftbreit geöffnet auf. Heben Sie Ihr Becken langsam an. Benutzen Sie dazu Ihre Fußmuskeln und ein »abdominal hollowing«. Wenn Sie fälschlich die Gesäßmuskeln einsetzen, öffnen sich die Knie und zeigen nach außen. Halten Sie die Oberschenkel parallel und den Abstand zwischen unterem Rippenbogen und Beckenkamm so groß wie möglich.

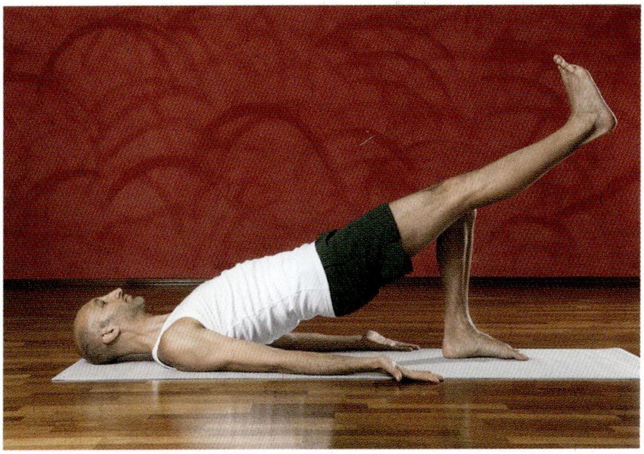

Endposition 1

Strecken Sie vorsichtig ein Bein so nach vorne aus, dass dieses Bein auf Höhe des anderen bleibt. Nur ein »abdominal hollowing« und Ihre tiefsten Rückenmuskeln können verhindern, dass das Becken auf der Seite des gestreckten Beins in Richtung Boden absinkt.

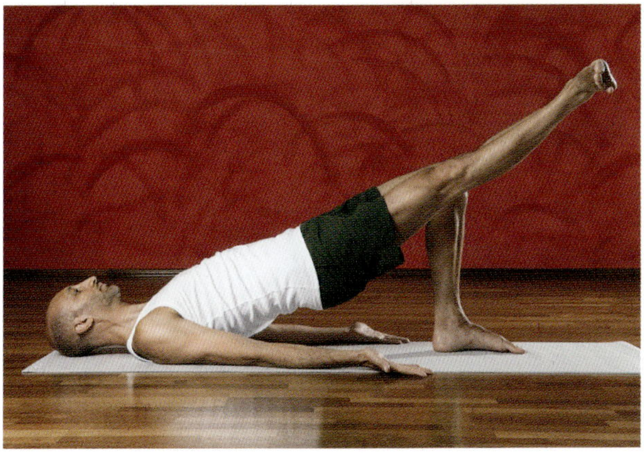

Endposition 2

Wenn Sie das Becken für etwa 20 Sekunden stabil halten können, sind Sie »reif« für diese Rotation des Beins: Führen Sie aus dem Hüftgelenk Drehbewegungen des Beins nach außen durch (Außenrotation). Achtung: Das Becken bleibt währenddessen vollkommen ruhig. Ein »abdominal hollowing« verhindert, dass es während der Außenrotation nach unten abkippt.

7. Kräftigung tiefste Rückenstrecker, Rotationsübung

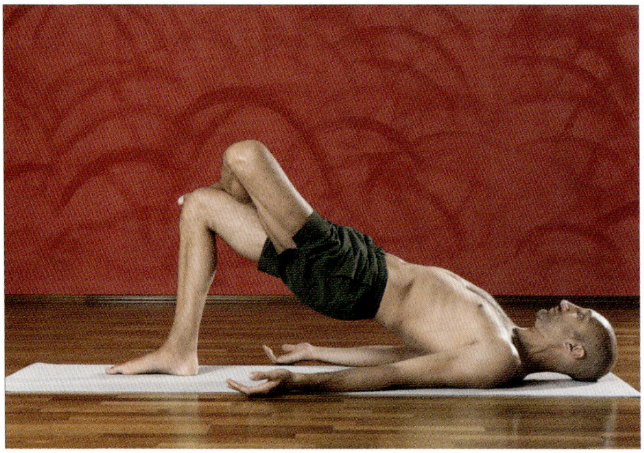

Ausgangsposition

Kommen Sie in die Ausgangsstellung – diese entspricht der Ausgangsposition der Kräftigungsübung 6. Legen Sie einen Unterschenkel auf dem anderen Oberschenkel so ab, dass das Sprunggelenk über den Oberschenkel hinausragt. Das gebeugte Kniegelenk bewegen Sie so weit wie möglich Richtung Boden.

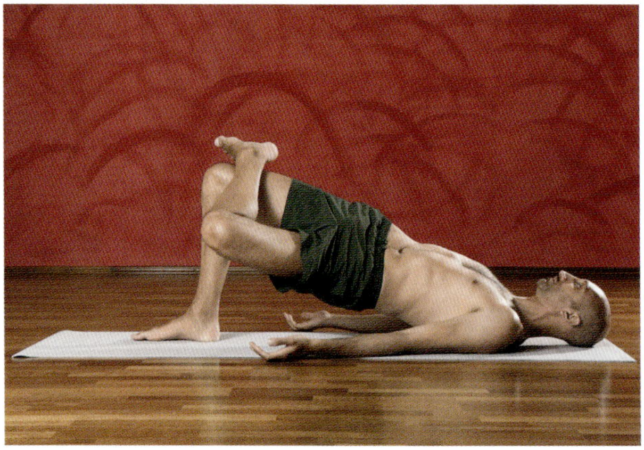

Endposition

Drehen Sie das Becken auf der Seite des übergeschlagenen Beins ganz langsam Richtung Boden. Ein »abdominal hollowing« ermöglicht Ihnen, das Becken insgesamt nicht absinken zu lassen, das heißt, die Beckenseite auf der Gegenseite stabil hochzuhalten. Die Bewegung zurück in die Ausgangsposition ist noch fordernder. Führen Sie sie langsam durch, und kontrollieren Sie, ob sich beide Beckenkämme am Ende der Bewegung auf einer Höhe befinden.

8. Kräftigung tiefste Rückenstrecker, Abduktion im Kniestand

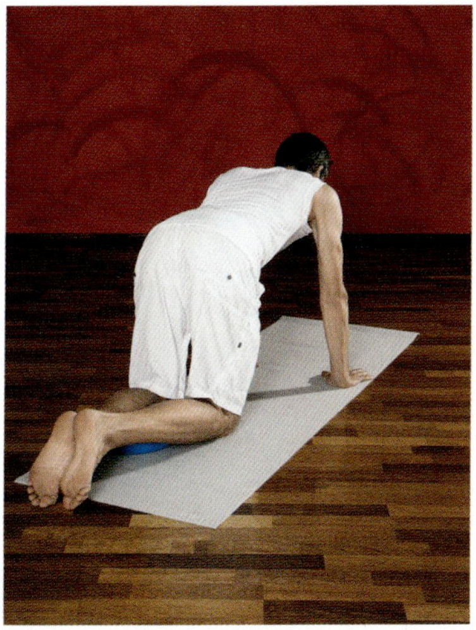

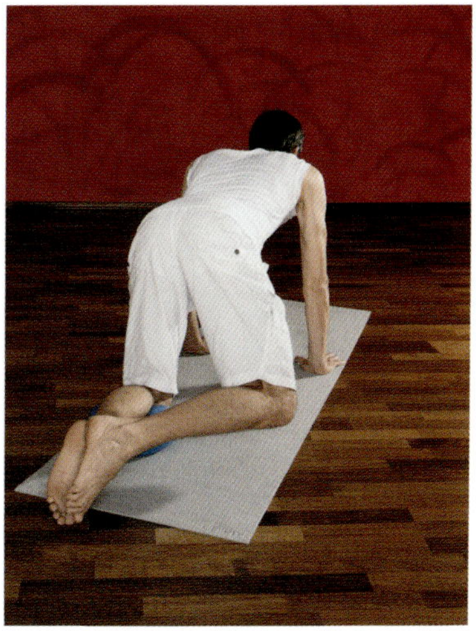

richtig

In Bankstellung öffnen Sie die Knie etwa hüftbreit, die Hände positionieren Sie etwas breiter als Ihre Schultern und halten dabei die Schulterblätter auseinander. Achten Sie auf einen natürlichen Schwung der Wirbelsäule und insbesondere des unteren Rückens. Betrachten Sie sich möglichst seitlich im Spiegel, wenn Sie das »abdominal hollowing« durchführen. Bei korrekter Technik bleibt das normale Hohlkreuz erhalten, obwohl der Unterbauch in Richtung Wirbelsäule gezogen wird und dadurch weniger Richtung Boden geht. Nur wenn Sie sehr fortgeschritten sind, legen Sie einen Redondoball unter den Unterschenkel des Beins, das sich nicht bewegt. Das Knie steht etwas über den Ball hinaus und bleibt in der Luft. Der Fuß berührt ebenfalls nicht den Boden. Achten Sie darauf, dass die Kniegelenke in jeder Ebene senkrecht unter den Hüftgelenken bleiben (Spiegelkontrolle seitlich). Ohne »abdominal hollowing« bewirkt der Ball, dass Ihre Knie immer weiter nach hinten wandern. Eine typische »Arbeitserleichterung« ist, das Standknie mehr in die Mittellinie zu setzen und so mehr den Gesäßmuskel als die Rumpfmuskeln zu benutzen. Halten Sie die Innenseite der Füße geschlossen, wenn Sie das Knie zur Seite wegdrücken. Diese Bewegung ist dann zu Ende, sobald Sie spüren, dass Sie Ihr Becken nicht mehr ruhig halten können. Drehen Sie Ihr Becken nicht nach oben, um das Knie höher heben zu können. Halten Sie die Endposition unter intensivem »abdominal hollowing« für ein paar Sekunden. Bauen Sie Spannung auf, als ob Sie eine Feder zwischen den Kniegelenken zusammendrücken wollten, während Sie in die Ausgangsposition zurückkommen.

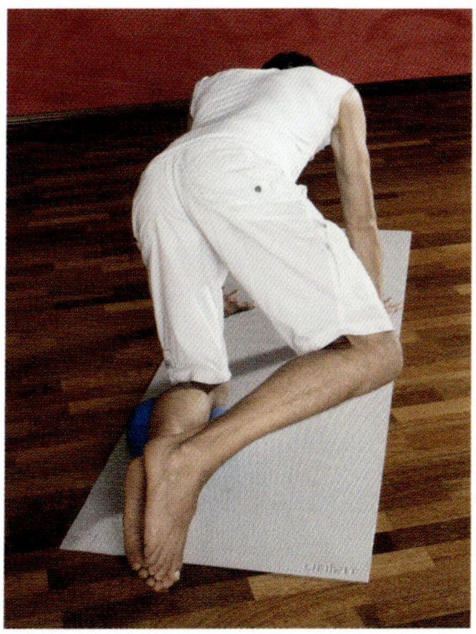

falsch

Falsche Übungsausführung: Das Becken wird mitgedreht und steht schief.

9. Kräftigung tiefste Rückenstrecker, Außenrotation im Kniestand

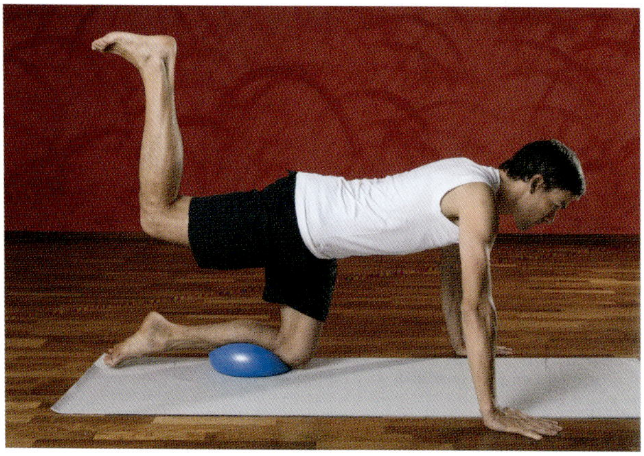

Ausgangsposition

Aus der Ausgangsstellung der Kräftigungsübung 8 heben Sie das Bein mit 90 Grad gebeugtem Kniegelenk so weit an, bis das Hüftgelenk vollkommen gestreckt ist. Nur »abdominal hollowing« verhindert ein Ausweichen in übermäßiges Hohlkreuz. Halten Sie den Abstand zwischen unterem Rippenbogen und Beckenkamm weit, ziehen Sie das gebeugte Bein aus dem Hüftgelenk lang nach hinten. Wenn Sie einen Ball verwenden wollen, gelten die Hinweise von Übung 8.

Endposition

Drehen Sie das Kniegelenk nach außen (Außenrotation), dann zurück in die Ausgangsstellung und ev. nach innen (ohne Abb.). Verhindern Sie durch ein kräftiges »abdominal hollowing« das »Mitgehen« des Beckens. Bei der Außenrotation würde die Beckenstellung dann ähnlich wie in Übung 8, falsch, aussehen, bei der Innenrotation fiele das Becken in die andere Richtung. Eine beliebte, die Effizienz mindernde »Arbeitserleichterung« ist das Absenken des Knies unter die Hüftgelenksebene.

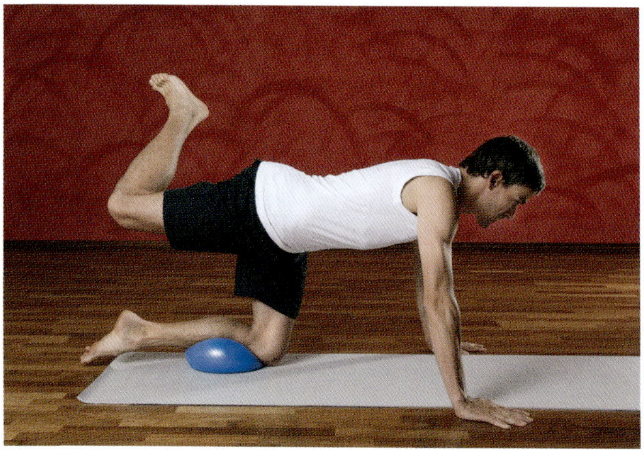

10. Kräftigung Seitstütz

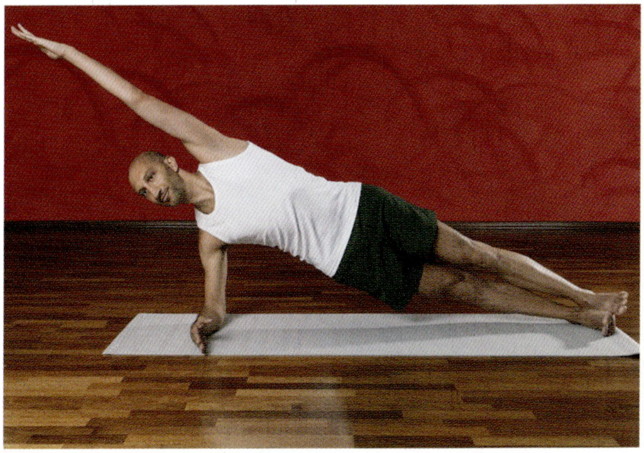

Ausgangsposition

Achtung: Der Seitstütz ist eine effektive Art, u.a. den viereckigen Lendenmuskel (tiefster Bauchmuskel) zu trainieren. Sind Sie im großen Rücken- und/ oder kleinen oder großen Brustmuskel verkürzt oder haben Sie Schulterprobleme, so ist diese Übung nicht geeignet. Wählen Sie dann alternativ Übung 11 bis 15 (ohne Hilfsmittel). Legen Sie sich gestreckt auf die Seite, bringen Sie den Ellenbogen senkrecht unter das Schultergelenk, der Daumen zeigt nach oben. Legen Sie die Füße übereinander, und spannen Sie die Fußmuskeln an, als ob Sie Ihre Füße an eine Wand heften wollten. Ziehen Sie die Kniescheiben hoch Richtung Leiste, und heben Sie das Becken mittels eines »abdominal hollowing« so weit hoch, dass der Körper eine gestreckte Linie ergibt. Drücken Sie die Schulter und den Unterarm zu Boden, ziehen Sie den oberen Arm in Neutralstellung (Daumen hinten) parallel zum Kopf nach oben.

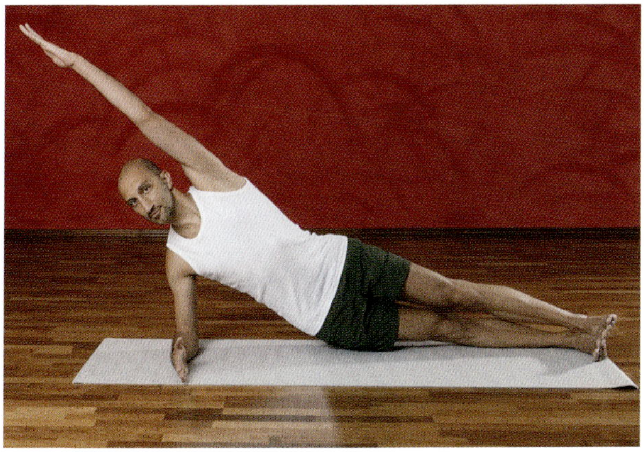

Endposition

Senken Sie das Becken sehr langsam Richtung Boden, ohne es abzulegen. Halten Sie den Rücken lang und die Beine unter Spannung gestreckt. Vergessen Sie nicht das »abdominal hollowing«. Gehen Sie langsam zurück in die Ausgangsposition.

11. Kräftigung seitliche Bauchmuskulatur liegend

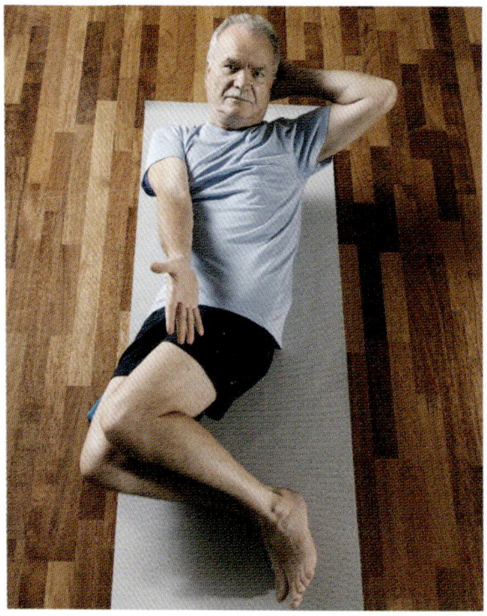

In Rückenlage legen Sie die Beine zu einer Seite ab. Unterlegen Sie wie Fritz ein Holz, damit Sie die Knie geschlossen halten können. Ein Arm stützt gebeugt Ihren Kopf, mit dem anderen ziehen Sie gestreckt in Richtung Ihrer Füße, sodass sich Ihr Oberkörper mit den Schulterblättern vom Boden abhebt. Versuchen Sie, sich mit der Oberkörperbewegung von den Knien weg- und zu den Füßen hinzudrehen.

12. Kräftigung seitliche Bauchmuskulatur, Kniestand

Ausgangsposition

Aus dem Kniestand drehen Sie Ihr Standknie leicht nach außen, das zur Seite weggestreckte Bein bildet mit dem Oberkörper und dem über den Kopf gehobenem Arm (Daumen hinten) eine gerade Linie. Stellen Sie den Block außerhalb der Schulterlinie auf, und benutzen Sie ihn nur zum Balancieren. Ein »abdominal hollowing« vergrößert den Abstand zwischen Beckenkamm und unterem Rippenbogen. Obere und untere Taille bilden zueinander parallele Geraden.

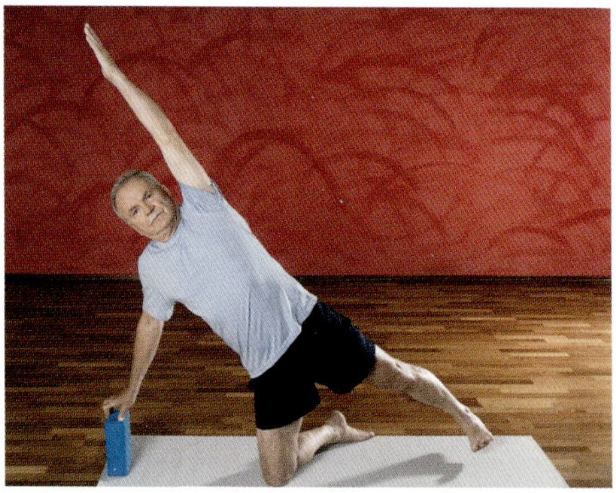

Endposition

Drehen Sie das obere Bein aus dem Hüftgelenk nach außen und über die Neutralposition nach innen (ohne Abb.). Ein »abdominal hollowing« verhindert, dass das Becken sich beim Drehen mitbewegt.

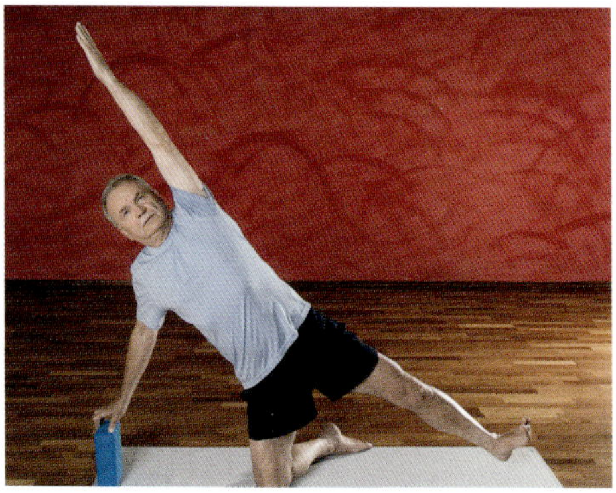

13. Kräftigung Rumpfmuskulatur stehend

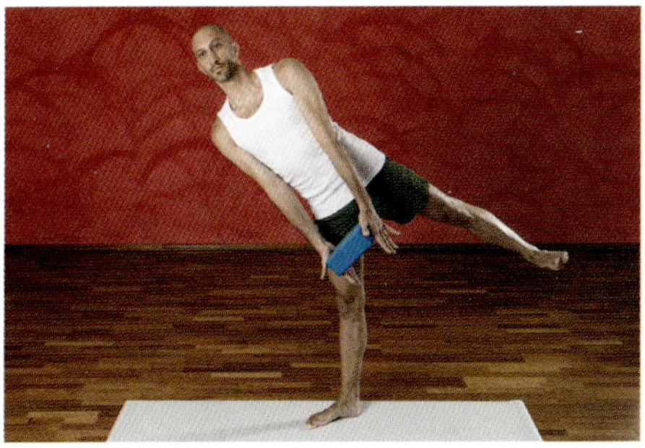

Ausgangsposition
Grundhaltung: Stehen Sie auf einem gestreckten und nach außen gedrehten Bein. Neigen Sie sich zur Seite, und bilden Sie mit dem anderen Bein eine Gerade vom Kopf bis zum Fuß. Verlängern Sie Ihre Taillen, die zueinander parallel und gerade bleiben müssen, indem Sie die hinteren Rippen mittels eines »abdominal hollowing« weg vom Becken hoch in Richtung Kopf ziehen. Das Becken schieben Sie mithilfe des gestreckten Beins in Richtung Boden. Auf diese Weise entsteht Länge und Körperspannung »nach oben und nach unten«. Ziehen Sie Ihre Schulterblätter leicht auseinander, und pressen Sie einen Block mit gestreckten Fingern zwischen den Handtellern zusammen.

Endposition 1
Halten Sie den Block zusammengedrückt, und führen Sie die Arme gestreckt nach vorne. Nehmen Sie dazu Ihre Schulterblätter auseinander. Drehen Sie den Trizeps nach vorne, und spüren Sie die Drehbewegung der Schulterblätter, während Sie Ihre Arme langsam Richtung Kopf führen. In der Endposition sollten sich Ihre Oberarme neben dem Kopf befinden. Beim Heben der Arme bewirkt ein »abdominal hollowing«, dass Sie die Wirbelsäule nicht mitbewegen und nicht in einem verstärkten Hohlkreuz landen. Aber auch ein perfektes Anspannen von Bauch und Beckenboden verhindert diese Ausweichbewegung der Wirbelsäule nicht, wenn Sie eine Verkürzung im großen Rücken- und/oder großen oder kleinen Brustmuskel aufweisen. Verzichten Sie in diesem Fall darauf, die Oberarme neben den Kopf zu bringen, lassen Sie die Oberarme etwas vor dem Kopf.

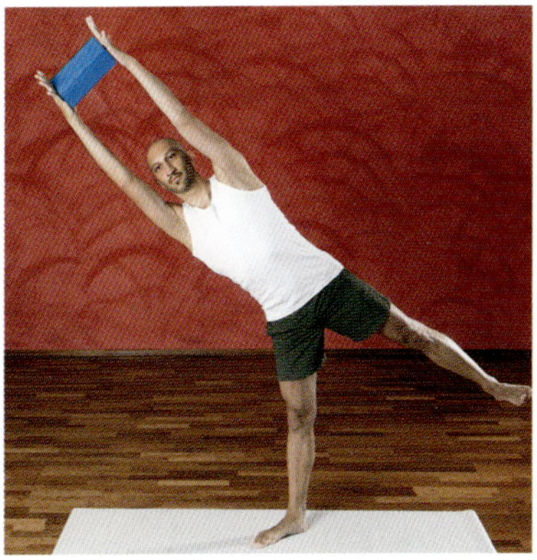

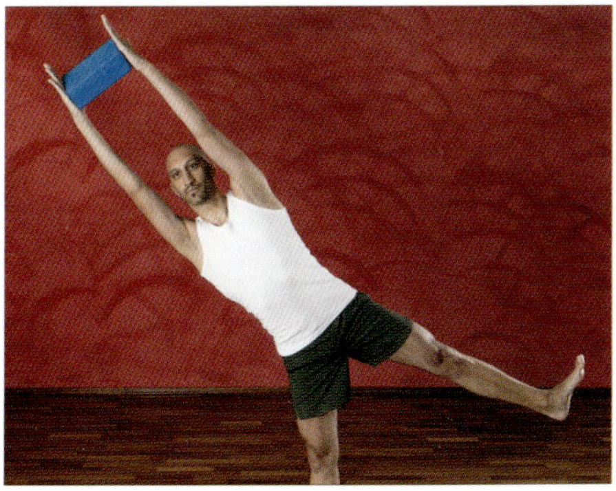

Außenrotation, Endposition 2
Drehen Sie das obere Bein im Hüftgelenk nach außen und danach über die Neutralposition (Endposition 1) nach innen (ohne Abb.). Das Becken darf sich bei dieser Außen- und Innenrotation nicht mitbewegen, was Sie durch »abdominal hollowing« erreichen.

14. Kräftigung Rumpfmuskulatur, instabile Platte

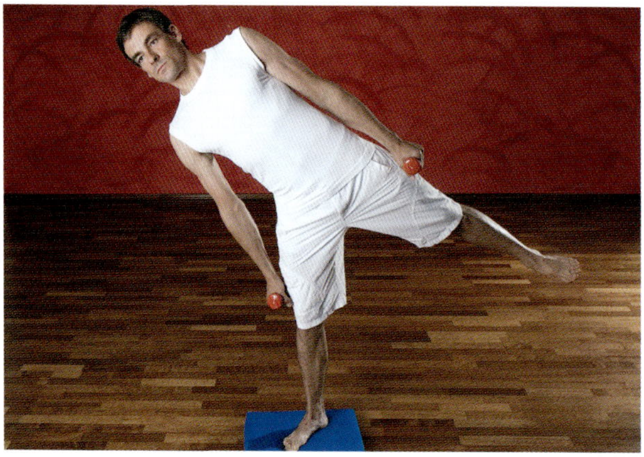

Ausgangsposition

Nur für sehr Fortgeschrittene. Die Ausgangshaltung entspricht derjenigen von Kräftigungsübung 13. Alexander steht auf einer instabilen, weichen Unterlage. Diese löst einen propriozeptiven Trainingseffekt von »Fuß bis Kopf« aus, das heißt, sie fordert die Muskulatur zu reflexartiger Zusammenarbeit auf.

Endposition

Die Grundbewegung beim Heben der Arme entspricht jener bei Übung 13. Sie können die Arme alternativ auch über eine Seithebung nach oben führen. Achten Sie in diesem Fall darauf, eine Außenrotation durchzuführen, noch bevor Ihre Arme auf Schulterhöhe sind. Das heißt, Sie drehen die Oberarme aus den Schultergelenken so weit wie möglich nach hinten, sodass der Daumen nach hinten (oder bei Verkürzungen der innenrotierenden Muskulatur) Richtung Decke zeigt.

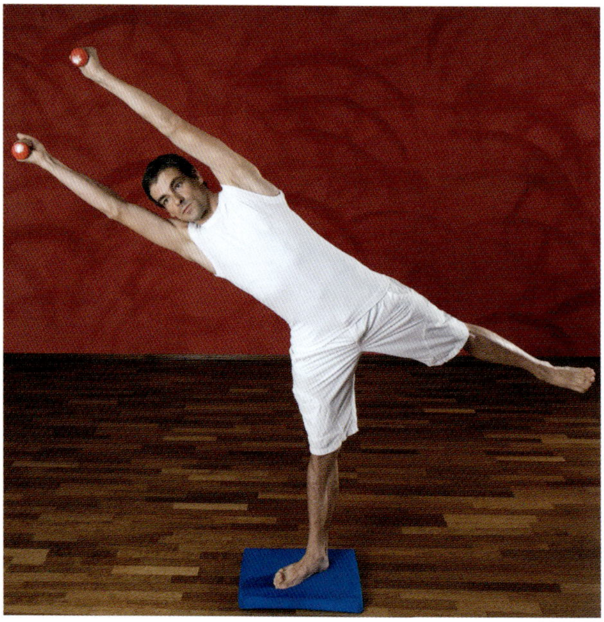

15. Kräftigung Rumpfmuskulatur, Tube

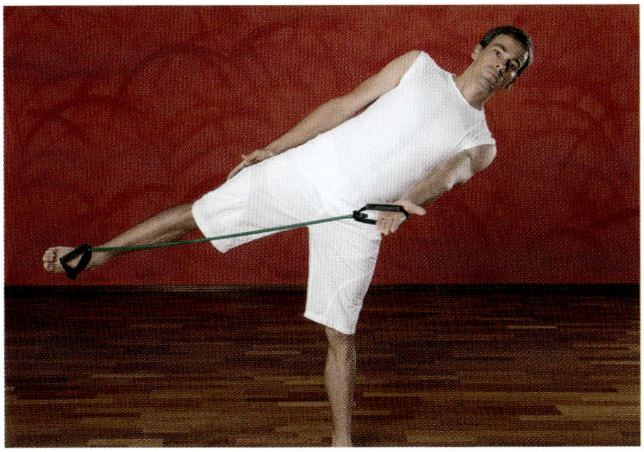

Ausgangsposition
Die Grundhaltung entspricht derjenigen in Kräftigungsübung 13. Schlingen Sie ein Tube so ineinander, dass eine Art von Steigbügel für den Fuß des oberen Beins entsteht, und führen Sie das Tube an der Außenseite des gestreckten Beins entlang. Fassen Sie den anderen Griff so, dass Ihr Daumen nach oben zeigt und Ihr Arm parallel zum Oberkörper liegt.

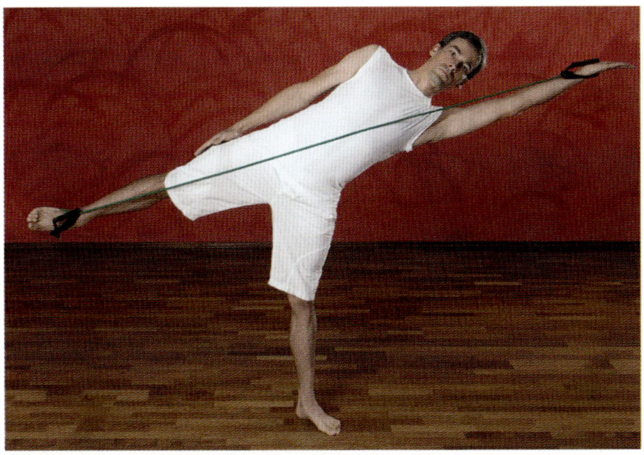

Endposition
Ziehen Sie das gespannte Tube mit gestrecktem Arm nach vorne und dann diagonal nach oben, bis Ihr Arm in einer Ebene mit dem Oberkörper liegt. Sie müssen die Außenrotation bewusst verstärken, je weiter Sie den Arm nach oben nehmen. In der Endposition zeigt der Trizeps nach vorne und der Daumen nach hinten. Unterstützen Sie die Aufwärtsbewegung des Arms durch ein »abdominal hollowing«. Die Bewegung zurück zur Ausgangsposition führen Sie langsam durch, das »abdominal hollowing« »bremst« und steuert diese Arbeit.

16. Kräftigung Rumpf-, Schultermuskulatur, Tube

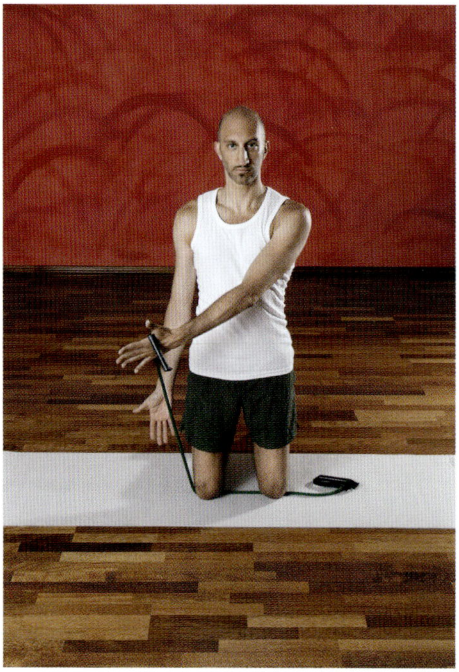

Ausgangsposition

Ausgangshaltung: Sie befinden sich im Kniestand, die Beine sind hüftbreit geöffnet, die Füße liegen mit den Fußrücken fest am Boden, sodass die Fersen senkrecht zur Decke zeigen. Drehen Sie die Oberschenkel leicht nach innen (das schafft Weite in den Kreuzdarmbeingelenken), und kompensieren Sie das durch die Innenrotation entstehende vermehrte Hohlkreuz durch ein »abdominal hollowing«. Verkürzen Sie ein Tube, indem Sie es unter die Unterschenkel legen und ein Ende von circa 10 bis 20 cm frei auf einer Seite liegen lassen. Ein Arm kreuzt mit möglichst gestrecktem Ellenbogen diagonal über den Oberkörper, um das andere Ende des Tubes so zu fassen, dass der Daumen Richtung Decke zeigt. Drehen Sie dazu die Schulter nicht hin zum Tube.

Endposition

Die Armbewegung ist in Kräftigungsübung 15, Endposition beschrieben. Achten Sie beim vorsichtigen Zurückführen des Arms in die Ausgangsstellung auf einen gestreckten Ellenbogen. Nur ein »abdominal hollowing« verhindert ein Zusammensinken des Rumpfes bei der Abwärtsbewegung des Arms. Halten Sie die Taillen lang.

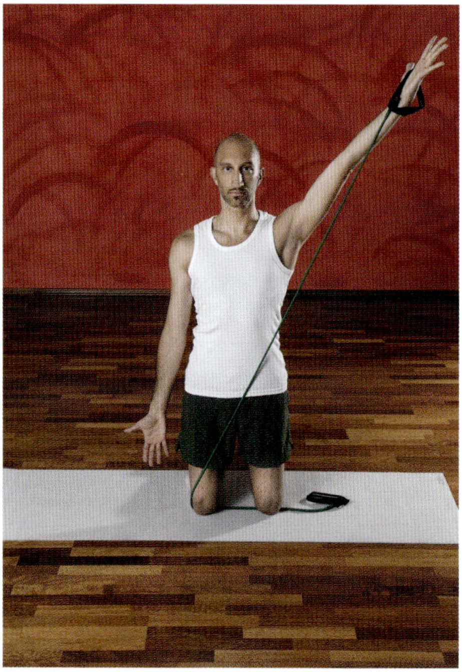

17. Kräftigung Zwischenschulterblattmuskulatur

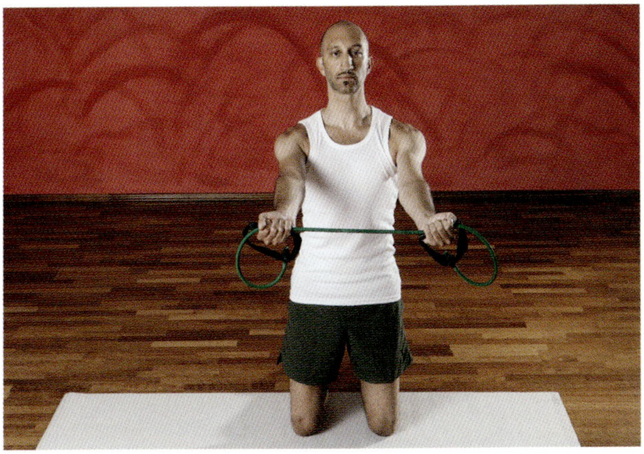

Ausgangsposition
Die Ausgangshaltung entspricht der von Kräftigungsübung 16. Halten Sie ein gespanntes Tube auf Höhe Ihrer Brust ungefähr schulterbreit zwischen den nach außen rotierten Armen (Daumen zeigen nach hinten).

Endposition
Ein Arm bleibt in der Ausgangsposition, während Sie den anderen Arm zur Seite bewegen. Die Seitbewegung des Armes geht vom Schulterblatt aus, Sie ziehen es zur Wirbelsäule hin und lassen den Arm »folgen«. Halten Sie die Schultern tief. Beim Zurückkommen in die Ausgangsposition versuchen Sie das Schulterblatt nahe der Wirbelsäule zu fixieren und verlangsamen so die Armbewegung.

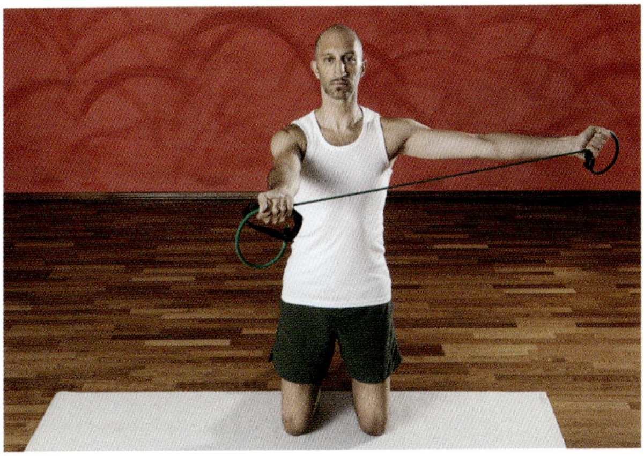

18. Kräftigung Schulter-Hüftgelenksaußenrotatoren

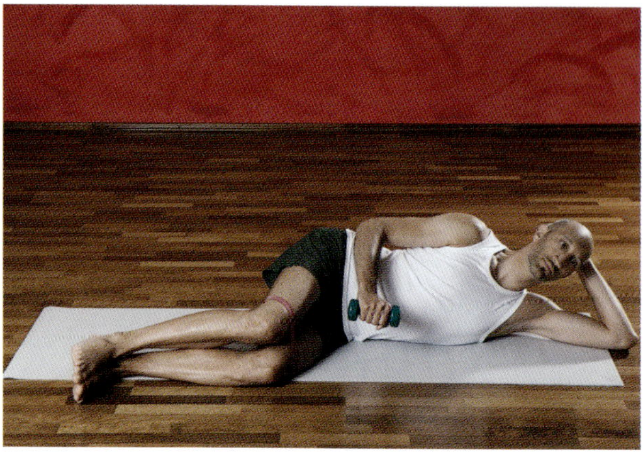

Ausgangsposition
Schlingen Sie ein kurzes Gummiband um die Oberschenkel, etwa handbreit oberhalb der Kniegelenke, die Hüft- und Kniegelenke sind etwas mehr als 90 Grad gebeugt. Legen Sie die Füße so weit nach vorne ab, dass Sie Ihre Fußspitzen sehen können. Der obere Beckenkamm liegt exakt über dem unteren, das Becken ist also parallel zu einer Wand. Nehmen Sie eine Hantel, und legen Sie den Ellenbogen um etwa 90 Grad gebeugt auf dem Becken ab. Der Daumen zeigt Richtung Kopf.

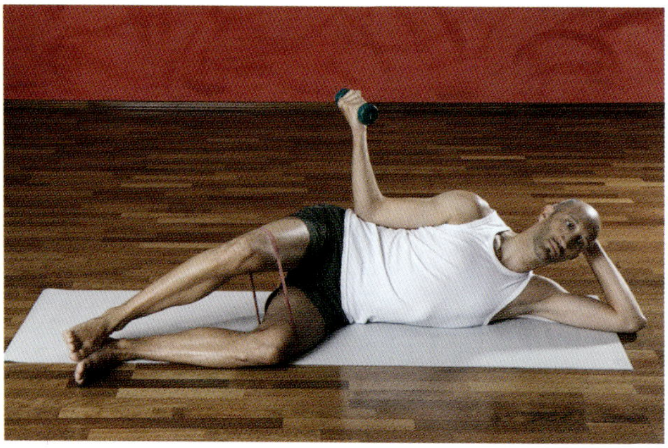

Endposition
Heben Sie den Unterarm Richtung Decke, ohne dabei den Kontakt des Ellenbogens zum Becken zu lösen oder zu verändern. Führen Sie während dieser Bewegung eine Außenrotation aus dem Schultergelenk durch, sodass der Daumen in der Endposition nach hinten zeigt. Versuchen Sie diese Bewegung mithilfe der Muskeln auf Ihrem Schulterblatt auszuführen, und halten Sie die Endposition kurz. Erlernen Sie erst diesen Teil der Übung, bevor Sie die Beinbewegung mit dazunehmen: Halten Sie die Fußinnenseiten geschlossen, während Sie das Knie Richtung Decke anheben. Beenden Sie die Bewegung, bevor Sie mit dem oberen Beckenkamm nach hinten ausweichen. Konzentrieren Sie sich auf die Muskeln im Hüftgelenksbereich, und spüren Sie, wie diese das Knie nach oben bewegen. Halten Sie die Endposition kurz. Die Rückbewegung von Unterarm und Knie führen Sie langsam gegen einen imaginären Widerstand durch.

19. Kräftigung Schultergelenksaußenrotatoren

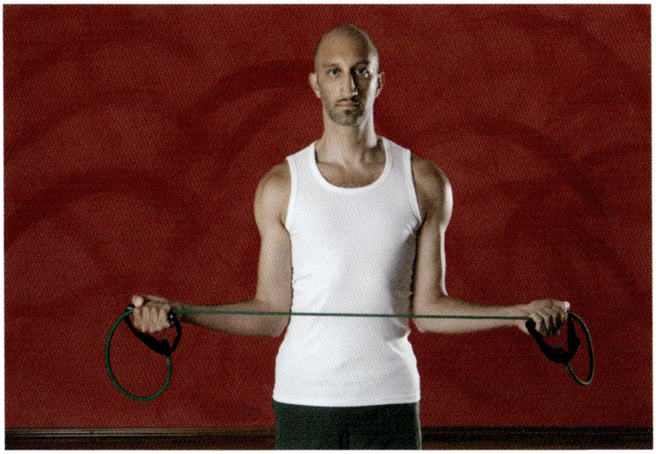

Halten Sie im Stehen (alternativ in der anspruchsvolleren Position aus Kräftigungsübung 16) ein Tube mit 90 Grad gebeugten Ellenbogen schulterbreit auf Spannung. Die Daumen zeigen nach außen. Aktivieren Sie Ihre Fußmuskeln, bilden Sie ein Innenfußgewölbe, und ziehen Sie die Kniescheiben nach oben zusammen mit einem »abdominal hollowing«. Ziehen Sie jetzt das Tube seitlich auseinander, so weit Sie können, ohne die Ellenbogengelenke vom Körper zu lösen und ohne sie nach hinten zu verschieben. Halten Sie die Spannung kurz in der Endposition, und kommen Sie danach ganz langsam in die Ausgangsposition zurück, ohne das Tube locker zu lassen.

20. Kräftigung vordere Halsmuskulatur

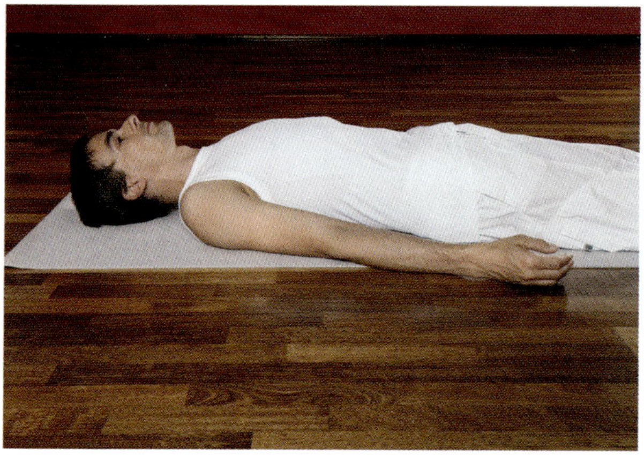

Ausgangsposition

Ausgangsposition ist die Testingübung 2. Legen Sie sich entspannt in Rückenlage auf den flachen Boden. Stellen Sie fest, ob Ihr Kinn ungefähr einen 90-Grad-Winkel zum Brustbein bildet (Spiegel oder Beobachter). Wenn dies der Fall ist, zeigt das Kinn senkrecht zur Decke. Ist der Winkel größer und zeigt das Kinn vom Brustbein weg, so besteht ein »Geierhals«. Sie müssen dann zum Ausgleich eine Unterlage unter den Kopf legen, die Ihnen so viel Höhe bringt, dass ein 90-Grad-Winkel erreicht wird.

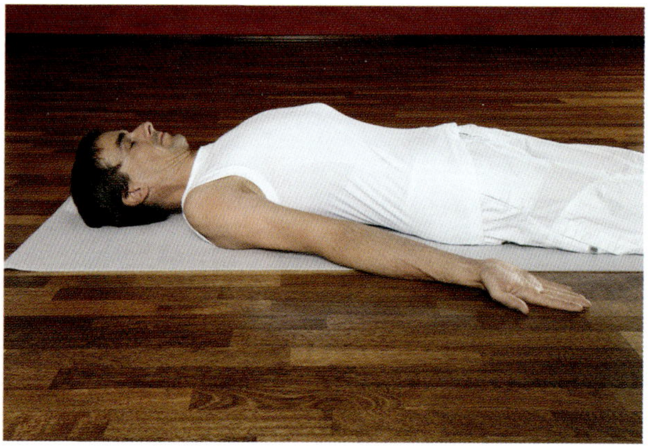

Endposition

Drehen Sie Ihre Oberarme nach außen, sodass Ihre Daumen zur Seite zeigen. Drücken Sie die Schultern, Oberarme, Unterarme und Hände mit Fingern zum Boden, und stellen Sie mithilfe des »abdominal hollowing« Spannung her. Jetzt bewegen Sie das Kinn in Richtung Ihres Brustbeins, bis ein möglichst ausgeprägtes Doppelkinn entsteht. Spüren Sie, wie der Hals länger wird und sich das Gewicht des Kopfes vom Boden löst. Behalten Sie den Kopf vollständig am Boden, aber lassen Sie Ihre Halsmuskeln das Gewicht des Kopfes tragen. Diese Übung ist in Verbindung mit den Stretchingübungen 1 und 2 die beste Therapie für den heute weitverbreiteten »Geierhals«.

21. Heuschrecke (Yoga-Asana)

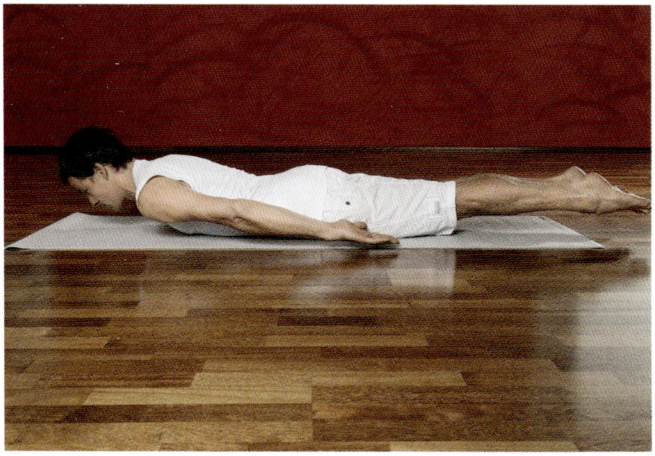

Dieses Yoga-Asana, genannt die Heuschrecke, ist eine Rückbeuge. Es hebt die Energie und kräftigt die Rückenmuskulatur. In Bauchlage legen Sie die Arme in Innenrotation (Daumen innen) neben den Körper und die Beine parallel zueinander. Ziehen Sie den Unterbauch mittels eines »abdominal hollowing« etwas weg vom Boden. Heben Sie ein Bein nach dem anderen ein wenig an, und rotieren Sie es im Hüftgelenk leicht nach innen, um es dann wieder in Neutralstellung (Fersen zeigen zur Decke) abzulegen. Jetzt ziehen Sie beide Beine in die Länge, während Sie sie wenig nach oben anheben. Das Steißbein soll flach bleiben, darum heben Sie die Beine nicht zu hoch, denn dadurch würde ein vermehrtes Hohlkreuz mit »Stress« für den unteren Rücken entstehen. Das »abdominal hollowing« verhindert diese Ausweichbewegung der Lendenwirbelsäule. Ziehen Sie Ihr Kinn leicht zum Brustbein wie in Kräftigungsübung 20, Endposition und heben Sie dann erst den Kopf so weit an, dass die Halswirbelsäule eine Verlängerung der Brustwirbelsäule bildet. Gleichzeitig nehmen Sie die Arme vom Boden weg, und ziehen Sie die Fingerspitzen Richtung Fersen, wodurch der Nacken länger wird. Die Schulterblätter verbleiben in Neutralposition. Halten Sie die Endposition ein paar Sekunden, und kombinieren Sie das Anheben und Ablegen mit der Atmung so, wie es für Sie am stimmigsten ist.

KOORDINATIONSTRAINING

Die Koordinationsfähigkeit, nämlich das harmonische Zusammenspiel der Skelettmuskeln, angepasst an die jeweilige Anforderungssituation, sowie das Gleichgewichtsgefühl nehmen im Lauf der Zeit ab. Beide sind wie die Beweglichkeit ebenfalls genetisch beeinflusst und sehr stark abhängig vom spezifischen Training. Werden Koordination und Gleichgewicht gezielt trainiert, kann das Risiko stark verringert werden, sich bei einem Sturz zu verletzen: Wer schnell reagieren kann, weil er seinen Körper über die Muskulatur im Griff hat, fällt weicher. Eine Verbesserung und Beibehaltung von Beweglichkeit, Koordination und Gleichgewicht ist durch ein breit gefächertes Training bis ins hohe Alter hinein möglich.

Ihr Gehirn muss ständig eine Vielzahl von Sinneseindrücken verarbeiten und richtig darauf reagieren. Das heißt: Es nützt nichts, wenn Sie wissen, dass es eine Bananenschale

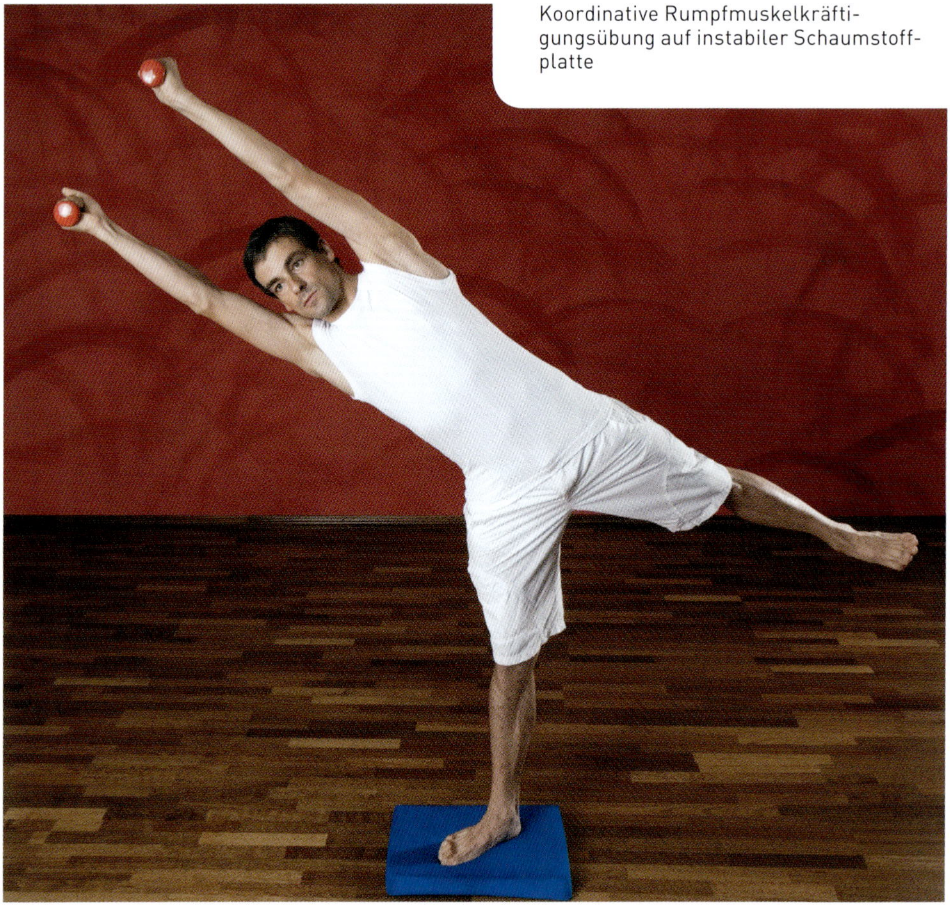

Koordinative Rumpfmuskelkräftigungsübung auf instabiler Schaumstoffplatte

> **Tipp**
>
> Scheuen Sie sich nicht, auch einmal ein Trampolin auszuprobieren! Es schult Ihr Gleichgewicht und die Koordination, aktiviert Herz-Kreislauf und Muskeln und macht einfach Spaß. Das Trampolinspringen ist ein effizientes Bewegungstraining und bei 5 bis 15 Minuten täglich leicht in Ihren Tagesablauf integrierbar. Viele Ausdauersportarten beinhalten in unterschiedlichem Maß auch koordinative Effekte, zum Beispiel Eislaufen, Inlineskating, Aerobic, Tanzen.

ist, auf der Sie gerade ausrutschen, aber unfähig sind, sich noch rechtzeitig abzufangen, bevor Sie sich den Arm brechen. Die Meldungen aus dem Gehirn an die Zielorgane sind zu langsam, deshalb müssen die Reflexe auf Rückenmarksniveau trainiert werden, man nennt das propriozeptives Training. Dadurch lernen v. a. tief liegende Muskeln, »automatisch« zu reagieren, und können den Sturz, der schon abläuft, mit reflexartigen, entsprechenden Bewegungen abfangen.

Probieren Sie einmal den »Bambus im Wind«: Stellen Sie sich hüftbreit hin, möglichst barfuß, und bewegen Sie den gestreckten Körper abwechselnd mehrmals nach vorne und nach hinten, dann von links nach rechts. Stellen Sie sich vor, Sie sind biegsam wie ein Bambus im Wind: Bleiben Sie gerade und fest, aber verspannen Sie sich nicht, lassen Sie die Bewegung aus den Fußgelenken kommen. Oder testen Sie sich im Einbeinstand: Heben Sie ein Bein leicht an, ohne die Hüfte zu stark zu verschieben. Wenn Ihnen diese Übung zu einfach ist, steigen Sie auf eine weichere Unterlage um. Danach versuchen Sie die Übung mit geschlossenen Augen. Eine Steigerung sind Trainingsgeräte wie Koordinationswippen, Stabilitätstrainer oder Balance Discs. Fast jede der in den Kräftigungsübungen ab Seite 99 gezeigten Übungen kann durch den Einsatz einer solchen instabilen Unterlage (siehe Foto links) zu einer propriozeptiven Koordinationsübung aufgewertet werden.

WENN BEREITS ORTHOPÄDISCHE ERKRANKUNGEN VORLIEGEN

Bei Gelenkproblemen muss zuerst die Dehnfähigkeit derjenigen Muskulatur überprüft und ggf. verbessert werden, die das Gelenk umspannt. Ein propriozeptives Training (siehe Kapitel Koordinationstraining links), von einem Physiotherapeuten durchgeführt, ist besonders nach Verletzungen und Operationen vorab unabdingbar, um die körpereigenen Schutzreflexe wieder aufzubauen.

Erst wenn Sie »grünes Licht« vom behandelnden Orthopäden erhalten haben, dürfen Sie sehr langsam in ein übliches Krafttrainingsprogramm in Eigenregie einsteigen. Bevor Sie zu den üblichen höheren Gewichten eines Hypertrophietrainings greifen, muss die Koordination der betreffenden Übung ohne oder mit wenig Gewicht geschult, also ein Kraftausdauertraining durchgeführt werden.

Legen Sie nach jeder Trainingseinheit eine Pause von zwei Tagen ein, denn das kranke

Gelenk zeigt Ihnen heimtückischerweise oft nicht gleich während des Übens durch Schmerzen, dass es überlastet wird. Manchmal schwillt es erst nach ein bis zwei Tagen als Reaktion auf die Belastung an. Dann gilt es mithilfe eines Fachmanns zu überprüfen, ob es die Auswahl, Ausführung oder Intensität der Übung war, die nicht toleriert wurde.

Wie schon erwähnt, haben viele Gelenk- und Wirbelsäulenprobleme ihre Wurzeln in den typischen Zivilisationsverkürzungen unserer Muskeln und den daraus resultierenden Haltungsanomalien und Gelenkfehlstellungen: Dazu gehören Bandscheibenvorfälle und Abnutzungserscheinungen der Hals- und Lendenwirbelsäule, Schulterveränderungen insbesondere im Rotatorenmuskel- und Sehnenbereich sowie manche Arthrosen. Auch der Tennis- und Golferellenbogen profitiert von einer Dehnung der meist deutlich verkürzten Muskulatur (siehe Stretchingübung 5).

Die Dehnung der verkürzten Muskeln unterstützen Sie am besten durch eine Kräftigung der Antagonisten (Gegenspieler).

Die typische Dominanz und Verkürzung derjenigen Muskeln, die das Schultergelenk nach innen rotieren (u. a. großer Rückenmuskel, großer Brustmuskel, großer Rundmuskel) können Sie beispielsweise durch ein gezieltes Training der Außenrotatoren (u. a. kleiner Rundmuskel, Obergrätenmuskel; siehe Kräftigungsübung 19) vermindern. Die haltungsaufrichtende Kräftigung der Zwischenschulterblattmuskulatur (siehe Kräftigungsübung 17) unterstützt die Wirkung.

Schließen Sie Freundschaft mit dem Seilzug

Besonders günstig ist gerade bei meist einseitig betroffenen Gelenken das einarmige oder einbeinige Arbeiten am Seilzug. So stellen Sie sicher, dass nicht die gesunde Seite »übernimmt« und das Gewicht hauptsächlich bewegt. Ein weiterer, riesiger Vorteil ist, dass durch das Ziehen mit nur einer Extremität die tiefe Rumpfmuskulatur mit angesprochen wird, sie muss ständig die Wirbelsäule gegen den einseitigen Zug und die Schwerkraft stabilisieren. Welche enorme Bedeutung diese tief liegende, schwer anzusprechende Muskulatur besitzt, wurde unter »Rückenschmerzen wegtrainieren« schon näher beleuchtet.

Um diese innen liegende Rumpfmuskulatur zu aktivieren und somit vom Seilzugtraining besonders zu profitieren, müssen Sie unbedingt vorab die Technik des »abdominal hollowing« mit Beckenbodenanspannung erlernen, wie es in Testingübung 1 gezeigt ist. Arbeit an Seilzügen bedeutet nicht zuletzt auch eine deutlich höhere koordinative Anforderung an den Bewegungsablauf als das Bewegen von Gewichten an Maschinen, bei denen der Bewegungsablauf sehr stark vorgegeben ist und Sie sich nicht selbst im Raum stabilisieren müssen, weil Sie bereits sitzen oder liegen.

Einige Beispiele finden Sie ab Seite 118.

FALLBEISPIEL

Der Fall Fritz aus medizinischer Sicht

Als Fritz zum ersten Mal vor mir stand, sah er aus wie entsprungen aus dem Lehrbuch über die schlechte Alltagshaltung: Rundrücken, die Schultern nach vorne gefallen, das obere Brustbein eingesunken, ein nach vorne geschobener »Geierhals«, innenrotierte Fehlstellung der Arme mit nach vorne anstatt zur Seite zeigenden Handrücken. Auf Seite 24–25 rekonstruiert Fritz, wie er vor acht Jahren »dastand«. Leider beruhte die Haltung von Fritz nicht auf einer Haltungsschwäche, was bedeutet, dass der Körper bei bewusster Anspannung der richtigen Muskeln aufgerichtet werden kann, sondern auf Muskelverkürzungen. Die Muskelfunktions- und -verkürzungstests ergaben, dass Fritz keinen einzigen nicht verkürzten Muskel am Leib hatte. Ich klärte Fritz darüber auf, dass ich der Meinung sei, die meisten seiner Gelenkbeschwerden und auch Wirbelsäulenschäden hätten ihre Ursache in den Muskelverkürzungen. Ein harter Weg liege vor ihm, aber es gebe keine Alternative, als sein Schicksal selbst in die Hand zu nehmen.

Mit wenig Hoffnung auf Umsetzung erstellte ich Fritz einen individuellen Trainingsplan, der in den ersten Wochen nur aus Dehnungsübungen bestand, später kamen Kraftgeräteübungen dazu, die gezielt die Antagonisten (Gegenspieler) der verkürzten Muskeln aufbauen sollten.

Als Fritz zu meinem großen Verblüffen ein Jahr später in meinen Kursen auftauchte, wusste ich, er hatte es geschafft. Jahrelanges zähes Arbeiten an seinem Körper führte zu einer fast wundersamen »Rückentwicklung« der schlechten Haltung, das Ergebnis können Sie auf Seite 26 bewundern.

Wie Fritz mir vor Kurzem erzählte, habe er sich rund anderthalb Jahre nach Trainingsbeginn beim Treppaufgehen plötzlich am Geländer festhalten müssen, da er durch seine ungewohnte Körperaufrichtung leicht das Übergewicht nach hinten bekommen hätte.

Fritz kann heute die meisten anspruchsvollen Übungen besser ausführen (siehe Kräftigungsübungen 11 und 12) als manch 20-jähriger Trainer, der sich in die belächelten »Gymnastikstunden« verirrte. Natürlich gibt es immer wieder kleine Rückschläge, die bereits vorhandenen Schäden können nicht wegtrainiert, sondern nur muskulär stabilisiert werden. Fritz hat aber seine »Freiheit« wiedererlangt, er hat sichtlich Spaß am Training und am Leben – ohne Schmerzen.

Seilzugübungen

Generelle Hinweise für die Seilzugübungen. Bitte vor Beginn lesen.

Wärmen Sie sich auf, indem Sie die einzelnen Übungen zuerst mit wenig oder keinem Gewicht ausführen. Stellen Sie sicher, dass Sie den Bewegungsablauf beherrschen, bevor Sie Gewicht auflegen. Halten Sie während des gesamten Übens das »abdominal hollowing«, so profitieren Ihre tiefsten Rückenmuskeln vom Training. Das Handgelenk ist entlastet und stabil, wenn Handrücken und Unterarm einen 160- bis 170-Grad-Winkel herstellen.
Arbeiten Sie langsam. Halten Sie die Endposition für ein paar Sekunden. Bremsen Sie die Bewegung zurück in die Ausgangsposition ab, indem Sie die zu trainierende Muskulatur als Haltemuskulatur benutzen (sogenannte exzentrische Phase).

Tipp

Falls Ihnen Fitnessstudios nicht liegen, sind – zumindest für den Oberkörperbereich – als Ersatz für Seilzüge auch Therabänder, Tubes etc. ausreichend. Beispiele finden Sie in den Kräftigungsübungen 15, 16, 17 und 19. Über das Training bei Rückenschmerzen und Bandscheibenvorfällen können Sie sich ab Seite 80 informieren.

1. Seilzug Außenrotatoren

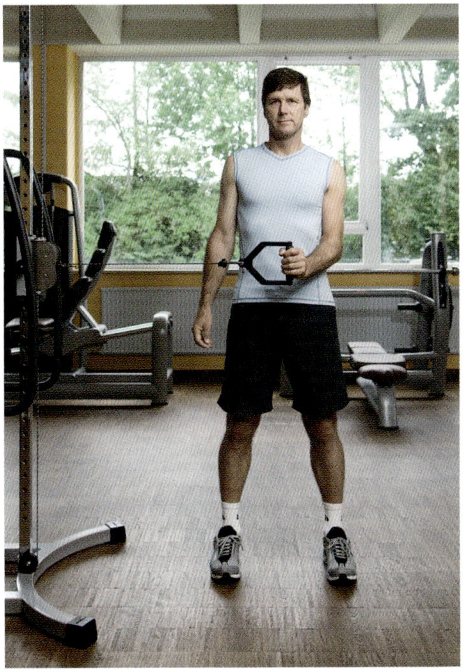

Ausgangsposition
Stehen Sie seitlich mit etwa hüftbreit geöffneten Beinen an einem Seilzug, sodass das Seil parallel zu Ihrem Körper verläuft. Wenn Ihr Ellenbogengelenk beim Fassen des Griffs einen 90-Grad-Winkel bildet, ist die Höhe des Seilzugs richtig eingestellt. Ihr Daumen zeigt nach oben, das Handgelenk beugen Sie leicht zur Seite an. Ziehen Sie die Kniescheiben und Bauch und Beckenboden nach oben, und fixieren Sie den gebeugten Ellenbogen fest am Körper.

Endposition
Ziehen Sie das Seil langsam zur Seite. Beenden Sie die Bewegung, wenn Sie Ihren Ellenbogen vom Körper lösen oder nach hinten verschieben müssten, um den Unterarm noch weiter zur Seite zu bringen. Spüren Sie die Muskulatur auf Ihrem Schulterblatt, und benutzen Sie sie zum Abbremsen beim Zurückkommen in die Ausgangsposition.

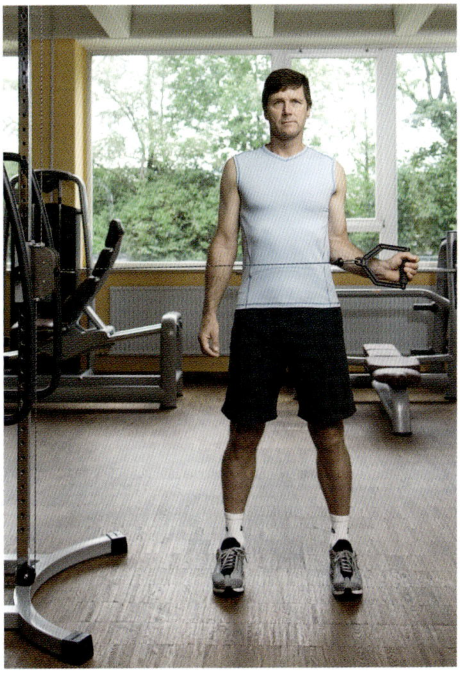

2. Seilzug großer Rückenmuskel

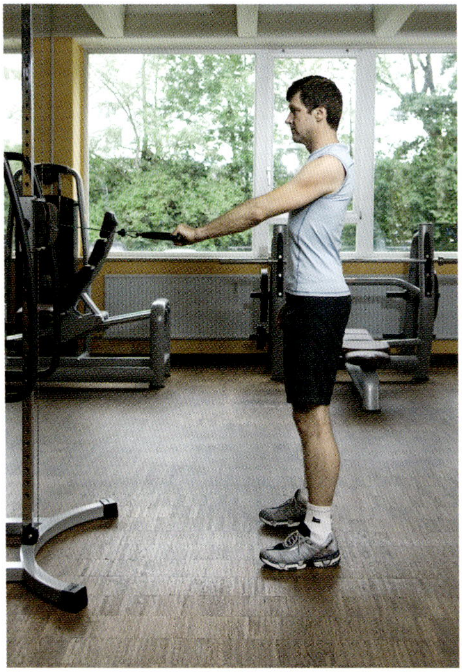

Ausgangsposition

Stehen Sie frontal zu einem Seilzug mit hüftbreit geöffneten Beinen und gestreckten Kniegelenken. Die Seilzughöhe ist richtig eingestellt, wenn Ihre Hand bei gestrecktem Ellenbogen etwa in Höhe des unteren Rippenbogens liegt. Der Handrücken zeigt Richtung Decke. Lassen Sie das Schulterblatt mit dem Arm etwas nach vorne wandern.

Endposition

Ziehen Sie den Arm unter einer Drehbewegung nach hinten, sodass der Handrücken zu Boden weist, bevor Sie den Ellenbogen hinter den Körper gebracht haben. Bringen Sie den Ellenbogen möglichst weit nach hinten, und setzen Sie dafür auch die Zwischenschulterblattmuskulatur ein. Das heißt, drücken Sie das Schulterblatt auf der arbeitenden Seite nahe an die Wirbelsäule und nach unten. Dadurch wird ein Ausweichen der Arbeitsschulter nach oben vermieden.

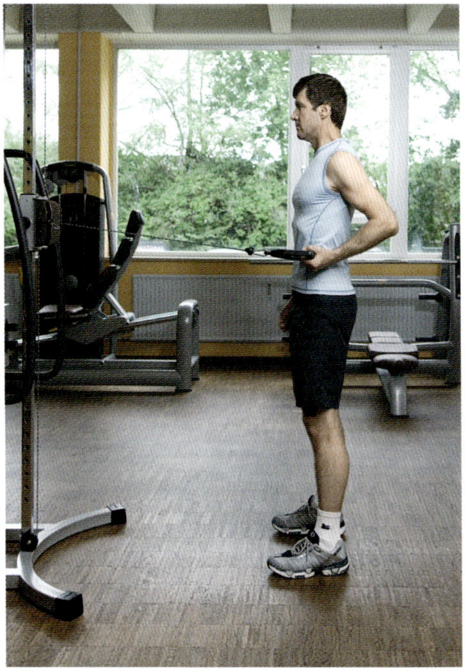

3. Seilzug Zwischenschulterblattmuskulatur

Ausgangsposition

Stehen Sie seitlich mit etwa hüftbreit geöffneten Beinen an einem Seilzug. Stellen Sie die Höhe so ein, dass das Seil etwas unterhalb Ihrer Schultern verläuft, wenn Sie mit gestrecktem Ellenbogen über den Körper kreuzen.

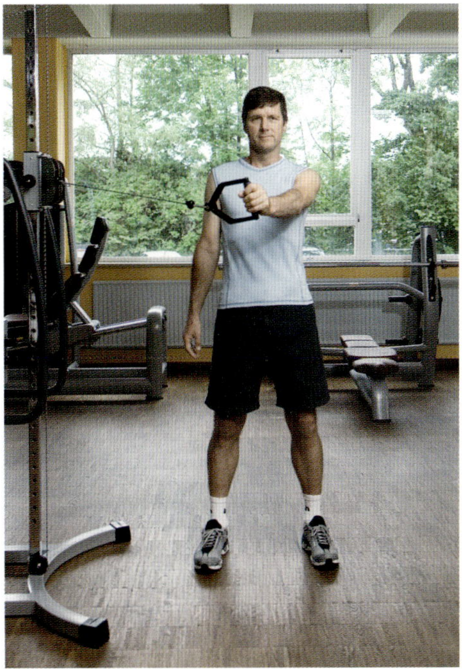

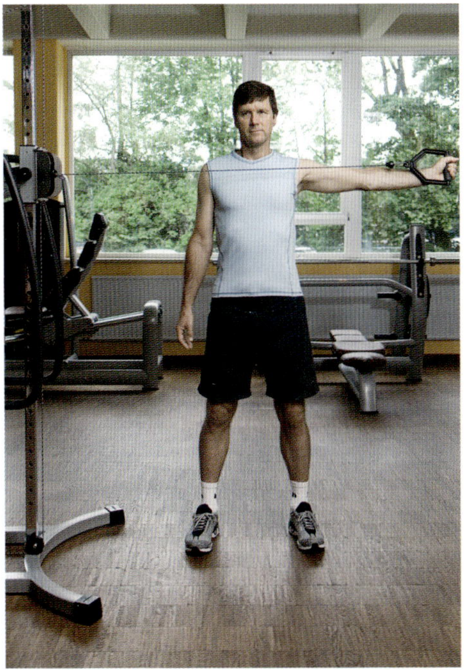

Endposition

Spüren Sie in die Muskulatur zwischen Ihren Schulterblättern hinein, und ziehen Sie das Schulterblatt auf der Arbeitsseite zur Wirbelsäule hin. Der Arm folgt der Schulterblattbewegung, bis sich der gestreckte Arme in einer Ebene mit dem Oberkörper befindet. Der Arm bleibt parallel zum Boden und etwa handbreit unterhalb der Schultern.

4. Seilzug vordere Schulter, Rückenstrecker

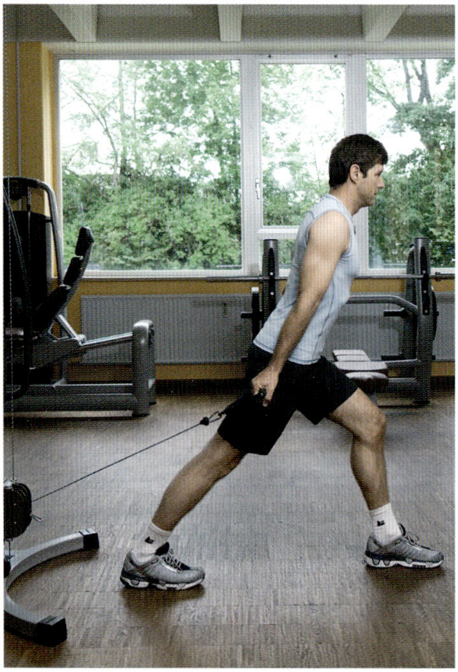

Ausgangsposition

Gehen Sie rückwärts zum Seilzug in einen Ausfallschritt. Mithilfe eines »abdominal hollowing« lehnen Sie den Oberkörper lang nach vorne, das obere Brustbein darf nicht einsinken. Auf der Seite des hinteren Beins fassen Sie den Seilzug und bringen Ihren gestreckten Arm in Außenrotation an den Körper, der Daumen zeigt also nach außen.

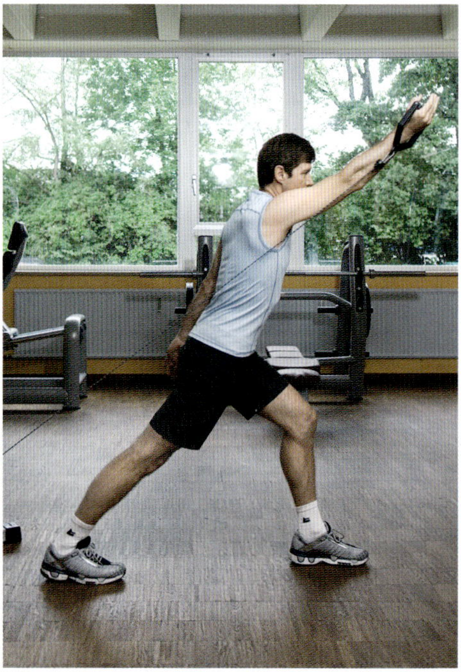

Endposition

Führen Sie den Arm langsam und lang nach vorne, nehmen Sie das Schulterblatt mit in die Bewegung. Verlängern Sie den Rücken bei der Aufwärtsbewegung, und heben Sie den Arm, unterstützt durch ein verstärktes »abdominal hollowing«, an. Mithilfe einer Schulterblattbewegung drehen Sie den Trizeps nach vorne, sodass der Daumen nach oben oder zur Seite schaut. In Endposition sollten sich das hintere Bein und der vordere Arm in einer parallelen Linie befinden.

5. Seilzug Komplexübung

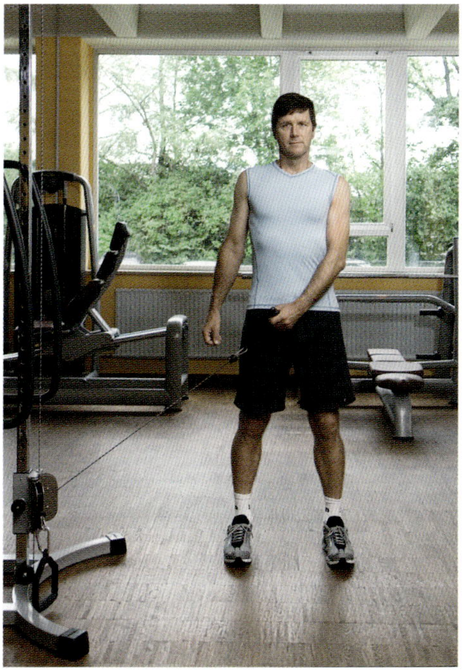

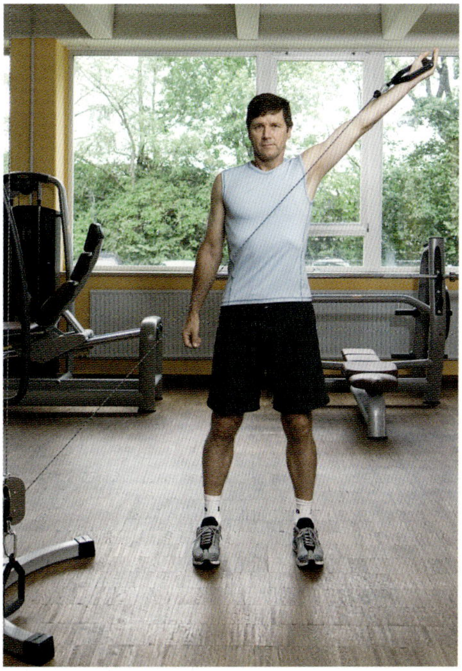

Ausgangsposition

Stehen Sie seitlich zum Seilzug, und kreuzen Sie mit möglichst gestrecktem Ellenbogen über den Körper, um das von unten kommende Seil zu fassen. Der Arm ist noch innenrotiert, der Daumen zeigt also zum Seilzug hin.

Endposition

Ziehen Sie den Arm diagonal zur Seite und nach oben, sodass der Arm mit dem Kopf in der Endposition ungefähr einen 45-Grad-Winkel bildet. Heben Sie den Arm durch ein »abdominal hollowing« hoch, und wachsen Sie dabei mit dem Rücken in die Länge. Die Aufwärtsbewegung des Arms beinhaltet eine Drehbewegung nach außen, sodass der Daumen im Endpunkt nach hinten weist. Beginnen Sie sofort mit der Drehbewegung des Oberarms, damit sich Ihr Arm schon unterhalb der Schulterhöhe in Außenrotation befindet.

→ Zusammenfassung

Trainingsempfehlungen

- Führen Sie täglich für 15 bis 60 Minuten ein wechselndes Ausdauertraining durch, zur Trainingssteuerung verwenden Sie Laktatdiagnostik, Own-Zone-Uhr (falls geeignet) oder »laufen, ohne zu schnaufen«.
- Kräftigen Sie zwei- bis dreimal wöchentlich die abgeschwächten Muskeln (Testing!) abwechselnd durch Kraft- und Kraftausdauertraining.
- Denken Sie an Ihr Beckenbodentraining im Alltag.
- Beziehen Sie koordinatives Training beim Ausdauer- oder Krafttraining mit ein.
- Dehnen Sie Ihre verkürzten Muskeln täglich.
- Streben Sie einen wöchentlichen Energieverbrauch durch Sport von 2000 bis 3000 kcal pro Woche an.
- Wenden Sie täglich einige Minuten das subjektiv wirksamste Mental- und Entspannungsprogramm an (siehe Kapitel 4.).

Keine Angst, Sie müssen nicht die Frührente beantragen, um diesen umfangreichen Empfehlungen gerecht zu werden! Oben stehende Trainingsempfehlungen stellen ein ideales Maximalprogramm zur umfassenden Bearbeitung aller fünf Fitnesskomponenten dar. Zu Anfang reicht es aber auch, wenn Sie diejenigen Komponenten heraussuchen, die für Ihre gesundheitlichen Trainingsziele am wichtigsten sind und/oder Ihnen am meisten Spaß machen. Beispiele:

- Bei Übergewicht und Zuckerkrankheit fangen Sie am besten mit einem Ausdauertraining (zum Beispiel Nordic Walking) an, das Sie zwei- bis dreimal in der Woche eine halbe Stunde durchführen.
- Bei Gelenkproblemen und Muskelverkürzungen beginnen Sie mit den Stretchingübungen (ab Seite 62) für Ihre besonders verkürzten Muskeln. Mit fünf Minuten pro Tag erzielen Sie schon beachtliche Fortschritte.
- Bei Rückenschmerzen wählen Sie einige Übungen aus dem Kräftigungsprogramm für Rumpfmuskeln (ab Seite 92).
- Beckenbodentraining kann jeder Mann ohne Zeitaufwand im Alltag durchführen.

Einige Bewegungsarten, wie zum Beispiel bestimmte Formen von Aerobic, Tanzen, Skilanglauf und v.a. Hatha-Yoga, decken gleich mehrere Fitnessinhalte auf einmal ab.

Eine halbe Stunde Zeit für das Wichtigste im Leben, nämlich Sie selbst, dürfte an den meisten Tagen der Woche drin sein, am Wochenende auch mal mehr. Remember: Selfness ist nicht selfishness!

WIE ERKENNEN SIE TRAININGSFEHLER?

Wenn Sie regelmäßig oder vielleicht sogar viel trainieren und sich trotzdem nicht besser fühlen, Ihr Ruhepuls nicht heruntergeht, der Fettabbau und Muskelaufbau nicht ausreicht, oder Sie andere Trainingsziele nicht erreichen, sollten Sie Ihren Arzt aufsuchen, um sich noch einmal untersuchen und beraten zu lassen. Ursachenforschung ist besonders bei den folgenden »Alterserscheinungen« angesagt:

- Infektanfälligkeit
- Müdigkeit, Schwächegefühl, Antriebslosigkeit
- schlechte Kondition und Belastbarkeit
- vorzeitiger Gelenkverschleiß (besonders Knie- und Schultergelenke)
- Rückenschmerzen
- Bandscheibenprobleme
- Osteoporose
- ausbleibender Muskelzuwachs oder Muskelatrophie
- schlechte Body Composition, das heißt, wenn die Fettmasse gegenüber der Muskelmasse erhöht ist

Für ein und dasselbe Symptom gibt es die unterschiedlichsten Gründe. Der häufigste ist aber, dass das Training nicht den individuellen Gegebenheiten angepasst wurde, Sie zu intensiv trainieren oder sogar übertrainiert sind. Es kann aber auch sein, dass Ihre Ernährung nicht das enthält, was speziell Ihr Körper braucht, dass Ihr Hormonstatus verbesserungswürdig ist, Sie gern die Entspannungstechniken »vergessen« oder einfach Ihre Lebensführung allgemein kontraproduktiv ist. Eine umfassende Kontrolle und Beratung muss neben einem gesunden Bewegungstraining weitere Aspekte berücksichtigen, um Ihr individuelles Gesundheitsprogramm abzurunden.

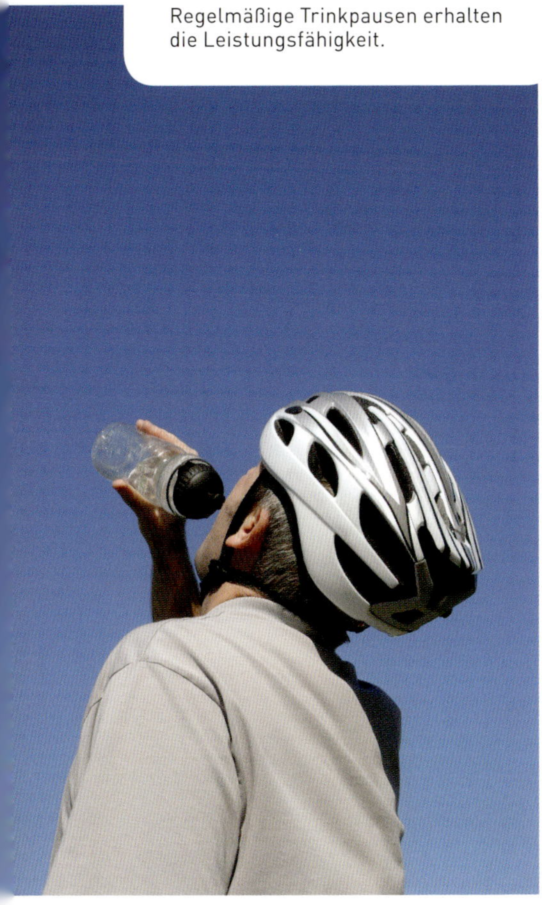

Regelmäßige Trinkpausen erhalten die Leistungsfähigkeit.

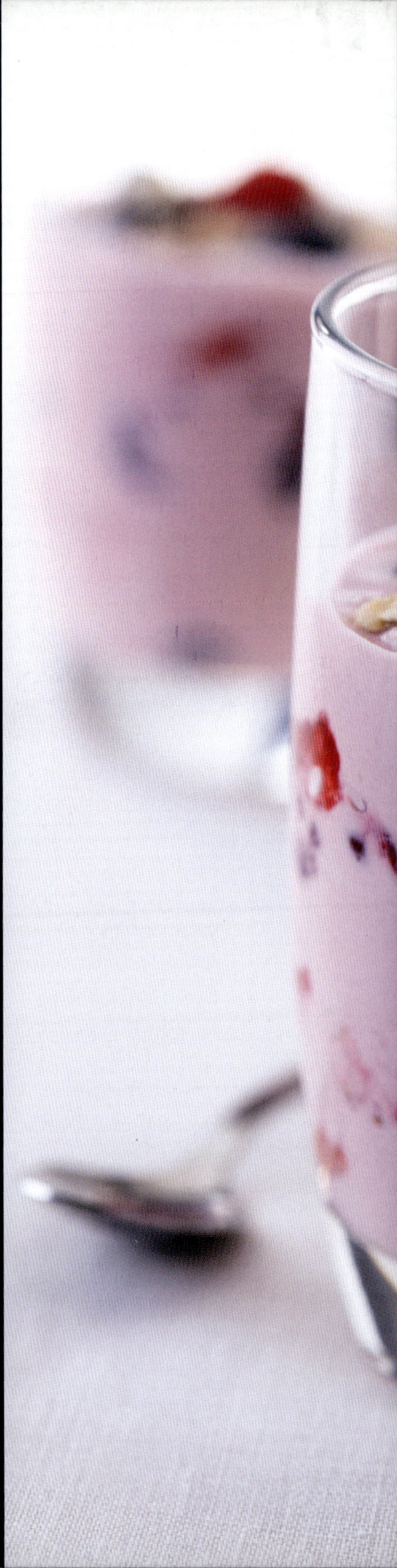

Der Mensch ist, was er isst

Deutsche Männer sind die dicksten in Europa – das hat die International Association for the Study of Obesity (IASO) 2007 herausgefunden. 75,4 % der Männer und 58,9 % der Frauen in Deutschland sind laut deren Ergebnissen zu dick.

Schenkt man anderen Umfragen Glauben, mögen zwei von drei Männern ihren Bauch. In der Tat tut der erotischen Ausstrahlung mancher Männer ein bisschen Bauch keinen Abbruch. Allerdings bevorzugen Frauen instinktiv Männer mit breiten Schultern und einer schmalen Körpermitte, beides archaische Signale hoher Testosteronspiegel und guter Potenz. Die Wissenschaft untermauert diesen Instinkt: Testosteronmangel führt zur viszeralen (Eingeweide-) Fettvermehrung und zur Fettablagerung im Schwellkörper. Also »outen« Sie sich am besten nicht, indem Sie Ihren Bauch stolz vor sich hertragen!

Übrigens: Das Eingeweidefett gleicht einer Eiterbeule, da die viszeralen Fettzellen, wie die Eiterzellen, vier ähnliche Entzündungsstoffe (sogenannte Zytokine) ausschütten. Diese vier Zytokine werden salopp als inflammatorische (Entzündungen verursachende) Viererbande bezeichnet. Entzündungsvorgänge werden als Auslöserfaktoren für Krebs, Arterienverkalkung, Demenz- und rheumatische Erkrankungen angesehen. Interessanterweise »musiziert« diese »Viererband« auch bei anhaltendem Stress, bringt so die Stressreaktion erst richtig in Schwung und nebenbei das Immunsystem aus dem Takt. Leider ist die Melodie keine fröhliche, denn die »Band« löst Depressionen aus nach dem Motto: »The Cytokines sing the blues«.

Ziele einer präventiven Ernährung

Im Gegensatz zur ersten Säule, der Bewegung, weiß heute niemand, ob und durch welche Art von Ernährung man sein Leben verlängern kann. Ein Experiment an Makakka-Affen legt aber nahe, dass es eher die Askese ist, die uns zu Centenarians, besonders langlebigen Menschen, macht: Indem die Kilokalorienzufuhr reduziert wurde, konnte die Lebenszeit der Affen von 17 auf 44 Jahre erhöht, also fast verdreifacht werden.

Versuche dieser Art gibt es nicht an Menschen, wohl aber ist der »Gegenentwurf« auf natürliche Weise bekannt: Diabetes Typ 2 verkürzt Männern das Leben um durchschnittlich 7,5 Jahre, dies ergab erst kürzlich die berühmte Framingham Heart Study. Ursachen waren vor allem vorzeitiger Herzinfarkt und Schlaganfall.

Auch die Lebensqualität wird durch die Zuckerkrankheit beschnitten: 60% der Männer, die an einem manifesten Diabetes mellitus leiden, sind impotent.

Unstrittiges Ziel einer balancierten Ernährung ist also, eine Gewichtszunahme und die Entstehung eines Diabetes mellitus zu verhindern, da der Altersdiabetes zu einer vorzeitigen biologischen Alterung und zum Tod führt.

In diesem Kapitel soll dargelegt werden, warum es dazu individueller Strategien bedarf. Tipps, wie Sie das am besten »hinbekommen«, ohne zu darben, helfen Ihnen, die Strategien praktisch umzusetzen. Weder will ich Sie mit Null-acht-fünfzehn-Ernährungsempfehlungen und Kilokalorientabellen noch sonstigen mehr oder weniger wertvollen Infos langweilen. Die Erforschung des »Nitratgehalts in der roten Rübe bei biologischem Anbau« überlasse ich Ernährungswissenschaftlern. Das kurze Kapitel kann und soll keinen Abriss unseres heutigen Ernährungswissens beinhalten.

! Info

Das metabolische Syndrom

Ein Mann leidet unter einem metabolischen Syndrom, dem »tödlichen Quartett«, wenn folgende Befunde vorliegen:

- bauch- beziehungsweise stammbetonte Fettleibigkeit (Adipositas), entsprechend einem Taillenumfang von ≥ 94 cm,
- ein Nüchternblutzucker von über 100 mg/dl oder ein Diabetes mellitus Typ 2,
- Fettstoffwechselstörungen (Triglyzeride ≥ 150 mg/dl, HDL-Konzentration ≤ 40 mg/dl oder entsprechende Therapie),
- Bluthochdruck (≥ 130/85 mmHg) oder entsprechende Therapie.

Diese Faktoren, von denen jeder einzelne schon ein Risiko für Gefäßerkrankungen darstellt, potenzieren in Kombination das Risiko, eine Herz-Kreislauf-Erkrankung zu erleiden. Das Problem: Lange Zeit verlaufen die Erkrankungen ohne Schmerzen und ohne Symptome, bis es plötzlich zu spät ist. Lassen Sie also Gesundheits-Check-ups durchführen!

Billigkraftstoff in den Tank, Motorschaden vorprogrammiert

Gern macht man die Umstände verantwortlich: Gäbe es die Gelegenheit, sich gesund zu ernähren, würden Sie es ja tun, aber das Kantinenessen macht Ihnen einen Strich durch die Rechnung: Den letzten Salat an der Theke schnappt Ihnen der Kollege weg, die einzige Alternative wäre der Konditor um die Ecke ... oder vielleicht doch lieber eine Leberkässemmel vom Metzger daneben? Zugegeben, es ist nicht leicht, aber es lohnt sich zu hinterfragen, was man sich auf den Teller lädt. Denken Sie über Ihre Ernährung nach, und prüfen Sie, was sich ändern lässt. Gesundheit und Leistungsfähigkeit fangen auf dem Teller vor Ihnen an!

Versuchen Sie vor Ihrer nächsten Präsentation statt dem heißen Hund am Imbissstand doch einmal den Hund auf Seite 75 – nein, das ist kein Kochrezept für Hund süß-sauer, sondern ein Yoga-Asana: Im Gegensatz zum Hotdog bringt dieser Hund das Blut vom Magen ins Gehirn und Sie selber phantastisch »runter«.

Die Bestandteile unserer Nahrung

Unsere Nahrung besteht aus sogenannten Makronährstoffen, das sind Kohlenhydrate, Fette und Eiweiße (Proteine), sowie Mikronährstoffen, das sind Vitamine und Mineralstoffe. Jeder Nährstoff leistet seinen Beitrag zur Gesundheit, entscheidend sind aber Qualität und Menge der Nährstoffe.

KOHLENHYDRATE

Kohlenhydrate (auch Saccharide, Zucker, genannt) sind wichtige Grundnährstoffe, die jeder Mensch benötigt. Besonders kohlenhydratreich sind getreidehaltige Nahrungsmittel, zum Beispiel Brot, Müsli, Reis, Nudeln, Haferflocken, aber auch Gemüse, Obst und Hülsenfrüchte.

Kohlenhydrate sind vor allem Energielieferanten: 1 g Kohlenhydrate entspricht circa 4 kcal. Der Körper verbraucht Energie, benötigt also ständig neue Energie, die über die Nahrung zugeführt werden muss, eben zum Beispiel in Form von Kohlenhydraten. Im Verdauungsprozess werden die Kohlenhydrate aufgespalten und ins Blut abgegeben. Den Blutzuckerspiegel (Zuckerkonzentration im Blut) versucht der Körper in engen Grenzen konstant zu halten, um eine gleichmäßige Energieversorgung der Zellen zu gewährleisten. Was Ihr Körper im Moment nicht braucht, wird in der Leber und den Muskelzellen als Glykogen, der Speicherform des Zuckers, bereitgehalten. Reicht die Energie, die durch den Blutzucker zur Verfügung steht, nicht aus, setzt der Körper Glykogen wieder frei. Ist jedoch der Glykogenspeicher voll, wird der Überschuss an Glukose in Fett umgewandelt und in den Fettdepots gespeichert. Nicht nur Fett macht also fett!

! Info

Der Zucker in den Lebensmitteln

Monosaccharide	Disaccharide	Polysaccharide
Glukose: Obst, Gemüse Fruktose: Obst, Honig Galaktose: Milch	Saccharose: Zuckerrohr, Kartoffeln, Haushaltszucker Laktose: Milch, Milchprodukte Gemüse, Hülsenfrüchte Maltose: Gerste, Bier	Stärke: Getreide, Reis, Hülsenfrüchte Ballaststoffe: Getreide, Obst, Malzextrakt

Das amerikanische Paradox

Das Angebot an Low-fat-Produkten in den USA ist enorm und die Öffentlichkeit für das Thema »Fett in der Nahrung« sensibilisiert. Der Fettanteil in der Nahrung ist in den letzten Jahrzehnten gesunken, dennoch haben gleichzeitig Übergewicht und Fettsucht (Adipositas) in den USA stark zugenommen. Die Ursache: Die Kalorienzufuhr durch einen größeren Anteil an Kohlenhydraten ist allein von 1974 bis 1994 um 15% gestiegen. Fazit: Fettreduzierung als Maßnahme gegen Übergewicht alleine reicht nicht aus!

Die unterschiedlichen Kohlenhydrate

Alle Kohlenhydrate sind aus den gleichen chemischen Bestandteilen zusammengesetzt: Kohlenstoff, Wasserstoff und Sauerstoff. Die Qualität der Kohlenhydrate hängt vom jeweiligen Anteil dieser drei Bestandteile ab. Kohlenhydrate werden unterteilt in verdauliche und unverdauliche Kohlenhydrate. Die verdaulichen können nach ihrer Anzahl an Zuckermolekülen weiter unterteilt werden in:

- Einfachzucker (Monosaccharide): Fruchtzucker (Fruktose), Traubenzucker (Glukose) oder Schleimzucker (Galaktose)
- Zweifachzucker (Disaccharide): Malz- (Maltose), Milch- (Laktose) oder Haushaltszucker (Saccharose)
- Vielfachzucker (Polysaccharide): Stärke

Unverdauliche Kohlenhydrate sind ebenfalls Vielfachzucker (Polysaccharide), zum Beispiel Ballaststoffe.

Kohlenhydrate und der Blutzuckerspiegel

Während die Mono- und Disaccharide fast sofort ins Blut übergehen und als Energie zur Verfügung stehen, müssen Polysaccharide erst aufgespalten werden. Sie erhöhen deshalb den Blutzuckerspiegel nur langsam. Und je langsamer, desto gesünder, denn Ihr Körper kann so mit relativ geringem Aufwand den Blutzuckerspiegel konstant halten. Steigt der Blutzuckerspiegel, schüttet der Körper das Hormon Insulin aus, das in

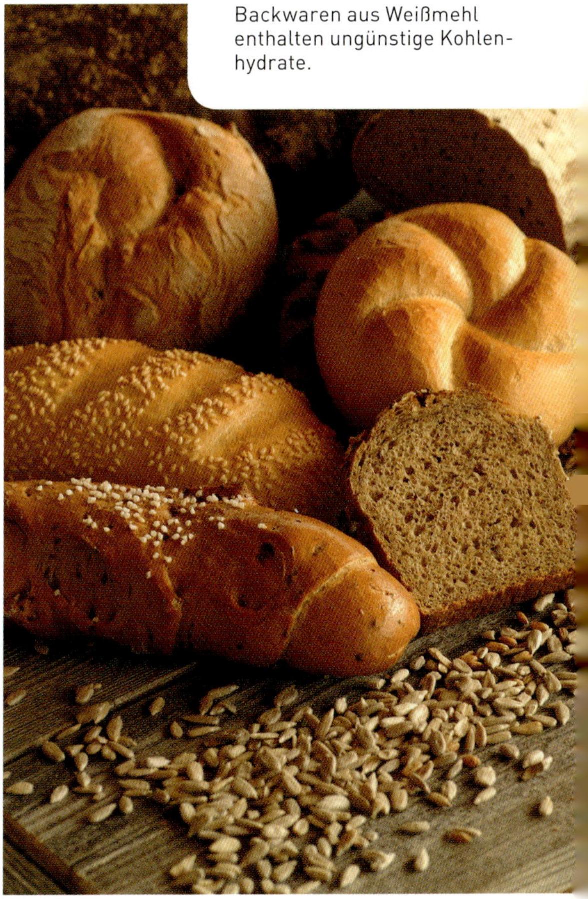

Backwaren aus Weißmehl enthalten ungünstige Kohlenhydrate.

! Info

Insulin – Ein Masthormon

Insulin fördert
- den Transport von Glukose zu allen Körperzellen
- die Verbrennung von Glukose und die Verarbeitung von Glukose in Glykogen in der Leber und in den Muskelzellen
- die Umwandlung von Glukose in Fett in den Fettzellen
- die Bildung und Speicherung von Eiweißen (Muskelaufbau)
- die Umwandlung von Testosteron in Östrogene (weibliche Hormone)

Insulin hemmt
- in der Bauchspeicheldrüse die Bildung des Gegenspielers Glukagon
- den Abbau von Fett

der Bauchspeicheldrüse produziert wird und dem Gehirn automatisch Sättigung signalisiert. Insulin bewirkt, dass verstärkt Glukose in die Zellen aufgenommen und dort als Glykogen gespeichert wird. Um diese Aufgabe zu erfüllen, verbindet sich das Insulin mit speziellen Rezeptoren an den Zellen, den Insulinrezeptoren. Das funktioniert nach dem Schlüssel-Schloss-Prinzip: Die »Tür« in der Zellmembran wird aufgeschlossen, durch die die Glukose in die Zelle gelangt.

Direkter Gegenspieler des Insulins ist das Hormon Glukagon, das bei zu niedrigem Blutzuckerspiegel ebenfalls von der Bauchspeicheldrüse ausgeschüttet wird: Der Speicherzucker Glykogen wird verstärkt aus den Zellen freigesetzt, um Energie bereitzustellen. Bei gesunder Ernährung befinden sich Insulin und Glukagon im Gleichgewicht zueinander. Insulin ist also das (einzige!) blutzuckersenkende Hormon, Glukagon – neben anderen Hormonen – ein blutzuckererhöhendes Hormon.

Je mehr Insulin ausgeschüttet wird, desto mehr Fett wird gespeichert! Deswegen ist es wichtig, dass Sie sich so ernähren, dass der Blutzucker- beziehungsweise Insulinspiegel nur geringfügig ansteigt und wieder sinkt.

Zu viel Insulin im Blut

Wird dem Körper permanent zu viel Zucker zugeführt und wird dieser nicht durch Bewegung verbrannt, so produziert die Bauchspeicheldrüse immer höhere Insulinmengen, um den Zucker in die Muskelzellen zu verfrachten. Über eine gewisse Zeit lässt sich der Zucker im Blut so um den Preis dauerhaft erhöhter Insulinwerte (Hyperinsulinämie) im Normbereich halten. Die hohen Insulinspiegel sind eine Art Gefäßgift, sie richten Schäden an der Auskleidung der Arterienwände an, noch lange bevor die Blutzuckerspiegel messbar erhöht sind und ein Diabetes mellitus (Zuckerkrankheit) diagnostiziert wird.

Die Hyperinsulinämie löst folgende Kaskade von Veränderungen aus und gibt den Startschuss für das Entstehen des metabolischen Syndroms:
- Verschlimmerung der bauchbetonten Fettsucht (Adipositas)
- Anstieg des Blutdrucks
- Anstieg der Blutfettwerte (Folge: Arteriosklerose)

- Veränderung der Blutgefäßinnenwand: Es bilden sich vermehrt arteriosklerotische Ablagerungen, die die Hauptursache für Herzinfarkt, Schlaganfall und arterielle Durchblutungsstörungen, zum Beispiel der Beine, sind.

Die Blutzuckerspiegel steigen als Folge der Insulinresistenz, und der Körper erhält das Signal, dass mehr Insulin produziert werden muss – ein Teufelskreis, der nach unterschiedlich langer Zeit zur Erschöpfung der Bauchspeicheldrüsenzellen und zum Diabetes Typ 2 führt. Diesen Teufelskreis können Sie nicht durch Medikamente, sondern nur durch Bewegung durchbrechen: Durch körperliche Aktivität wird Zucker verbrannt, dies ist das Signal für die Muskelzelle, ihre Türen wieder weit für den Zuckereinstrom zu öffnen. Medizinisch heißt dieser Vorgang »Verbesserung der Insulinsensitivität«.

Die Tragik ist, dass der an Alterszucker erkrankte Mensch in über 90% der Fälle übergewichtig ist und dringend abnehmen muss, um seinen Blutzucker zu senken. Die chronisch hohen Insulinspiegel verlieren aber ihren Sättigungsmechanismus, fördern die Fettneubildung und hemmen den Fettabbau. Ist das Vollbild eines »Alterszuckers« (der jüngste Patient ist in Deutschland fünf Jahre alt) erst mal erreicht, haben Sie schlechte Karten.

Insulin erhöht die Aromatase, ein körpereigenes Enzym, welches Testosteron und DHEA-S (Nebennierenrindenhormon) in Östrogene umwandelt. Die erhöhten Östrogene begünstigen die Entwicklung bestimmter Karzinome (vor allem Darmkrebs) und mindern die Libido.

Sogenannte Isoflavone (Pflanzenstoffe) aus dem Rotklee und aus Soja senken die erhöhten weiblichen Hormone. Bewegung hat den gleichen Effekt.

Übrigens: Besonders langlebige Menschen, die sogenannten Centenarians, zeichnen sich durch besonders niedrige Insulinspiegel aus! Die Entwicklung eines Diabetes Typ 2 ist teilweise genetisch bedingt: Ist ein Elternteil zuckerkrank, liegt die Wahrscheinlichkeit, dass auch Sie daran erkranken, bei 40%. Nutzen Sie regelmäßig Vorsorgeuntersuchungen, insbesondere wenn in Ihrer Familie Fälle von Diabetes Typ 2 oder metabolischem Syndrom aufgetreten sind! Im Zweifelsfall klärt ein Zuckerbelastungstest, ob schon eine gestörte Zuckerverwertung vorliegt.

Nach einigen Jahren stumpft die Muskelzelle gegenüber den erhöhten Insulinspiegeln (Hyperinsulinämie) ab und »macht dicht«. Man nennt das medizinisch »Insulinresistenz«. Ihrem genetischen Schicksal sind Sie jedoch nicht bedingungslos ausgeliefert. Wie Sie Ihr Leben führen, ist entscheidend für Ihr Risiko: Ernähren Sie sich, wie im Folgenden unter »Eiweißtyp« beschrieben, bauen Sie Ihr Übergewicht ab, und bewegen Sie sich täglich!

Gute oder schlechte Kohlenhydrate?

Der Bedarf an Zucker sollte am besten durch möglichst langkettige Kohlenhydrate (Polysaccharide) gedeckt werden, da sie den Blutzucker nur langsam anheben und das Insulin nicht plötzlich nach oben schießen

! Info

Ballaststoffe

Ballaststoffe sind nicht überflüssiger Ballast, wie man früher vermutet hat. Sie quellen im Magen auf und machen dadurch länger satt. Im Darm sorgen Ballaststoffe durch Wasserbindung für eine Zunahme der Stuhlmenge, die auf die Darmwände Druck ausübt und dadurch die Darmbewegung (Peristaltik) anregt.

lassen: Denn genauso schnell, wie das Insulin steigt, sinkt auch der Blutzucker, und es stellt sich schnell, zum Beispiel nach dem Genuss von Weißmehl oder süßem Gebäck, wieder ein Hungergefühl ein, obwohl man doch gerade erst gegessen hat. Komplexere Kohlenhydrate befinden sich in bestimmten Getreidesorten, Gemüse und Hülsenfrüchten. Sie enthalten neben verdauungsfördernden Ballaststoffen auch Vitamine, Mineralstoffe und Spurenelemente, die ebenfalls für Ihren Körper lebenswichtig sind.

Obst – k(ein) Klassiker für die Zwischenmahlzeit

Die meisten meiner Patienten bestätigen, dass sie »beim kleinen Hunger« gerne zu Obst greifen, und dies, obwohl sie tausendmal erlebt haben, dass danach aus dem kleinen Hunger ein ausgewachsener Kühlschranküberfall entstanden ist. In diesem Fall ist nicht das Insulin der Bösewicht, obwohl Fruktose ein Monosaccharid ist, denn Fruktose wird ohne Insulin verstoffwechselt. Es liegt trotzdem nicht an Ihrer Charakterschwäche: Studien zeigen, dass es nach Genuss von Obst zu einem raschen Abfall der Sättigungshormone und einem Anstieg der Hunger auslösenden Botenstoffe kommt. Deshalb: Kombinieren Sie Obst als Zwischenmahlzeit immer mit etwas sättigendem Eiweiß.

Der glykämische Index

Wie schnell und wie hoch der Blutzuckerspiegel nach dem Verzehr eines kohlenhydrathaltigen Lebensmittels (insgesamt 50 g Kohlenhydrate) im Vergleich zu Traubenzucker ansteigt, bezeichnet der sogenannte glykämische Index – kurz GI oder GLYX (siehe GLYX-Tabelle auf Seite 136).
Lebensmittel, die aus einfachen Kohlenhydraten bestehen, lösen einen schnellen und/oder hohen Blutzuckeranstieg aus und haben einen hohen glykämischen Index. Lebensmittel aus komplexeren Kohlenhydraten erhöhen den Blutzuckerspiegel geringfügig beziehungsweise langsam und haben einen niedrigen glykämischen Index. Je langsamer der Blutzucker steigt beziehungsweise je niedriger der GI, desto besser, vor allem für Übergewichtige und Diabetiker!

Ein neues amerikanisches Paradox

Obwohl der Konsum von aus Zuckerrüben hergestelltem Zucker in den USA innerhalb von 30 Jahren (1970 bis 2000) um 35% zurückgegangen ist, ist die Zahl der Übergewichtigen drastisch gestiegen. Als Ursache vermutet man den gleichzeitig um über 1000% (!) angestiegenen Verbrauch von Fruktose in Form von hochkonzentriertem

Fruktose-Mais-Sirup. Fruktose ist ein traditioneller Zuckerersatz für Diabetiker, da zu ihrem Abbau kein Insulin benötigt wird und der GI mit 20 recht niedrig liegt. Sie führt aber, das haben Untersuchungen gezeigt, trotz gleicher Gesamtkalorienzufuhr zu einer Zunahme von Gewicht, Körper- und Leberfett.

Auch in Deutschland enthalten immer mehr industriell produzierte Nahrungsmittel, vor allem Light-Produkte, Fruktose: Sie ist billig und süßt stärker als Glukose oder Saccharose. Achten Sie also genau auf die Inhaltsstoffe Ihrer Lebensmittel! Denn Fruktose wird zwar immer beliebter, macht aber leider auch immer beleibter!

Ein zusätzliches Problem ist die weit verbreitete Fruktoseintoleranz, die oft erst anhand des Auftretens einer Depression erkannt wird.

> **★ Tipp**
>
> Einen »ehrlich« niedrigen GI haben sogenannte Bitterschokoladen mit einem Kakaoanteil von mindestens 70%. Diese sind, in Maßen genossen, gut vereinbar mit einer gesunden Ernährung.

GI macht's möglich: Schokoladenrausch ohne Gewissensbisse?

Dass der GI allein niemals ein Bewertungskriterium für die Güte eines Lebensmittels ist, sieht der Laie schon alleine daran, wie niedrig der GI von Vollmilchschokolade ist.

Schokolade mit hohem Kakaoanteil dürfen Sie ohne schlechtes Gewissen naschen.

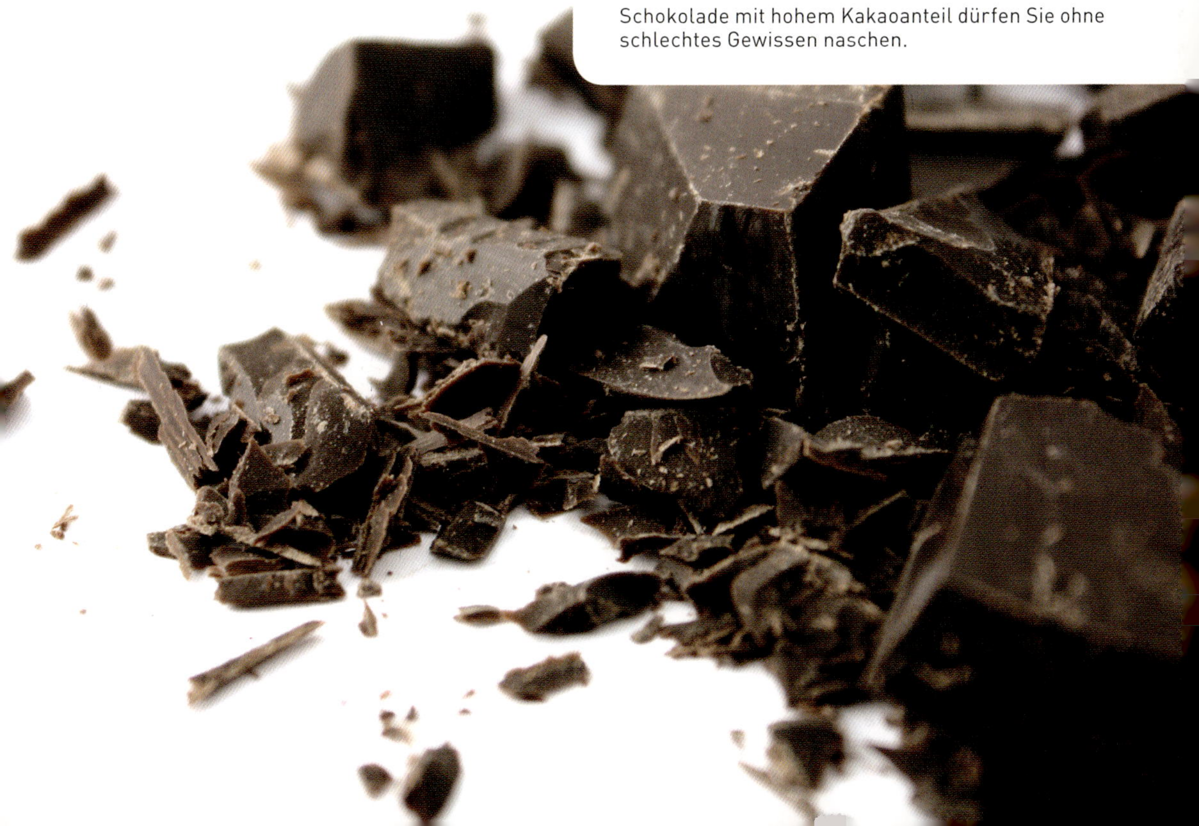

GLYX-Tabelle nach Lebensmittelgruppen

Brot- und Backwaren

niedriger GLYX
Sojabrot mit Leinsamen
Vollkornbrot mit Leinsamen
Roggenvollkornbrot (grobkörnig)
Haferkleiebrot
Mehrkornvollkornbrot (Körner- und Saatenmischung)
Pumpernickel
Vollkornbrot mit Kürbiskernen
Haferkleiekekse und ungezuckertes Hafergebäck
Knäckebrot (ballaststoffreich)

mittlerer GLYX
Vollkornbrot, fein geschrotet
Vollkornknäckebrot
Pitabrot
Bagels
Reiskräcker
Pizzabrot
Pizza mit Käse und Tomaten
Gebäck, Kräcker, Biskuits, Butterkekse

hoher GLYX
Weißbrot/Brötchen
Französisches Baguette
Croissants
Waffeln

Getreide, Teigwaren, Kartoffeln

niedriger GLYX
Getreidekörner (geschrotet)
Bulgur
Vollkornspaghetti
Spaghetti und andere Teigwaren aus Hartweizen
Glasnudeln aus Mungbohnen

mittlerer GLYX
Neue Kartoffeln (Pellkartoffeln)
Basmatireis
Vollkornreis
Wilder Reis
Hirse
Couscous
Mais (Gemüsemais)
Popcorn
Langkornreis (gekocht)
Kartoffelbrei
Gnocchi
Kartoffelchips

hoher GLYX
Kartoffeln, gebacken
Kartoffeln (in der Mikrowelle gegart)
Pommes frites
Kartoffelpulver (Instantprodukt)
Weißer Reis, gekocht

Hülsenfrüchte, Nüsse, Ölsaaten

niedriger GLYX
Sojabohnen
Linsen
Kidneybohnen
Weiße Bohnen
Trockenerbsen
Hülsenfrüchte
Erdnüsse
Mandeln
Walnüsse
Leinsamen
Sonnenblumenkerne
Kürbiskerne
Sesamsaat

Frühstückscerealien und Getreide

niedriger GLYX
Kleieflocken
Vollkornmüsli ohne Zucker
Vollkornhaferflocken
Weizenkeime

mittlerer GLYX
Fertigmüslis mit Zuckerzusatz
Instant-Haferflocken
Porridge, Haferbrei

hoher GLYX
Cornflakes, Pops & Co.

Milchprodukte

niedriger GLYX
Milch
Joghurt
Quark
Kefir
Käse

mittlerer GLYX
Milchprodukte mit viel Zuckerzusatz

Gemüse

niedriger GLYX
Auberginen
Blattsalate
Brokkoli
Chicorée
Grüne Bohnen
Gurken
Kohlgemüse aller Art
Möhren (roh)
Paprika
Pilze
Radieschen/Rettich
Sellerie
Sojasprossen
Spinat
Tomaten
Zucchini
Zwiebeln

mittlerer GLYX
Grüne Erbsen (frisch)
TK oder in Dosen
Möhren (weich gekocht)
Kürbis
Rote Beete
Zuckermais

Obst

niedriger GLYX
Äpfel
Aprikosen
Beeren
Birnen
Grapefruits
Kirschen
Kiwis
Orangen
Pfirsiche
Pflaumen
Trauben

mittlerer GLYX
Ananas
Aprikosen in Dosen
Bananen
Mangos
Melonen
Papayas
Rosinen

Getränke

ohne GLYX
Mineralwasser
Tee und Kaffee ohne Zucker

niedriger GLYX
Apfelsaft
Apfelsaftschorle
Buttermilch
Grapefruitsaft
Orangensaft
Sojadrink
Tomatensaft
Trinkmilch

mittlerer GLYX
Fruchtsaftgetränke, Fruchtnektare
Sportgetränke, zum Beispiel isotonische Drinks
Bier

hoher GLYX
Limonaden

Zucker und Süßes

niedriger GLYX
Fruktose (Fruchtzucker)
Laktose (Milchzucker)
Bitterschokolade (mehr als 70% Kakaoanteil)

mittlerer GLYX
Konfitüre, Marmelade
Schokolade
Müsliriegel
Eiscreme
Honig
Haushaltszucker

hoher GLYX
Traubenzucker
Maltose (Malzzucker)
Maltodextrin (Kohlenhydratkonzentrat)

Dieser niedrige GI lässt sich leicht erklären: die Schnelligkeit, mit welcher der Zucker aus einem Lebensmittel ins Blut schießt, wird durch den vorhandenen Fett- oder Eiweißanteil reduziert. Da Vollmilchschokolade viel Fett enthält, ist ihr GI niedrig. Trotzdem bleibt Vollmilchschokolade ein »Naschmittel« und kein Lebensmittel.

Auf welch wackeligen Beinen das GI-Konzept steht, sehen Sie, wenn Sie sich die Mühe machen, unterschiedliche GI-Tabellen zu vergleichen. Die Angaben variieren zum Teil um 100%.

Das liegt nur zum Teil darin begründet, dass der GI von bestimmten Nahrungsmitteln auch von der Zubereitungsart, der Kochzeit oder dem Reifegrad abhängt. So weisen Nudeln »al dente« einen deutlich geringeren GI auf als »Nudelpampe«, Bananen entwickeln sich mit zunehmendem Reifegrad zu GI-Bomben. Karotten weisen roh einen niedrigen GI auf, gekocht schnellt der GI nach oben – Sie spüren das am süßen Geschmack. Auf der anderen Seite bestehen Kartoffeln – von der Deutschen Gesellschaft für Ernährung (DGE) deshalb immer noch hochgelobt – tatsächlich aus langkettigen Zuckern. Theoretisch wären sie also, wie bereits erwähnt, gesund. Da aber Kartoffeln viel Stärke enthalten, haben sie einen hohen GI. Mit Kartoffeln und Insulin mästet man Schweine – oder aber sich selbst. Meiden Sie deshalb, falls Sie zu Gewichtsproblemen neigen, auf jeden Fall Kohlenhydrate mit einem hohen GI. Ihr Masthormon, das Insulin, bleibt dadurch niedrig. Nehmen Sie den GI jedoch nur als ungefähren Wert.

Eines gilt für alle: Eine Ernährung, die reich an (Haushalts-)Zucker ist, lässt Sie schneller altern als eine ausgewogene Kost mit komplexen Kohlenhydraten! Denn ein Diabetiker, der regelrecht »verzuckert«, ist biologisch in der Regel zehn Jahre älter als ein gesunder Gleichaltriger. Das Ausmaß dieser »Verzuckerung« wird übrigens in der täglichen Laborroutine in Form des sogenannten HbA_{1c}-Wertes gemessen. Er gibt an, wie viel Prozent des roten Blutfarbstoffes Hämoglobin mit Zuckermolekülen versetzt sind, und ist ein hervorragender Indikator für die Höhe der Blutzuckerwerte im Verlauf der letzten vier bis sechs Wochen.

→ Zusammenfassung

- Kohlenhydrate sind wichtige Energielieferanten, die, im Übermaß genossen, zu Fettpolstern führen. Auf das richtige Maß kommt es an!
- Essen Sie komplexe Kohlenhydrate in Form von ballaststoffreichen Vollkornprodukten, die den Blutzucker- und Insulinspiegel niedrig halten.
- Meiden Sie (haushalts-)zuckerhaltige Nahrungsmittel und Weißmehl, denn sie bewirken eine ungesunde Berg-und-Tal-Fahrt des Blutzuckers und ein bald einsetzendes erneutes Hungergefühl mit Fressattacken.
- Lassen Sie fruktosehaltige Diabetiker- oder Light-Lebensmittel gleich im Supermarkt stehen: Sie sorgen für eine Gewichtszunahme!

FETTE

Mit einer Energiedichte von etwa 9 kcal/g ist Fett der wichtigste Energielieferant. Da unsere Ernährung oft zu fettreich ist und wir unseren Energiebedarf schon durch Kohlenhydrate decken, wird das überschüssige Fett in den Fettdepots des Körpers als Energiereserve für »harte Zeiten« gespeichert. Ohne Fette können Sie aber auf Dauer auch nicht (über-)leben, denn sie werden im Körper unter anderem für folgende Funktionen benötigt:

- für die Energiegewinnung und -speicherung
- als Baustein der Zellmembranen
- für den Aufbau der Nerven
- für die Bildung von Hormonen und Vitamin D
- als Isolatoren gegen Kälte
- als Lösungsmittel für die fettlöslichen Vitamine A, D, E, und K, die nur mithilfe der Blutfette über die Darmschleimhaut ins Blut übergehen können
- für die Bildung von Gallensäuren, die für die Fettverdauung erforderlich sind

Fette – von der Nahrung ins Blut

Bei den Fetten, die Sie über die Nahrung aufnehmen beziehungsweise die von Ihrem Körper hergestellt werden, handelt es sich vor allem um Triglyzeride und Cholesterin. Den größten Anteil an Fetten in Nahrung und Körper machen die Triglyzeride aus, die als Energiespeicher dienen. Cholesterin wird mit der Nahrung nur über tierische Lebensmittel aufgenommen, zwei Drittel des Cholesterins stellt die Leber aber selbst her.

! Wichtig

Versteckte Fette

Achten Sie bei der Auswahl Ihrer Nahrungsmittel auch auf versteckte Fette: Wurst, Eier, Käse, Schokolade, Kuchen, Chips und viele andere Nahrungsmittel enthalten ebenfalls Fett! Übrigens: Alkohol besteht aus einer Mischung aus Fett und Kohlenhydraten und ist deshalb sehr »nahrhaft«.

Über die Nahrung gelangen Fette nach verschiedenen Umbauprozessen ins Blut. Ab diesem Moment bezeichnet man sie als Blutfette. Der Hauptbestandteil von Blut aber ist Wasser. Fette lösen sich in Wasser nicht, deshalb werden die Blutfette für den Transport an spezielle Trägerstoffe gebunden, die sogenannten Lipoproteine, die die Blutfette umschließen.

Die wichtigsten Lipoproteine sind:

- LDL (Low Density Lipoprotein)
- HDL (High Density Lipoprotein)

Das LDL transportiert Cholesterin von der Leber zu Körpergeweben, wo es für bestimmte Prozesse wie die Hormonherstellung benötigt wird. LDL kann Cholesterin auch ans Blut abgeben, wo es sich an den Gefäßwänden ablagert (Arteriosklerose!), vor allem bei einem Überschuss an Cholesterin. Deswegen wird es auch – nicht ganz präzise – als das »schlechte« Cholesterin bezeichnet.

Das HDL nimmt überschüssiges Cholesterin auf und transportiert es von den Geweben zur Leber zurück. HDL kann dabei auch

Cholesterin aus arteriosklerotischen Ablagerungen (Plaques) aufnehmen und somit Gefäßablagerungen verringern. HDL, das »gute« Cholesterin, ist also extrem wichtig, um Arteriosklerose und Folgeerkrankungen an Herz und Blutgefäßen einen Riegel vorzuschieben! Jeder Anstieg der HDL-Konzentration um 1 mg/dl kann das Arterioskleroserisiko um 2 bis 3% verringern.

Das »gute« Cholesterin lässt sich durch Änderung der Fettzufuhr im besten Falle konstant halten, zur natürlichen Anhebung des Spiegels haben wir nur den mäßig intensiven, aber möglichst täglich betriebenen Ausdauersport zur Verfügung.

Gesund sind also besonders die Fette, die das LDL senken und das HDL nicht senken, nämlich einfach-ungesättigte Fette (siehe unten). Fette werden nach der Zahl ihrer sogenannten Doppelbindungen eingeteilt in:

- gesättigte Fettsäuren in tierischem Fett (Wurst, Speck, Milchprodukte) und in Palmitinsäure (Kokosfett) – sind schlecht
- Transfettsäuren, die sich überwiegend in gehärteten Fetten (Margarine) und Nahrungsmitteln befinden, die solche enthalten (Speiseeis, Schokoladenüberzug) – sind schlecht
- mehrfach ungesättigte beziehungsweise essenzielle Fettsäuren (Lein-, Sonnenblumen-, Distel- und Fischöl) – sind in Maßen günstig
- einfach ungesättigte Fettsäuren (Oliven-, Rapsöl) – sind sehr günstig

Die Art der zugeführten Fettsäuren wirkt sich auf die oben genannten Lipoproteine aus: Bei vermehrter Zufuhr von Transfettsäuren werden das Gesamtcholesterin und das LDL erhöht, das HDL hingegen sinkt (schlechtestes Szenario).

Gesättigte Fettsäuren lassen das LDL, das Gesamtcholesterin und die Triglyzeride ansteigen und damit auch das Risiko für Arteriosklerose, Herzinfarkt oder Fettsucht.

Mehrfach ungesättigte Fettsäuren senken leider sowohl LDL als auch HDL, wobei die HDL-Senkung den günstigen Effekt der LDL-Senkung partiell aufhebt.

Die ideale Wahl sind einfach ungesättigte Fettsäuren: Sie vermindern das LDL, wäh-

Gehalt an Omega-3-Fettsäuren in Nahrungsmitteln

Nahrungsmittel	EPA-/DHA-Gehalt
100 g Sardine	2 g
100 g Lachs	1,6 g
100 g Hering	2 g
100 g Regenbogenforelle	1 g
100 g Makrele	1,8 g

Nahrungsmittel	Alpha-Linolensäure-Gehalt
30 g Walnüsse	2,6 g
15 ml Rapsöl	1,3 g
30 g Leinsamen	2,2 g
100 g Sojabohnen	0,44 g
15 ml Walnussöl	1,4 g
100 g Tofu	0,26 g

rend das HDL konstant bleibt. Fazit: Nicht nur auf die Reduktion des Nahrungsfetts, sondern auf die Auswahl des richtigen Fettes kommt es an! Machen Sie also einen Bogen um eine fettreiche Ernährung sowie um Nahrungsmittel mit gesättigten Fettsäuren und mit künstlich gehärteten Fetten. Empfehlenswert sind dagegen einfach oder mehrfach ungesättigte Fettsäuren, darunter vor allem die Omega-3-Fettsäuren.

Omega-3-Fettsäuren sind gesund

Omega-3-Fettsäuren zählen zu den mehrfach ungesättigten beziehungsweise essenziellen Fettsäuren, die Sie unbedingt über die Nahrung zuführen müssen, da Ihr Körper diese nicht selbst produzieren kann. Zu den Omega-3-Fettsäuren zählen die Eicosapentaensäure (EPA) und die Docohexaensäure (DHA), die beide in Kaltwasserfischen und in Algen vorkommen.
Zu den Omega-3-Fettsäuren zählt auch die Ð-Linolensäure (ALA), die zum Beispiel in Leinöl vorhanden ist. Zu 10% kann der Körper Linolensäure in DHA und EPA umwandeln.
Omega-3-Fettsäuren senken den Triglyzerid- und LDL-Spiegel, bieten Schutz gegen Herzrhythmusstörungen, Arteriosklerose und Herzinfarkt. Sie wirken entzündungshemmend, antidepressiv und haben einen Muskelaufbaueffekt.
Unsere heutige Ernährung lässt bei den meisten Menschen eine Dominanz der Omega-6- über die Omega-3-Fettsäuren entstehen, was zu vielen entzündlichen chronischen Erkrankungen beiträgt. Essen Sie also mindestens zweimal pro Woche Fisch oder täglich eine Handvoll Walnüsse, und bevorzugen Sie pflanzliche Öle, die Omega-3-Fettsäuren liefern (siehe Kasten auf Seite 139).
Beim metabolischen Syndrom, bei Fettstoffwechselstörungen sowie diversen anderen Erkrankungen (wie zum Beispiel Herzrhythmusstörungen oder Depressionen) können Omega-3-Fettsäuren – in Absprache mit Ihrem Arzt oder Ihrer Ärztin – auch als Nahrungsergänzungsmittel herangezogen werden. Wenn Sie gesund sind und Fisch nicht mindestens 3-mal wöchentlich auf Ihrem Speiseplan steht, profitieren Sie sicher auch präventiv von einer Zufuhr von Omega-3-Fettsäuren.
Bei der Wahl eines geeigneten Produktes sollten Sie unbedingt auf Folgendes achten:

- Reinheit und Natürlichkeit der Rohstoffe
- Reinigung der Rohstoffe von Schwermetallen und Schadstoffen durch ein Mikrodestillationsverfahren
- Bei hochwertigen Omega-3-Produkten werden oftmals ätherische Öle hinzugefügt, die den typischen Fischgeschmack neutralisieren.
- Günstig ist ein im Vergleich zu EPA (Eicosapentaensäure) höherer Anteil an DHA (Docosahexaensäure), denn der Körper kann DHA in EPA umwandeln, aber nicht umgekehrt. Besonders bei Depressionen und M. Alzheimer scheint die DHA-Dosierung von Bedeutung zu sein.

Linolsäure – nicht zu verwechseln mit der Alpha-Linolensäure – zählt hingegen zu den Omega-6-Fettsäuren, die ebenfalls mehr-

fach ungesättigt sind. Da Linolsäure den Spiegel an entzündungsfördernder Arachidonsäure anhebt, sollten Sie den Genuss linolsäurereicher Lebensmittel (Sonnenblumen-, Distel-, Weizenkeim- und Sojaöl) zumindest einschränken. Nehmen Sie stattdessen bevorzugt Lein-, Hanf- oder Rapsöl.
Wie immer macht es die bunte Mischung, das heißt: ein Drittel einfach ungesättigte Fette (vor allem im Olivenöl und Rapsöl), ein Drittel vorwiegend mehrfach ungesättigte Fette (in den meisten Pflanzenölen außer Kokosfett), maximal ein Drittel gesättigte Fette für den Genuss.

! Wichtig

BMI-Werte

Normalgewicht: 19 bis 24,9
Übergewicht: 25 bis 29,9
Fettsucht: > 30

Beispiel: Ein 1,80 m großer Mann wiegt 90 kg. Mit einem BMI von 27,8 ist er also deutlich übergewichtig.

Fettstoffwechselstörungen differenziert betrachten und behandeln

Bei einer Fettstoffwechselstörung sind der Cholesterin- und/oder der Triglyzeridspiegel erhöht. Man unterscheidet:

- Hypercholesterinämie = »zu viel Cholesterin im Blut«: ab einem LDL-Cholesterinspiegel von über 160 mg/dl
- Hypertriglyzeridämie = »zu viel Triglyzeride im Blut«: Triglyzeridspiegel von über 150 mg/dl
- kombinierte Hyperlipidämie = »zu viel Fette im Blut«: Sowohl Cholesterin als auch Triglyzeride sind erhöht.

Leiden Sie an einer meist polygenetisch vererbten Hypercholesterinämie, das heißt zu hohen Spiegeln des schlechten Cholesterins (LDL-Cholesterin), so liegt eine Abbaustörung des Cholesterins in der Leber vor. Das erklärt die begrenzte Wirksamkeit von cholesterinarmen Diäten: Betroffene Patienten sind oft schlank, ernähren sich ausgewogen und treiben Sport. Auch extrem fett- und cholesterinbewusste Ernährung senkt in diesem Fall das schlechte Cholesterin nur um 10 bis 20%, bei vielen Patienten ein Tropfen auf dem heißen Stein. Hier sind zusätzliche medikamentöse Interventionen indiziert.
Die Hypertriglyceridämie ist meist mit einer Erniedrigung des »guten« HDL-Cholesterins assoziiert und gefährlich, weil sie eine Arteriosklerose induzieren kann. Leider hat sich noch wenig »herumgesprochen«, dass dieser Typ von Fettstoffwechselstörung eigentlich eine Kohlenhydrat-Stoffwechselstörung ist und nicht selten der Entwicklung einer Zuckerkrankheit um viele Jahre vorausgeht.
Oft höre ich von Patienten, dass sie nach der Diagnose »zu hohe Triglyzeride« sehr diszipliniert die Nahrungsfette durch kohlenhydrathaltige, äußerst fettarme Lebensmittel ersetzt haben. Welch ein »Frust«, wenn in der Folge die Triglyzeridspiegel noch ansteigen und das HDL-Cholesterin weiter abfällt.

Bei hohen Triglyzeriden wirkt nur eines: konsequente Reduzierung der ungünstigen Kohlenhydrate (kurzkettige und solche mit hohem GI, siehe Tabelle Seite 136) und des Alkohols (Mischung aus Fett und Kohlenhydraten). Konkrete Ernährungsempfehlungen können Sie unter »Der Eiweißtyp« auf Seite 159 nachlesen.

Die üblicherweise nüchtern gemessenen Triglyzeride sind manchmal noch ganz akzeptabel, nach dem Essen schnellen sie bei manchen Patienten jedoch in Höhen, die das Blut quasi »rahmig« erscheinen lassen, nachdem die festen Blutbestandteile abzentrifugiert worden sind. Dieser »Rahm« setzt sich nicht nur in den Blutgefäßen, sondern auch in anderen Organen, insbesondere der Leber, ab, es entsteht (auch ohne dem Alkohol zu frönen) eine Fettleber. Hyper triglyceridämie kann neben täglichem Ausdauertraining im niedrig-intensiven Fettstoffwechselbereich (siehe Kapitel 1, Laktatdiagnostik) und ggf. Gewichtsabnahme hervorragend behandelt werden, indem Sie hoch dosierte und hochgereinigte Omega-3-Fettsäuren (EPA, DHA) einnehmen. Zusätzliche Gabe von hoch dosiertem, in der Freisetzung verzögertem Vitamin B3 hebt das niedrige HDL-Cholesterin an.

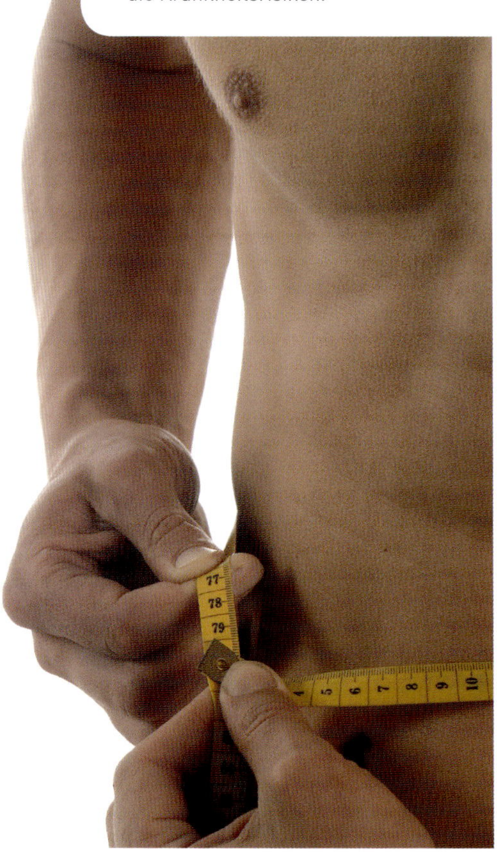
Ein Bauchumfang von >94cm erhöht die Krankheitsrisiken.

Leider verrichten erhöhte Blutfettwerte ähnlich wie Hyperinsulinämie, mäßige Blutzuckererhöhungen und hohe Blutdruckwerte ihr desaströses Werk lange Zeit im Stillen. Es ist sehr schwer, einen Menschen zu einer Ernährungsumstellung und Lifestyleänderung zu bewegen, wenn ihm nichts wehtut. Noch weniger sind viele Menschen zu einer regelmäßigen, präventiven Medikamenteneinnahme zu motivieren.

Weg mit dem Bauchfett!

Ein grobes Maß, Übergewicht zu klassifizieren, ist der sogenannte Body-Mass-Index (BMI). Er lässt sich aus dem Verhältnis von Körpergewicht in Kilogramm zur Körpergröße in Metern im Quadrat errechnen.

Das Problem: Der BMI gibt keinerlei Auskunft über Ihre Body Composition, also über das Verhältnis von Muskel- zu Fettmasse. Da sich gezeigt hat, dass sich besonders Fettdepots im Bauchraum und an den inneren Organen nachteilig auf die Gesundheit auswirken, ist vor allem der dicke Bauch, die Stammfettsucht, zu beachten.

Maßband schlägt Waage um Längen

Der Bauchumfang gibt also – besser als der Body-Mass-Index (BMI) – Auskunft über das Fettverteilungsmuster. Ein erhöhtes Risiko liegt für Frauen bei einem Taillenumfang von über 80 cm vor. Bei Männern beginnt der Risikobereich bei über 94 cm, und zwar nicht nur für Herz und Blutgefäße, sondern auch für die Entstehung eines Diabetes Typ 2. In Deutschland überschreiten übrigens schon circa 30 bis 40% diese Risikoschwelle – oft sogar bei einem normalen oder nur leicht erhöhten BMI! Wussten Sie, dass schon bei einem BMI von 25 das Diabetesrisiko bei Männern um das 2,2-Fache, bei Frauen sogar um das 8,4-Fache erhöht ist? Liegt Ihr Bauchumfang (zwischen Beckenkamm und Rippenbogen bei Atemmittellage gemessen) bei über 100 cm, so empfehle ich, im Kapitel 3 den Fragebogen zur Erkennung von Testosteronmangel auszufüllen. Der hohe Bauchumfang entsteht nicht nur durch äußerliche Fettansammlung auf den Bauchmuskeln, sondern vorwiegend durch »viszerale Fettgewebsvermehrung«, also im Bereich der Eingeweide. Diese Form der »abdominellen« Adipositas korreliert gefährlich und stark mit dem Testosteronmangel. Eine entsprechende Anhebung der Testosteronspiegel in den Normbereich eines gesunden 30-Jährigen unterstützt Sie enorm dabei, das Fett wieder wegzutrainieren.

→ Zusammenfassung

- Fette sind Energielieferanten und (über-)lebensnotwendig.
- Auf die Qualität der Fette kommt es an: Lassen Sie ungesättigte tierische oder künstlich gehärtete Fette (Margarine) weg. Essen Sie einfach und mehrfach ungesättigte Fette, vor allem die in Kaltwasserfischen und Walnüssen vorkommenden Omega-3-Fettsäuren. Unter den pflanzlichen Fetten sind Lein-, Hanf- und Rapsöl die besten Omega-3-Fettsäure-Lieferanten.
- Vermeiden Sie Lebensmittel, die versteckte Fette enthalten: Wurst, Chips, Kuchen, Schokolade, Käse etc.
- Zu viel Fett macht alt und krank: Übergewicht und Fettleibigkeit führen zu Fettstoffwechselstörungen, Arteriosklerose, Diabetes Typ 2 und lebensbedrohlichen Herz-Kreislauf-Erkrankungen.
- Mit einer ausgewogenen Ernährung schlagen Sie diesen Erkrankungen ganz leicht ein Schnippchen: Sie haben es in der Hand beziehungsweise im Mund!

EIWEISSE

Eiweiße (Proteine) sind neben Kohlenhydraten und Fetten der wichtigste Bestandteil unserer Nahrung. Der menschliche Körper besteht zu 15 bis 20 % aus Eiweiß, das einem ständigen Auf- und Abbau unterliegt. Während Fette in der Nahrung auch einmal fehlen können – für diese Zeiten hat der Körper seine Fettdepots –, benötigt der Mensch eine ständige Zufuhr von Eiweiß, da unser Körper Eiweiß weder selbst herstellen noch speichern kann.

Proteine sind Alleskönner

Proteine bestehen aus bis zu 20 verschiedenen sogenannten Aminosäuren. Davon sind acht Aminosäuren essenziell, das heißt, sie müssen mit der Nahrung zugeführt werden. Im Darm werden Proteine durch Enzyme in ihre Bestandteile, eben die Aminosäuren, zerlegt. Diese werden über die Darmwand ins Blut aufgenommen und entsprechend ihren Funktionen im Körper neu zusammengesetzt.

Proteine erfüllen im Körper zahlreiche wichtige Aufgaben:

- als Transportproteine, zum Beispiel für Sauerstoff (Hämoglobin)
- als Speicherproteine, zum Beispiel für Eisen (Ferritin)
- als Bewegungsproteine (Myosin), die in den Skelettmuskeln für die Kontraktion der Muskeln sorgen
- als Strukturproteine, zum Beispiel für Festigkeit und Formbeständigkeit in Sehnen und Muskeln
- als Enzyme und Hormone
- als Antikörper in der Immunabwehr
- bei der Übertragung von Nervenimpulsen

Der Energiegehalt von Eiweiß beträgt in etwa 4 kcal pro Gramm. Die Eiweißzufuhr sollte dem entsprechen, was Ihr Körper braucht. Wie viel Eiweiß der Körper benötigt, hängt wiederum davon ab, welchem Stoffwechseltyp Sie angehören: Auf Seite 160–161 können Sie es herausfinden!

Gerade bei einer Diät ist es wichtig, auf die tägliche Proteinzufuhr zu achten, denn:

- Proteine bewirken im Vergleich zu Fett und Kohlenhydraten eine dreifach höhere Thermogenese, das heißt, der Körper »verschleudert« nach dem Genuss von Proteinen deutlich mehr Kilokalorien in Form von Wärmeproduktion.
- Sie sättigen länger als Kohlenhydrate und Fette: Je mehr Proteine die Nahrung enthält, desto geringer ist die Gesamtkalorienzufuhr, weil Sie weniger Kalorien zu sich nehmen.

! Info

10 Gramm Eiweiß sind enthalten in:

Vollei	80g
Kartoffeln	500g
Rindfleisch	50g
Fisch (Heilbutt)	50g
Sojakäse	125g
Naturreis	135g
Mais	330g
Edamer 45% Fett i.Tr.	40g

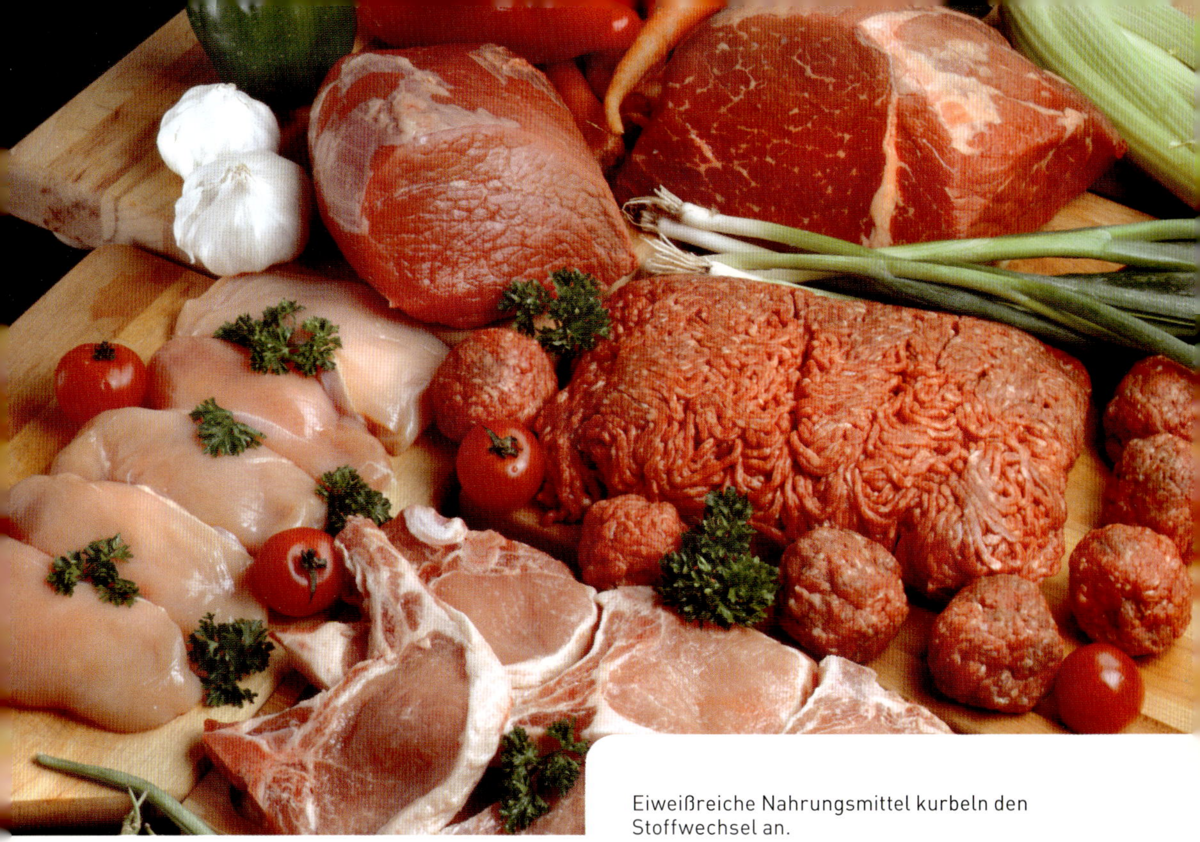

Eiweißreiche Nahrungsmittel kurbeln den Stoffwechsel an.

- Sie erhalten die Muskelmasse.
- Sie stimulieren die Insulinausschüttung deutlich weniger als Kohlenhydrate und werden unter größerem Aufwand in die Fettdepots eingelagert.

Wird jedoch zu viel Eiweiß aufgenommen, wird auch der Eiweißüberschuss als Fett gespeichert, wozu der Körper erheblich mehr Energie als bei der »Bunkerung« von Kohlenhydraten und Fetten verbraucht. Eine dauerhaft überhöhte Eiweißzufuhr kann den Stoffwechsel und die Niere stark belasten und langfristig zu Schäden führen.

Umgekehrt ist auch ein Eiweißmangel nicht gesund, denn dann sinken Muskelmasse, Energieverbrauch, Leistungsfähigkeit und sogar die Widerstandsfähigkeit gegenüber Infektionen. Hierzulande kommt eine Eiweißmangelernährung bei Männern eher selten vor, da die tägliche Fleisch- und Wurstportion für viele immer noch dazugehört. Wenn Sie aber eine Diät machen, wird in der Regel nicht nur die Zufuhr von Kohlenhydraten und Fetten, sondern gleichzeitig die von Eiweiß reduziert. Unangenehme Folge ist, dass Ihre Muskeleiweiße zur Deckung des minimalen Proteinbedarfs (etwa 30 bis 50 g/Tag) abgebaut werden. Der Extremfall einer solchen »Diät« ist das sogenannte Heilfasten, eher ein Unheilfasten, wenn ich es auf die gewünschte Veränderung der Body Composition beziehe. Sie verlieren zwar an Gewicht, aber leider an der falschen Stelle. Das Fett bleibt, wo es ist, Ihre Muskelmasse und -kraft schwinden dahin – und Sie sind durch eine zusätzlich verschlechterte Body Composition »fetter« als zuvor. Da müssen Sie beim Krafttraining

! Info

Die biologische Wertigkeit von Proteinen in Bezug auf Vollei (100)

Ei	100
Kartoffeln	98
Rindfleisch (Muskel)	92
Milch	90
Soja	85
Reis	82
Bohnen	70
Weizenmehl	60

viele Gewichte stemmen, um diesen Verlust wieder auszugleichen. Letzteres löst nämlich einen energetischen Erdrutsch aus, der den Grundumsatz herabsetzt. Dies ist die eigentliche Grundlage des bis zum Abwinken zitierten Jo-Jo-Effektes. »Intelligentes Abnehmen« legt folglich den Augenmerk auf die Zufuhr des minimal notwendigen Proteinbedarfs (in biologisch hochwertiger Form, siehe oben), dieser liegt bei größeren und schweren Männern bei mindestens 50 g/Tag.

Welche Proteine gesund sind

Die Maßeinheit für die Qualität von Eiweiß ist die sogenannte biologische Wertigkeit. Sie gibt an, wie viel körpereigenes Protein (zum Beispiel Muskelgewebe) aus dem aufgenommenen Nahrungsprotein mit dem geringsten Aufwand aufgebaut werden kann. Eier haben als Einzelprotein die beste Aminosäurenzusammensetzung, ihnen wird eine biologische Wertigkeit von 100 zugeordnet. Günstige Proteinkombinationen sind zum Beispiel Weizen und Ei, Ei und Bohnen, Hirse und Soja, Kartoffeln und Ei, durch die die biologische Wertigkeit noch gesteigert werden kann (Kartoffeln und Ei: 140).

Die biologische Wertigkeit gibt Information über die Qualität des Eiweißgehaltes eines Lebensmittels. Davon unterschieden werden muss die Quantität an Eiweiß, die ein Lebensmittel liefert, also der Gesamtproteingehalt. Die Laienpresse scheint hier nicht immer zu differenzieren, nur so ist erklärbar, warum beispielsweise Kartoffeln immer wieder als guter Eiweißlieferant bezeichnet werden. Tatsächlich verfügt das Kartoffeleiweiß über eine hohe biologische Wertigkeit, da es mit 98 fast an die beste Eiweißqualität von Ei heranreicht.

Kartoffeln liefern aber eine vergleichsweise geringe Menge an Eiweiß pro 100 g Gewicht.

Dies wird dann deutlich, wenn wir vergleichen, wie viel Gramm eines bestimmten Lebensmittels Sie zu sich nehmen müssen, um 10 g Eiweiß zuzuführen. Beim Ei sind das 80 g, bei den Kartoffeln 500 g. Wenn man davon ausgeht, dass ein »Eiweißtyp« circa 1,5 g Eiweiß pro kg Körpergewicht pro Tag zu sich nehmen sollte, so wären das bei einem 80 kg schweren Mann rund 120 g Eiweiß pro Tag. Wollen Sie diesen Eiweißbedarf nur durch Kartoffeln decken, müssten Sie 6 kg Kartoffeln pro Tag essen, bei Ei wären das nur 960 g.

Ob ein Eiweiß lieferndes Lebensmittel gesund ist, lässt sich aber weder an der biologischen Wertigkeit noch am Gesamtproteingehalt oder beidem zusammen festmachen. Denn während tierisches Eiweiß meist auch gesättigte Fettsäuren und Cholesterin enthält, senken pflanzliche Proteine (Hülsenfrüchte oder Soja) das Risiko einer übermäßigen Fettzufuhr und liefern parallel dazu wertvolle Kohlenhydrate und Ballaststoffe. Auch hier ist deshalb die Mischung, Kombination und Abwechslung im Speiseplan entscheidend.

Für Übergewichtige: Bevorzugen Sie fettarme Wurst und Milchprodukte, wie zum Beispiel Magerquark! Eine Currywurst enthält zwar auch Proteine, in erster Linie aber vor allem Fett.

Eiweißdrinks

Ergänzend zu einer eiweißreichen Ernährung eignen sich hochwertige Eiweiß-, das heißt Aminosäuredrinks. Diese kann man auch leicht als Mahlzeitenersatz zu sich nehmen. Wenn Sie Ihren Körper mit ausreichend Eiweiß versorgen, kann dieser leichter Fett verbrennen, da ein hoher Grundumsatz aufrechterhalten bleibt.

Bei der Wahl eines geeigneten Produktes sollten Sie auf Folgendes achten:

- hergestellt aus mindestens drei verschiedenen Proteinquellen (zum Beispiel Milch, Molke und Soja)
- mindestens 70 g Eiweiß pro 100 g
- hoher Gehalt an L-Glutamin und den verzweigtkettigen Aminosäuren Leucin, Isoleucin und Valin, da diese nicht nur den Muskelaufbau fördern, sondern auch den Muskelabbau bei lang andauernder körperlicher Belastung minimieren
- fett- und kalorienarm
- ohne Zucker
- Verzicht auf gehärtete Fette
- basische Wirkung

Zusammenfassung

- Die lebensnotwendigen Eiweiße müssen Sie stets zuführen, da Sie keinen Eiweißspeicher haben, auf den Ihr Körper in »Notzeiten« zurückgreifen kann.
- Unterlassen Sie extreme Reduktionsdiäten, die nicht von Ihrem Arzt kontrolliert werden: Bekommt Ihr Körper kein Eiweiß zugeführt, »isst« er sich sozusagen selbst »auf«, indem er das Eiweiß aus den Muskeln abbaut. Und das ist bestimmt nicht der Effekt, den Sie sich von einer Diät erhoffen!
- Bevorzugen Sie mageres Fleisch, fettarme Wurst und Milchprodukte wie Magerquark.
- Gute Proteinbringer sind außerdem: Fisch, Eier, Nüsse, Getreide, Hülsenfrüchte, Sojaprodukte wie Tofu (36% Eiweißgehalt!).
- Zur sinnvollen und einfachen Ergänzung Ihrer Nahrung eignen sich auch sogenannte Eiweißdrinks. Die Auswahlkriterien für ein hochwertiges Präparat finden Sie oben.

MIKRONÄHRSTOFFE

Unter dem Begriff Mikronährstoffe werden Vitamine und Mineralstoffe zusammengefasst, die für die Erhaltung der Gesundheit und die Verlangsamung von Alterungsprozessen wichtig sind. Bei vielen Menschen und insbesondere Männern sieht die tägliche Zufuhr an diesen Stoffen jedoch recht mager aus, Obst und Gemüse stehen viel zu selten auf dem Speiseplan. In Zeiten der Überernährung sind also viele, was die Mikronährstoffe betrifft, regelrecht mangelernährt!

Die Empfehlung der deutschen Gesellschaft für Ernährung lautet: fünf Portionen frisches Obst und Gemüse in möglichst bunten, unterschiedlichen Farben pro Tag.

Ich gratuliere Ihnen, wenn Sie das jeden Tag schaffen!

Und trotzdem nehmen Sie vermutlich nicht einmal das Minimum der für Ihre Gesundheit notwendigen Menge an Vitaminen, Mineralien und Spurenelementen zu sich. Denn unsere Nahrung enthält von manchen Mineralien und Vitaminen nicht mehr die Mengen wie vor 20 Jahren. Ursachen hierfür sind unter anderem ausgelaugte Böden, denaturierte Nahrungsmittel, Überproduktionen sowie Konservierungsmaßnahmen. Wesentliche Vitalstoffverluste entstehen zusätzlich bei langer, ungünstiger Lagerung und falscher Vor- und Zubereitung wie Auslaugen in Waschwasser, langem Kochen oder Braten bei großer Hitze.

Auch ist oftmals eine ausreichende Versorgung mit fünf Portionen Obst und Gemüse im Berufsalltag nicht leicht durchführbar. Außerdem haben Sie auf Seite 134 erfahren, dass Obst, pur gegessen, Hunger auslöst und deshalb als Zwischenmahlzeit nur bedingt geeignet ist.

Die Empfehlung von fünf Portionen Obst wird von den meisten meiner Patienten als Aufforderung zu Zwischenmahlzeiten verstanden und umgesetzt, dies ist zumindest bei bestimmten Stoffwechseltypen wie dem Eiweißtyp (siehe Seite 159) sehr kontraproduktiv für eine Gewichtsabnahme.

Für eine optimale Versorgung zur Gesunderhaltung und Leistungssteigerung kann es deshalb durchaus notwendig und sinnvoll sein, die tägliche Nahrung mit hochwertigen Vitalstoffen aufzuwerten.

Bei der Wahl eines geeigneten Produktes sollten Sie auf Folgendes achten:

- Herstellung aus rein natürlichen Rohstoffen (Pflanzen, Obst und Gemüse)
- hoch dosierte Basisversorgung aus sämtlichen Vitaminen, Enzymen, Spurenelementen und Mineralien
- keine isolierten, synthetischen Vitamine
- Kaltherstellungsverfahren zum Erhalt der Enzym- und Vitaminwirkung
- hohe Bioverfügbarkeit durch eine Trägersubstanz aus sekundären Pflanzenstoffen und Enzymen
- Verzicht auf künstliche Zusatzstoffe (Farb-, Geschmacks- und Konservierungsstoffe, schädliche Süßstoffe)
- gentechnikfreier Anbau

VITAMINE

Vitamine sind organische Verbindungen, die der Körper nicht selbst herstellen kann, die aber lebensnotwendig für einen funk-

Info

Vitamine

Wasserlösliche Vitamine	Fettlösliche Vitamine
Vitamin B1, B2, B6, B12	Vitamin A
Niacin	Vitamin D
Folsäure	Vitamin E
Pantothensäure	Vitamin K
Biotin	Vitamin C

tionierenden Stoffwechsel sind. Es werden wasser- und fettlösliche Vitamine unterschieden: Die wasserlöslichen können aus der Nahrung direkt ins Blut übergehen und im Falle einer Überdosierung (eine normale Nierenfunktion vorausgesetzt) problemlos ausgeschieden werden. Die fettlöslichen benötigen für die Aufnahme Nahrungsfette und werden bei Überdosierung im Körperfett gespeichert.

Die Aufgabe von Vitaminen besteht darin, die Verwertung von Nährstoffen zu regulieren, das heißt für deren Ab- beziehungsweise Umbau zu sorgen. Somit dienen sie auch der Energiegewinnung. Vitamine stärken das Immunsystem und sind unverzichtbar beim Aufbau von Zellen, Blutkörperchen, Knochen und Zähnen. Jedes einzelne Vitamin erfüllt bestimmte Aufgaben.

Viel hilft – manchmal – viel!

Die Schutz- oder Präventionswirkung von bestimmten Vitaminen ist wissenschaftlich (noch?) nicht eindeutig erwiesen, die Studienlage dazu ist extrem uneinheitlich – bei der Schwierigkeit des Sujets allerdings auch nicht verwunderlich. Dass synthetische Vitamine keine »Smarties« sind, die Sie nach Lust und Farbe »einwerfen« können, zeigt eine ältere Studie an Rauchern: Die hoch dosierte Einnahme von synthetischem Vitamin A, C und E erhöhte bei ihnen im Falle des Vitamins A das Lungenkrebsrisiko, anstatt es zu senken. Das Vitamin E zeigte keine Wirkung.

Eine neue Studie an 35 000 Männern im Alter ab 50 Jahren wurde im Jahre 2008 vorzeitig abgebrochen, da sich durch die Einnahme von entweder 400 IU Vitamin E oder 200 yg Selen oder von beiden Präparaten im Vergleich zu Placebos leider eine leichter Anstieg der Prostatakarzinome ergeben hatte. Auch die Zahl der Diabetesfälle war tendenziell erhöht.

Eine weitere, Anfang 2009 publizierte Studie, die an knapp 15 000 US-Ärzten im Alter über 50 Jahren durchgeführt wurde, von denen knapp 10% eine Krebsdiagnose in der Vorgeschichte hatten, verlief ebenfalls enttäuschend: Die Ärzte hatten über einen Zeitraum von durchschnittlich 8 Jahren entweder Vitamin E (400 IU alle zwei Tage) oder Vitamin C (500 mg täglich) eingenommen. Beide synthetischen Vitamine konnten sie weder vor einem Prostatakarzinom noch vor anderen Krebserkrankungen schützen.

Im Falle des Vitamin E kommen in der Natur vier verschiedene Formen, sogenannte Tocopherole, vor und zusätzlich vier Tocotrienole. Letztere sind der antikanzerogenen und antioxidativen Wirkung der Tocopherole sogar überlegen. Im Falle einer synthetischen Vitamin-E-Gabe wird aber

> **! Wichtig**
>
> Nehmen Sie auf keinen Fall synthetische Vitamine nach dem »Gießkannenprinzip« zu sich. Finden Sie gemeinsam mit Ihrem Arzt heraus, welche Vitamin- und Mineralstoffmängel bei Ihnen vorliegen, und versuchen Sie zuerst, diese über die Ernährung oder natürliche Nahrungsergänzungsprodukte auszugleichen. Wenn das, wie im Fall von Vitamin D, nicht funktioniert, lassen Sie sich gezielt Vitamin-, Mineral- und Nahrungsergänzungsprodukte empfehlen.

nur ein einziges der vier Tocopherole und keines der Tocotrienole zugeführt.

Es mag deshalb nicht verwundern, dass sich die günstige Wirkung von hohem Obst- und Gemüsekonsum in Bezug auf das Arteriosklerose-, Krebs- und sogar Alzheimerrisiko durch synthetische Vitamine nicht nachahmen lässt. Das dürfte zusätzlich auch daran liegen, dass in Obst und Gemüse Tausende von sogenannten sekundären Pflanzeninhaltsstoffen (Bioflavonoide, Carotinoide, Anthocyanine, oligomere Proanthocyane etc.) enthalten sind, die in synthetischen Vitaminpillen nicht vorkommen und die einen hohen gesundheitlichen Wert besitzen.

Wenn Sie also Obst zum Beispiel aufgrund des hohen Fruktosegehalts nicht in großen Mengen essen können oder wollen und sich Ihr Appetit bei Gemüse immer auf dieselben drei Sorten beschränkt, dann ist vielleicht ein ergänzendes Vitalstoffpräparat, das aus möglichst vielen Obst- und Gemüsesorten sowie Kräutern besteht, eine sinnvolle Nahrungsergänzung für Sie.

Auch gibt es harte Fakten, die zeigen, dass circa 90% der deutschen Bevölkerung an Folsäuremangel, rund 60% an Vitamin-D-Mangel und bis über 90% an einem nicht optimalen Vitamin-D-Spiegel leiden. Optimale Vitamin-D-Spiegel werden zurzeit bei etwa 75 ng/ml angesiedelt, sind aber noch nicht abschließend geklärt.

Trotzdem propagiert die DGE (Deutsche Gesellschaft für Ernährung) weiterhin, dass mittels eines Ernährungsregimes, das täglich fünf bis zehn Portionen Obst und Gemüse umfasst, ein Vitamin- und Mineralstoffmangel zu verhindern sei. Welch utopische Vorstellung das ist, zeigt die Datenlage zur Vitamin-D-Versorgung. Ein Vitamin-D-Mangel führt zu keinen unmittelbar spürbaren körperlichen Mangelerscheinungen oder Krankheiten. Dass er ein Risikofaktor ist, 20 oder 30 Jahre später eine Osteoporose zu entwickeln, hat sich bereits herumgesprochen. Noch neu und erschreckend ist folgende Erkenntnis: Erwachsene mit 25-OH-D3-Spiegeln (Vorläufermolekül des Vitamin D) unter 20 ng/ml haben ein dreifach erhöhtes Risiko für Darmkrebs. Auch Prostata-, Brust- und Eierstockkrebs werden durch zu niedrige Vitamin-D-Spiegel begünstigt.

In letzter Zeit häufen sich interessante neue Studienergebnisse zum Thema Vitamin D: Ein zu niedriger Spiegel begünstigt Immun- und Muskelschwäche, Arthrose und Depressionen. Die Winterdepression wird auch in den Zusammenhang mit den saisonal besonders niedrigen Vitamin-D-Spiegeln gebracht. Das Risiko, an einer Herz-Kreislauf-Erkrankung oder generell zu versterben, ist bei Menschen mit besonders niedrigen Spiegeln im Vergleich zu denen mit einem besonders hohen Wert verdoppelt. Eine Studie fand eine Verbindung zwischen einer reduzierten Telomerenlänge (Basenfolge am Ende der Chromosomen, die keine Erbinformation birgt) und niedrigen Vitamin-D-Spiegeln, was einer um fünf Lebensjahre reduzierten Lebenserwartung entsprechen soll. Nach heutigen Vorstellungen ist die Lebenserwartung nämlich umso höher, je länger die Telomere in einem bestimmten Alter noch sind.

Viele meiner Patienten haben trotz einer hohen Sonnenlichtexposition, welche die Vitamin-D-Bildung begünstigt, deutlich zu niedrige Spiegel. Dies liegt auch mit an einem vererbten schlechten Vitamin-D-Rezeptor, durch den wenig Vitamin-D-Vorstufen in den Körper aufgenommen werden.

Die Messung des Vitamin-D-Spiegels gehört in den ärztlichen Praxen derzeit noch bei Weitem nicht zur Routine. Liegt bei dem Patienten bereits eine Osteoporose vor, wird in Deutschland üblicherweise zwischen 400 und 800 IE (Internationale Einheiten) Vitamin D pro Tag über Medikamente zugeführt. Eine optimale Versorgung benötigt, zumindest bei älteren Menschen und solchen mit schlechtem Vitamin-D-Rezeptor, allerdings oft 4000 bis 10 000 IE pro Tag. Diese mit der Nahrung zuzuführen, wie von der DGE behauptet, ist schier unmöglich.

Ob wir in den nächsten 20 Jahren mehr Klarheit bezüglich der Art und Höhe der optimalen Vitamin- und Mineralstoffzufuhr erhalten werden, bleibt zu bezweifeln.

Übrigens ist sogar an den Blutwerten nur bedingt ablesbar, wie gut ein Körper mit einem bestimmten Mineral oder Vitamin versorgt ist. Denn die im Blut gemessenen Werte spiegeln nicht in allen Fällen wider, was in der Zelle selbst vorhanden ist.

MINERALSTOFFE

Mineralstoffe sind anorganische Verbindungen. Sie müssen über die Nahrung aufgenommen werden, da Ihr Körper sie nicht selbst herstellen kann, sie aber für viele wichtige Stoffwechselprozesse benötigt werden. Beispielsweise müssen Sie Jod für die Produktion von Schilddrüsenhormonen zuführen. Jeder Mineralstoff erfüllt also ganz bestimmte Aufgaben im Körper, vom Farbensehen bis zur Hautregeneration. Eine ausgewogene Ernährung wirkt also Alterserscheinungen wie abnehmender Sehkraft oder Faltenbildung entgegen!

Wie bei den Vitaminen sollten Sie versuchen, Ihren täglichen Bedarf an Mineralstoffen über das Essen abzudecken. Ähnlich wie bei anderen Blutwerten gilt es bei der Vitamin- und Mineralstoffbestimmung zwischen Normalwerten und Optimalwerten zu unterscheiden. Liegen bestimmte Risikofaktoren, Erkrankungen oder Medikamenteneinnahmen vor, so sollte überprüft werden, ob der betreffende Spiegel optimal ist.

Hier ein paar Beispiele:

- Selen bei Schilddrüsenproblemen, Krebs, entzündlichen sowie allergischen und rheumatischen Erkrankungen

- Jod bei Schilddrüsenunterfunktion
- Magnesium nicht nur bei Muskelkrämpfen, sondern auch bei Bluthochdruck (entspannt die glatte Gefäßmuskulatur und senkt Blutdruck)
- Zink bei Hormonmangel, häufigen Atemwegsinfekten und Akne
- Chrom bei Diabetes mellitus
- Co-Enzym Q10 (Vitamin) bei Burnout-Syndrom und Diabetes mellitus. Durch die Einnahme von CSE-Hemmern wird im Körper vermehrt Q10 verbraucht, weshalb eine Substitution in diesen Fällen dringend notwendig ist. Darüber hinaus lässt die körpereigene Produktion ab dem 40. Lebensjahr nach. Eine ausreichende Aufnahme über die Nahrung ist dann nur sehr schwer möglich.
- GSH (intrazelluläres Glutathion), eine vom Körper selbst hergestellte Schwefelverbindung und der wichtigste Schutzstoff für die Mitochondrien. Niedrige Spiegel kommen vor bei Krebserkrankungen, Schadstoffbelastung, hohem oxidativen Stress, Neigung zu Viruserkrankungen, Diabetes mellitus.

Die hoch dosierte therapeutische Gabe von Vitaminen wie Vitamin C und Q10, Selen, Zink etc. sowie diversen Nahrungsergänzungsprodukten erobert sich auch in Deutschland langsam, aber sicher ihren Platz in der Schulmedizin. Von Immunschwächen über Allergien bis hin zu rheumatischen Erkrankungen lassen sich heute viele chronische Probleme erheblich lindern. Diese Therapien gleichen aber medikamentösen Interventionen und gehören in ärztliche Hand.

ANTIOXIDATIVE STOFFE

Viele Faktoren des modernen Lebens, wie hoher Druck, Stress, UV-Licht, Ozon, Zigarettenrauch und Smog, aber auch zu hartes Training, lösen im Körper den sogenannten oxidativen Stress aus: In den »Kraftwerken« der Zelle, den Mitochondrien, bilden sich freie Radikale. Diese freien Radikale sind instabil und dadurch extrem reaktionsfreudig: Sie wollen eine schnelle Verbindung zum Beispiel mit der Erbsubstanz oder Partikeln an der Zellwand eingehen, um wieder in einen stabilen Zustand zu kommen. Das hat zur Folge, dass Krebszellen entstehen beziehungsweise aufgrund der Schädigung der Zellwand die ganze Zelle zerstört wird. Der Alterungsprozess wird beschleunigt, gesundheitliche Schäden sind die Folge.

In den Kampf gegen die freien Radikale können Sie bestimmte Stoffe schicken, die aufgrund dieser Funktion unter dem Begriff »Antioxidativa« zusammengefasst werden:

- Vitamin C
- Vitamin E
- Provitamin A (Betacarotin, pflanzlicher Naturfarbstoff)
- Selen
- Coenzym Q10
- Gluthation
- Cystein
- Alpha-Liponsäure
- Flavonoide (wasserlösliche Pflanzenfarbstoffe), darunter Vitamin P (oligomere Procyanidine, OPC)
- Ellaginsäure

Diese Stoffe verhindern die Bildung dieser freien Radikale und entschärfen die bereits

Antioxidativa in der Nahrung

Vitamin C	Hagebutte, Acerola-Kirsche, Zitrusfrüchte, Sanddorn, Kiwi, Paprika
Vitamin E	pflanzliche Öle, Vollkornprodukte, Blattgemüse
Provitamin A	sehr viele Obst- und Gemüsesorten, besonders gelb-orangenes Obst und Gemüse (Aprikosen, Karotten, Kürbis) und dunkelgrünes Gemüse (Spinat, Brokkoli)
Selen	eiweißreiche Lebensmittel: Fleisch (besonders Innereien), Fisch, Milch, Eier, Sesam, Kokos- und Paranüsse
Coenzym Q10	Rind-, Schaf-, Lammfleisch, Fisch, Eier
Glutathion	Avocado, Wassermelone, Spargel, Kartoffeln, Orangen, Tomaten, Brokkoli, Zucchini, Spinat
Cystein	Zwiebeln, Lauch, Lachs, Garnelen, Geflügel, Rindfleisch, Soja, Weizenkeime
Alpha-Liponsäure	Spinat, Kartoffeln, rotes Fleisch
Bioflavonoide	Äpfel, Beeren, Trauben, schwarzer und grüner Tee, Gingko
Ellaginsäure	Granatapfel, Himbeeren, Erdbeeren, Brombeeren, Walnüsse

vorhandenen. Das Besondere an diesem sogenannten antioxidativen Netzwerk ist aber, dass sie sich, nachdem sie freie Radikale »gefangen« und sich dadurch chemisch verändert haben, gegenseitig wieder in ihre Urform zurückbilden können und somit wieder verfügbar sind.

Dem höchsten oxidativen Stress sind die Mitochondrien ausgesetzt, da hier Sauerstoff in Energie umgesetzt wird. Der wichtigste Schutzstoff für die Mitochondrien ist das intrazelluläre Glutathion (GSH), welches nach oraler Aufnahme aber nicht in die Zelle gelangt. Deshalb müssen bei einem Mangel die Einzelbausteine zugeführt werden, aus denen die Zelle selbst ihr Glutathion herstellt. Die dazu benötigten Aminosäuren L-Glutamin und Glycin sind in der Regel ausreichend in der Nahrung vorhanden, aber an der wichtigsten Aminosäure Cystein herrscht oft ein limitierender Mangel. Sie können bei einem nachgewiesen niedrigen Blutspiegel an GSH das Cystein in den dafür benötigten hohen Dosierungen kaum über die Nahrung zuführen. Eine Alternative ist der Einsatz von N-Acetylcystein (ACC), einem in Deutschland zur Schleimlösung zugelassenen Medikament. Unterstützt wird die GSH-Produktion durch die Alpha-Liponsäure, eine Substanz, die seit Langem als Therapeutikum gegen die neurologischen Spätschäden bei Diabetes mellitus verwendet wird. Eine potenzierende Wirkung hat die zusätzliche Einnahme von L-Carnitin, einer kleinen Eiweißverbindung, die die Fettsäuren in die Mitochondrien transportiert und zusammen mit der Alpha-Liponsäure die Radikalbildung dort sehr effektiv hemmt.

Bitte lassen Sie sich von Ihrem Arzt beraten. Eine Bestimmung des GSH-Spiegels wird nicht routinemäßig durchgeführt, bei

schlechtem Immunsystem, Krebserkrankungen (auch in der Familie), hoher Schadstoffbelastung, Stress oder schweren chronischen Erkrankungen ist eine solche aber zu empfehlen.
Gewöhnen Sie sich einen Lebensstil an, der den oxidativen Stress abbaut; achten Sie auf eine Ernährung, die Antioxidativa enthält! Aber: Freie Radikale haben nicht nur eine negative Seite, sondern auch eine Schutzwirkung: Sie sind beispielsweise bei der Zerstörung von Krankheitserregern wie Bakterien und Viren sowie von entarteten Zellen mitbeteiligt. Wichtig ist also, dass sich freie Radikale und antioxidative Stoffe im Gleichgewicht zueinander befinden, denn zu viele Antioxidativa schädigen wiederum das Immunsystem und verhindern die Zerstörung von entarteten Zellen, fördern also das Krebsrisiko!

→ Zusammenfassung

- Ohne Vitamine und Mineralstoffe können Sie nicht überleben.
- Essen Sie drei große Portionen Gemüse und zwei bis drei Portionen Obst pro Tag, und ergänzen Sie Ihre Nahrung gegebenenfalls mit hochwertigen, natürlichen Vitalstoffen.
- Besonders wichtig für Gestresste sind die antioxidativen Stoffe als Radikalenfänger, die vor allem in Obst, Gemüse, Milch, Kartoffeln, Fleisch, Fisch, Nüssen, Haferflocken, Getreide, Hülsenfrüchten und Algen enthalten sind.
- Eine Basisversorgung mit hochwertigen, natürlichen Vitalstoffen ist heutzutage durchaus sinnvoll. Darüber hinaus kann eine gezielte Bestimmung von Blutspiegeln einzelner Vitamine und Mineralien durch Ihren Arzt erfolgen, um spezielle Mängel durch Ernährungsumstellung oder zusätzliche Vitalstoffe auszugleichen.

Nahrungsmittelallergien und -unverträglichkeiten

Die klassische allergische Reaktion auf Nahrungsmittel ist eine Sofortreaktion unmittelbar nach Verzehr des Nahrungsmittels, sie geht oft einher mit Hautreaktion, Zungenschwellung etc. bis hin zu einem allergischen Schock. Vermittelt wird diese allergische Reaktion durch das Immunglobulin IgE. Von den Allergien sind sogenannte Nahrungsmittelunverträglichkeiten zu unterscheiden, die mit einer erheblichen zeitlichen Verzögerung zum Verzehr des Nahrungsmittels ablaufen und dadurch kaum als Ursache für Beschwerden erkennbar sind. Diese Unverträglichkeiten sollen zu den Immunreaktionen gehören, die durch Immunglobulin G vermittelt werden. Nahrungsmittelunverträglichkeiten kommen besonders häufig auf Getreide- und Milchprodukte vor. Bei manchen Menschen äußern sie sich als starke Gewichtsschwankungen auf der Waage, die durch Ess- und Trinkexzesse oder erhöhte Kochsalzzufuhr nicht erklärbar sind. Ein medizinisches Erklärungsmodell ist, dass der Körper als eine Art »Alarmreaktion« vermehrt Cortisol (körpereigenes »Cortison«) ausschüttet. Das erhöhte Cortisol führt zur Wasserspeicherung im Körper, mehrere Kilo Gewichtsschwankungen von Tag zu Tag sind die Folge. Bei Verdacht können Sie sich auf Nahrungsmittelunverträglichkeiten testen lassen, um die entsprechenden Lebensmittel wegzulassen. Diese Tests sind in der Schulmedizin allerdings sehr umstritten. Aber: Wenn Patienten die als unverträglich getesteten Nahrungsmittel weggelassen haben, hat das, allerdings nur bei einem kleinen Prozentsatz, zu einer Gewichts- und »Wasser«abnahme von über 10 kg in vier Wochen geführt, und dies bei unveränderter Energiezufuhr.

Schwierigkeiten nach Konsum von Milchprodukten mit Symptomen wie Blähungen oder Durchfall können ihre Ursache auch in einem Defekt des Laktose, spaltenden Enzyms, der sogenannten Laktase haben: Die meisten Erwachsenen verfügen über keine ausreichenden Spiegel dieses Enzyms. Sie können vorsichtig die Menge an zugeführter Laktose erhöhen. Alternativ können Sie vorvergorene Milchprodukte wie Kefir und Joghurt und bestimmte Käsesorten wählen, bei denen der Milchzucker schon »vorverdaut« ist. Eine sinnvolle Alternative ist, die Milch- durch Sojaprodukte zu ersetzen. Soja enthält wertvolle Isoflavone (pflanzliche Stoffe), die sich günstig auf Ihre Prostatagesundheit auswirken. Die fehlende Calciumzufuhr können Sie leicht durch den Genuss von Mineralwassersorten mit einem Calciumgehalt von mindestens 500 mg/l kompensieren.

Eine Stabilisierung des Darmes durch die regelmäßige Einnahme einer umfassenden Basisversorgung sowie Resveratrol oder OPC (oligomeren Procyanidinen) kann auch zu einer verminderten Allergiebereitschaft führen.

Ernährungsempfehlungen

Natürlich sollen die Kilos purzeln. »Weg mit dem Speck« ist deshalb meist das Motto, wenn man(n) sich Ernährungsempfehlungen zu Gemüte führt. Das ist aber längst nicht alles: Mit einem Gewichtsverlust geht gleichzeitig immer auch ein Energiegewinn einher! Bei einer gesunden Ernährung geht es also um weit mehr als nur das Abnehmen: Lebensfreude und Energie sollen wachgerufen und gefördert, das Potenzial Mann ausgeschöpft werden: Man(n) wird fitter auf allen Ebenen. In diesem Sinne geht es auch nicht darum, sich quälen zu müssen, um gesund zu leben, sondern darum, gesund zu leben, um sich nicht quälen zu müssen. Wenn Sie mithilfe unseres Fragebogens Ihren Stoffwechseltyp erkannt haben (siehe Seite 160–161) und dadurch mit Ihrem Körper gehen, nicht gegen ihn, wird Ihnen die Veränderung Ihrer Essgewohnheiten auch nicht schwerfallen.

WELCHE NÄHRSTOFFE MAN(N) WIRKLICH BRAUCHT

Wie sieht die gesunde Ernährung aus? Es gibt leider auch hier keine Pauschalempfehlungen. Essen dient zunächst einmal der Versorgung mit Nährstoffen, das ist aber nicht alles, denn schließlich will man ja auf Genuss nicht verzichten! Anderenfalls könnten Sie sich täglich drei Tuben Astronautennahrung »reinziehen«, und alles wäre geregelt. Wie immer gilt auch im Bereich Ernährung: Alles in Maßen!

In den vergangenen Jahrzehnten gab es immer wieder verschiedene Theorien, wie sich ein ausgewogener Speisezettel zusammensetzen sollte. Die bekannteste Empfehlung stammt von der Deutschen Gesellschaft für Ernährung (DGE). Sie propagiert seit über 20 Jahren folgende prozentuale Verteilung der Gesamtenergiezufuhr:

- 55 bis 58% durch vor allem langkettige Kohlenhydrate
- maximal 30% durch Fett
- 12 bis 15% durch Eiweiß

Die tägliche Nahrung soll reichlich Kohlenhydrate, fünf Portionen Gemüse und Obst pro Tag, Eiweiß in Form von Milch und Milchprodukten, maximal 80 g Fett und zweimal pro Woche Fisch, Fleisch und Ei enthalten. Dabei darf man sogar beliebig viele gesunde langkettige Kohlenhydrate (Kartoffeln, Nudeln oder Brot) zu sich nehmen, wenn man gleichzeitig den Fettanteil beim Essen reduziert.

Beispielsweise empfiehlt die DGE den täglichen Konsum von 5 bis 7 Scheiben Brot (200 bis 350 g), einer Portion Reis oder Nudeln (75 bis 90 g Rohgewicht) und 4 bis 5 Kartoffeln (250 bis 300 g). Das Problem an dieser Nährstoffverteilung ist leider: Nicht nur Fett macht fett, sondern auch ein Überschuss an Kohlenhydraten. Wie Sie wissen, landet das Überangebot an Glukose, vor allem wenn Sie sich wenig Bewegung verschaffen, in den Fettdepots. Der Teller voll Spaghetti mit Tomatensoße, den sich Marathonläufer am Abend vor dem großen Lauf auf den typischen Nudelpartys zu Gemüte führen, ist für diesen Zweck genau das Richtige. Aber wenn Sie keine Gelegenheit haben, den Brennwert dieser Nudeln wieder abzulaufen, lassen Sie lieber die Gelegenheit aus, bevor die Spaghetti auf Dauer als hübsche »Rettungsringe« Ihres Bauches zu sehen sind!

Gegen die DGE-Empfehlungen habe ich schon deshalb meine Bedenken, weil sie »eine für alle« darstellen, was der Natur des Menschen widerspricht. Lesen Sie im folgenden Kapitel, warum eine Pauschalempfehlung ihre Wirkung verfehlt.

Ich behaupte, dass mindestens 40% bis 60% der Menschen, nämlich diejenigen, die spätestens mit 50 Jahren ein manifestes metabolisches Syndrom entwickeln, mit diesen Empfehlungen schlecht beraten sind.

FALLBEISPIEL

Sonja und Peter – die »Paardiät« aus medizinischer Sicht

Sonja und Peter kennen sich seit ein paar Jahren und besuchen regelmäßig meine Aerobicstunden. Sonja ist eine von Natur aus gertenschlanke Frau mit deutlich definierten, aber schmalen Muskeln. Peter ist der pyknische Menschentyp, kräftig gebaut mit erstem Fettansatz im Bauchbereich. Peter wünschte sich von mir einen individuellen Trainingsplan wegen seiner Rückenschmerzen. Beim zweiten Gespräch in der Praxis sprach Sonja die Gewichtsprobleme ihres Mannes an. Sie hätte ihren Mann gerne wieder so schlank wie vor drei Jahren, als sie heirateten und zusammengezogen sind.

Sie selbst dürfe alles in Mengen essen, aber ihre Bemühungen, Peter mit ihrer gesunden Kost und Küche »abzuspecken«, seien gescheitert. Peter danke ihr ihren Einsatz durch viel Liebe – und einer steten Gewichtszunahme.

Nach Auswertung der über acht Tage geführten Ernährungsprotokolle von Peter war alles klar: Diese zeigten in der Tat eine sehr gesunde Ernährung mit Akzent auf langkettigen Kohlenhydraten und fettarmer Zubereitung. Eiweißhaltige Lebensmittel kamen auf dem Speiseplan eher als »Ausrutscher« vor oder wenn Peter alleine aß. Pech für Peter: Seine Sonja gehört dem sogenannten Kohlenhydrattyp (siehe Seite 159) an, Peter war aber aufgrund seiner Konstitution, seines überproportional am Bauch sitzenden Fettes und der Laborwerte schnell als ein klassischer Eiweißtyp (siehe Seite 159) zu identifizieren. Durch die kohlenhydratlastige Ernährung seiner Frau war er zur Gewichtszunahme geradezu verdammt.

Nach einer vierwöchigen Umstellung auf eine Eiweißtyp-gerechte Kost (siehe unten) hatte er nicht nur ohne jegliches Hungern die erwünschten fünf Kilo abgenommen, sondern berichtete auch über erheblich mehr Energie und Lebensfreude. Die für den Eiweißtyp charakteristischen Blutzuckerschwankungen durch zu viel Kohlenhydratkonsum und das Fehlen des für diesen Stoffwechseltyp so wichtigen Kraftspenders Eiweiß ließen ihn vorher oft arg in den Seilen hängen.

Fazit: Sie müssen sich nicht gleich von Tisch und Bett trennen, die Ernährungsgewohnheiten Ihrer Partnerin sollten Sie aber nicht unkritisch übernehmen. Auch wenn Frauen in puncto Gesundheitsmanagement de facto mehr Kompetenz besitzen. Jeder Mensch ist und isst besser anders.

DIE DREI STOFFWECHSELTYPEN

Vielleicht wundern Sie sich manchmal: Ihr Kollege verputzt seit Jahren zum Abendessen regelmäßig einen Berg Nudeln und legt noch einen satten Nachtisch nach, erscheint am nächsten Morgen putzmunter bei der Arbeit und bleibt unverschämterweise dabei auch noch schlank. Bei Ihnen dagegen schlägt sich diese Völlerei sofort auf die Rippen.

Warum die Natur so ungerecht ist? Die Lösung: Ihre Leistungsfähigkeit und damit Ihre Gesundheit hängen nicht nur von Ihren Essgewohnheiten ab, sondern vor allem davon, wie Sie was verstoffwechseln. Sie gehören eben einem anderen Ernährungs- beziehungsweise Stoffwechseltyp an, was bedeutet, dass Sie ganz andere Dinge als Ihr Kollege benötigen, um schlank und fit zu bleiben (siehe Bericht »Sonja und Peter – die ›Paardiät‹ aus medizinischer Sicht«).

Angesichts der erschreckenden Übergewichtsepidemie streiten sich die Ernährungswissenschaftler weltweit und anhaltend um das Thema, sind »low carb« (wenig KH) oder »high carb« (viel KH) Diäten besser, um abzunehmen. Es bilden sich die reinsten Lager angesichts einer nicht ganz einheitlichen Studienlage und der folglich bis heute nicht im Konsens entschiedenen Frage.

Meiner Erfahrung nach beruht dieser Dissens auf einer ganz simplen Tatsache, die – aus welchem Grund auch immer – bisher wissenschaftlich noch nicht einmal ernsthaft diskutiert wird.

Es gibt zumindest, wie am Beispiel Sonja und Peter demonstriert, zwei Extreme an »Ernährungstypen«. Sie unterscheiden sich eklatant in ihrer Verstoffwechselung von Kohlenhydraten:

- Der sogenannte **Kohlenhydrattyp** kann Kohlenhydrate gut »wegstecken«, also verbrennen.
- Für den sogenannten **Eiweißtyp** sind Kohlenhydrate ein Mastmittel par excellence, er aktiviert seinen lahmen Stoffwechsel am besten mit hoher Eiweißzufuhr.

Auf Seite 160–161 können Sie sich mithilfe eines Fragebogens einem der folgenden drei Typen zuordnen:

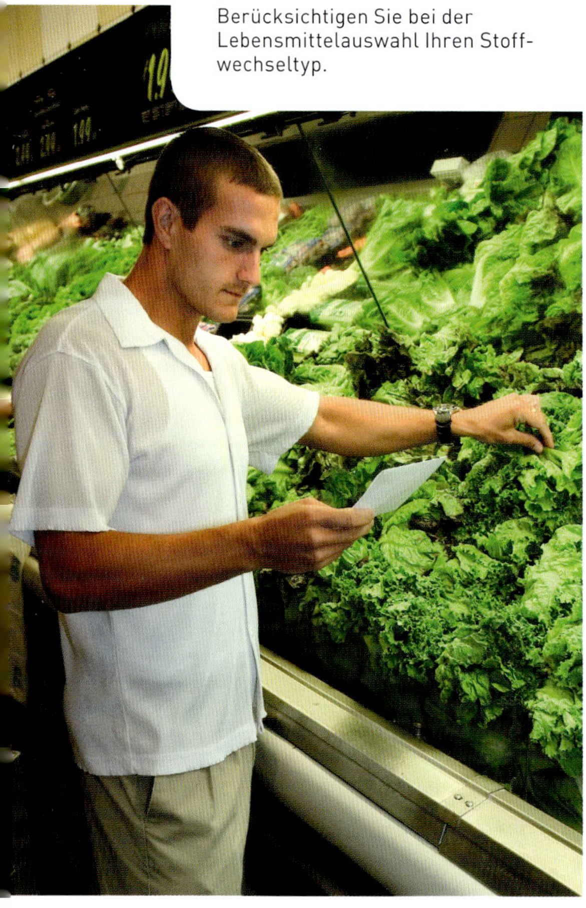

Berücksichtigen Sie bei der Lebensmittelauswahl Ihren Stoffwechseltyp.

- Der **Kohlenhydrattyp** kann viel essen, verträgt die kohlenhydratreiche Kost gut und entwickelt deshalb selten Gewichtsprobleme – sein Grundumsatz ist hoch. Solange er sich ausreichend bewegt, nicht zu viel Fett zu sich nimmt und bei den Kohlenhydraten die Zufuhr von kurzkettigen nicht übertreibt, wird er von allen beneidet. Hinweise auf ein metabolisches Syndrom finden sich bei diesem Typ nicht, es treten auch keine Heißhungeranfälle auf. Des Rätsels Lösung für das recht ungehemmte Essvergnügen dieses Stoffwechseltyps ist: Die Hyperinsulinämie als Fettfalle schnappt bei ihm nicht zu. Da 40 bis 60% der Menschen über 50 Jahre ein metabolisches Syndrom aufweisen, findet sich dieser Typ in höherem Alter immer weniger. Er ist deshalb keine Garantiekarte für lebenslanges Schlemmen, die Wahrscheinlichkeit ist relativ hoch, dass Sie im Laufe der Jahre zum Eiweißtyp »mutieren«. Dann höre ich den schon erwähnten Spruch: »Ich weiß gar nicht, warum ich in den letzten fünf bis sieben Jahren über 10 kg an Gewicht zugenommen habe, ich esse genauso viel und genau das Gleiche wie früher.« Eben!!

- Der **Eiweißtyp** verstoffwechselt Kohlenhydrate sehr viel schlechter und wird bei Bewegungsmangel und überreicher Versorgung mit schlechten Kohlenhydraten und solchen mit hohem glykämischen Index schnell dick. Fast alle übergewichtigen Menschen zählen zu den Eiweißtypen, unsere typisch kohlenhydratlastige Ernährung wird ihnen zum Verhängnis: Sie nehmen auf die ungünstigen Kohlenhydrate so schnell zu, weil sie lange unbemerkt mit ständig erhöhten Spiegeln des Masthormons Insulin herumlaufen. Erst nach vielen Jahren entwickeln sie ein erkennbares metabolisches Syndrom. Der Eiweißtyp fährt besonders bei »pur« gegessenen Kohlenhydraten eine ständige Blutzuckerachterbahn. Er wird dadurch schlapp und ist nie anhaltend satt und zufrieden. Nur eine konstante, gleichmäßig über den Tag verteilte Eiweißzufuhr liefert dem Eiweißtyp lang anhaltende Sättigung und Energien. Übrigens: Wenn sich dieser Stoffwechseltyp an die DGE-Empfehlungen hält und dabei keinen extremen Ausdauersport betreibt, kann er in vier Wochen locker 10 kg an Gewicht zunehmen.

- Der **Mischtyp** liegt zwischen den beiden Extremen und hat dadurch etwas mehr Spielraum in der Nahrungsauswahl.

Wichtig ist also besonders für den Eiweißtyp, rechtzeitig herauszufinden, dass er dieser »Spezies« angehört. Falls Sie bereits unter Alterszucker oder hohen Triglyzeriden leiden, gehören Sie eindeutig zum Eiweißtyp. Unser Fragebogen und die Anmerkungen zu richtungsweisenden, grenzwertigen Laborwerten sollten Ihnen helfen, sich einzuordnen.

FRAGEBOGEN

Zu welchem Stoffwechseltyp gehören Sie?

1. Kann ich, wenn ich Süßes esse,	
mich leicht beschränken?	A
schlecht damit aufhören?	B
2. Ich fühle mich auch noch nach Stunden energiegeladen und satt,	
wenn ich zum Mittagessen Spaghetti mit Tomatensoße	A
Putenschnitzel mit Reis und Salat	B
gegessen habe.	
3. Ich habe öfter Heißhungerattacken: nein	A
ja	B
4. Bei diesen Nahrungsmitteln nehme ich schneller zu:	
Rindsteak, Fisch	A
Brot, Kartoffeln, Nudeln	B
5. Meine Eltern oder Geschwister sind an einem metabolischen Syndrom erkrankt:	
nein	A
ja	B
6. Mein Taillenumfang beträgt:	
< 94 cm	A
> 94 cm	B
7. Mein Blutdruck liegt (ohne Therapie) bei:	
< 130/85 mmHg	A
> 130/85 mmHg	B
8. Meine Nüchternblutzuckerwerte sind:	
< 90 mg/dl	A
> 100 mg/dl	B
9. Meine Triglyzeride liegen nüchtern gemessen bei > 100 mg/dl:	
nein	A
ja	B
10. Meine HDL-Cholesterin liegt nüchtern gemessen bei < 45 mg/dl:	
nein	A
ja	B
11. Mein HbA_{1c}-Wert beträgt > 5,5%:	
nein	A
ja	B

Auswertung

Falls Ihnen ein Laborwert (wie HbA_{1c}-Wert) nicht bekannt ist, lassen Sie die Frage weg. Wenn Sie bei den meisten Antworten B angekreuzt haben, sind Sie sicher ein Eiweißtyp. Falls Sie eine ausgewogene Mischung von beiden Antworten aufweisen, sollten Sie überprüfen, ob Sie die B-Antworten bei Frage 1 bis 5 gegeben haben. Wenn dies so ist, haben Sie wahrscheinlich die Veranlagung zu einem Eiweißtyp. Aufgrund unterschiedlicher, günstiger Faktoren wie zum Beispiel noch junges Alter, günstige Ernährung, viel Bewegung haben sich die typischen negativen »B-Veränderungen« aus Frage 6 bis 11 bei Ihnen (noch) nicht manifestiert.

Überwiegen bei Ihnen die A-Antworten bei Frage 1 bis 5, gehören Sie eher zu den Kohlenhydrattypen, die Fragen 6 bis 11 dürften dann überwiegend auch mit A beantwortet worden sein. Der Mischtyp hat in den Fragen 1 bis 5 ein ziemlich ausgewogenes Verhältnis.

Anmerkung: Die Unterscheidung in Eiweiß- und Kohlenhydrattyp entspricht meiner persönlichen Vorgehensweise und nicht dem heutigen Standard der Ernährungswissenschaft. Falls Sie sich noch nicht im Klaren sind, hilft Ihnen unter Umständen Folgendes: Manche Laborwerte wie Blutzucker und -fette sind gerade noch innerhalb des »Normbereichs«, sie zeigen aber bei kritischer Betrachtung schon frühzeitig eine Veranlagung für ein metabolisches Syndrom.

Da Ausdauertraining die Triglyzeridwerte und die Zuckerwerte deutlich nach unten und das HDL-Cholesterin nach oben »fährt« – das ist Teil seiner präventiven Wirkung –, müssten für Ausdauersportler eigentlich andere Normwerte entwickelt werden. Sind in diesem Fall bestimmte Laborparameter an der oberen oder unteren Normgrenze, weist das umso mehr auf ein drohendes metabolisches Syndrom hin. Einiges davon findet bereits seinen Niederschlag im Fragebogen.

Folgende Werte sind »grenzwertig« und als Hinweis auf einen Eiweißtyp zu werten:

- HbA_{1c} (»Langzeit-Zuckerwert«) > 5,5% (normal bis 6,0)
- Nüchtern-BZ > 80 mg/dl (normal bis 100)
- Nüchtern-Triglyzeride > 90 mg/dl (normal bis 170)
- HDL-Cholesterin bei sporttreibenden Männern < 50mg/dl (normal bis 40)
- GPT erhöht und die GOT übersteigend (Leberenzyme, sogenannte Transaminasen, zeigen in dieser Konstellation eine Leberverfettung an)

Weitere Parameter:

- Vorzeitiger und/oder für das Alter zu ausgeprägter Abfall des Testosteron
- Neigung zu Bauchansatz schon in jungen Jahren (zwischen 30 und 40 Jahren)

Anmerkung: Grenzwertige Blutzucker und HbA_{1c}-Werte können und sollen mithilfe eines Zuckerbelastungstests (Trinken von 75 g Glukose und anschließende Messung des Anstieges des Blutzuckerwertes über zwei Stunden) abgeklärt werden. Besonders aussagekräftig sind gleichzeitige Messungen des Insulinspiegels. Sogar im Falle noch normaler Blutzuckeranstiege zeigt sich durch erhöhte Insulinspiegel bereits eine gestörte Glukoseverwertung im Sinne der beschriebenen fatalen Hyperinsulinämie (siehe oben). Wird diese mittels des Tests extrem frühzeitig erkannt, können eine entsprechende Lifestyleveränderung gemäß des »Balance auf vier Säulen«-Konzeptes und eventuell eine medikamentöse Prophylaxe den Ausbruch des Diabetes mellitus um Jahre bis Jahrzehnte verzögern.

Nun können Sie sich als Eiweißtyp leider nicht einfach schnell durch Genmanipulation zum Kohlenhydrattypen machen, um fleißig weiterzuessen, was Sie schon immer gern gegessen haben. Wieder einmal kommt es auf Sie selbst an. Nutzen Sie die neu gewonnene Erkenntnis, und sehen Sie Ihren Typ nicht als genetisches Schicksal, sondern die Erkenntnis als Chance, rechtzeitig gegenzusteuern.

Der Eiweißtyp sollte den Akzent also auf Eiweiße legen, aber auf fettarme! Streichwurst, fettes Fleisch und Currywurst enthalten zwar auch Proteine, aber leider vor allem Fett. Greifen Sie auf fettarme Milch, Käse und andere Milchprodukte zurück und vor allem: Vergessen Sie die tägliche Bewegung nicht.

Für die » Zahlenorientierten«

In Prozentzahlen ausgedrückt, lassen sich je nach Stoffwechseltyp im Schnitt bestimmte Anteile in Prozent an kcal (siehe Kasten unten) für eine ausreichende Nährstoffversorgung angeben:

Vorsicht: Hier wird es komplizierter, als Sie denken: Nachdem es sich bei den Prozentangaben nicht um Gewichts-, sondern um Kilokalorienanteile handelt und Fett mehr als doppelt so viel Kilokalorien liefert wie Eiweiß und Kohlenhydrate, können Sie nicht einfach die Grammzahlen der drei Nahrungsmittelarten in Relation setzen. Etwas vereinfacht, können Sie aber die Fettkalorien auf das Doppelte ansetzen und dürfen dann prozentual in Gewichtsanteilen etwa die Hälfte essen. Beispiel für den Eiweißtyp: Sie dürfen maximal 30 % der Kilokalorien in Fett zu sich nehmen, das entspräche in Gewichtsanteilen grob 15 %. Aus meiner Ernährungsberatungserfahrung empfehle ich Ihnen: Leichter geht es, wenn Sie sich einfach an unsere konkreten Ernährungsvorschläge für Frühstück, Mittag- und Abendessen halten (ab Seite 170).

ENERGIEVERBRAUCH – WANN MAN(N) ZULEGT

Sicher haben Sie das auch schon festgestellt: Als 20-Jähriger konnten Sie essen, was Sie wollten, und sind trotzdem nicht dick geworden. Und ob Sie sich sportlich betätigt haben oder nicht, war eigentlich egal. Ab 30 war das schon etwas anders, und seit Sie 40 sind, ist der Unterschied nicht mehr zu leugnen.

Warum werden wir im Laufe der Jahre schneller dick?

Der Gesamtenergiebedarf eines Menschen setzt sich aus Grundumsatz, Aktivitätsumsatz und Energieverbrauch durch Wärmeerzeugung (Thermogenese) zusammen. Alle drei Komponenten sinken mit jedem Tag, den Sie älter werden. Der Grundumsatz (die Anzahl an Kalorien, die der Körper in Ruhe benötigt, um seine Funktionen aufrechtzuerhalten) sinkt, weil die Muskelmasse und stoffwechselaktive Hormone abnehmen.
Im Laufe der Jahre werden wir immer »sesshafter«, das heißt, viele sportliche Aktivitäten und eine gewisse motorische Unruhe der Jugend verlieren sich mehr und mehr, der sogenannte Aktivitätsumsatz sinkt.

Stoffwechseltyp	Eiweiß in kcal	Fett in kcal	Kohlenhydrate in kcal
Kohlenhydrattyp	25%	15%	60%
Eiweißtyp	40%	30%	30%
Mischtyp	30%	20%	50%

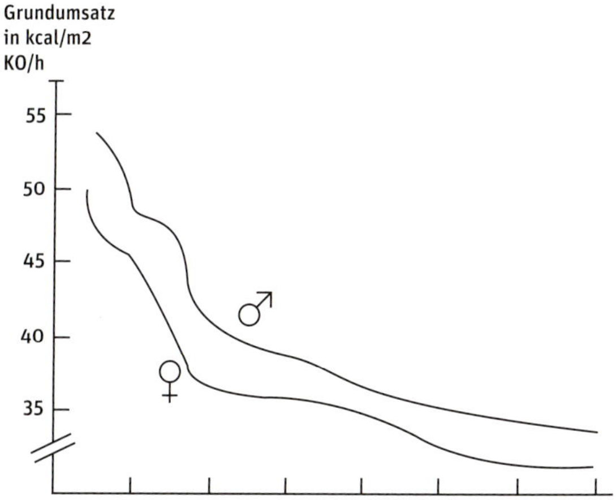

Abnahme des Grundumsatzes ohne körperliche Aktivität

Der Körper verwendet einen Teil der aufgenommenen Nahrungsenergie zur Wärmebildung, der Thermogenese. Im Laufe eines Lebens setzt man jedoch nach der Nahrungsaufnahme einen immer geringeren Teil der Kalorien in Körperwärme um, was besonders für Übergewichtige gilt. Der Energieverbrauch durch Thermogenese hängt nämlich von der Größe der Muskelmasse ab, folglich nimmt auch die Thermogenese parallel zum sinkenden Grundumsatz ab.

Diese Verluste in allen drei Komponenten des Gesamtenergieverbrauchs addieren sich über das Jahr zu beträchtlichen Energieüberschüssen, falls Sie dem täglich fallenden Energiebedarf nicht durch geringere Kilokalorienzufuhr Rechnung tragen. Dies spiegelt sich in dem tausendmal gehörten Statement meiner Patienten wider: Ich esse nicht mehr und anders als früher und verstehe nicht, warum ich laufend zunehme.

Was können Sie tun?

Da der Grundumsatz bei unserer heutigen Lebensweise zum Teil 75% des Gesamtenergiebedarfs ausmacht, ist seine Höhe und Beeinflussung ausschlaggebend.

Die Höhe des Grundumsatzes ist von der Muskelmasse, aber auch von anderen Faktoren wie genetischer Veranlagung, Geschlecht, Körpergröße und hormoneller Lage (zum Beispiel der Schilddrüsenhormone, die den Grundumsatz ankurbeln) abhängig.

Folgende Faustformel wird zur Berechnung des Grundumsatzes verwendet:

370 + (21,6 × Gewichtsanteil der fettfreien Masse) = Anzahl der Kalorien, die pro Tag für die Körpergrundfunktionen nötig sind (kcal/Tag).

Beispiel: Ein 35-jähriger Mann, 70 kg, davon 14 kg Fettanteil, hat folgenden Grundumsatz: 370 + (21,6 × 56) = 1579 kcal/Tag.

Der gleiche Mann hat als 60-Jähriger bei gleichbleibendem Gewicht, aber geschwundener Muskelmasse zum Beispiel 20 kg Fettanteil, diesen Grundumsatz:

370 + (21,6 × 50) = 1450 kcal/Tag.

! Wichtig

Wenn Sie abnehmen wollen, ist eine Ernährungsumstellung in Kombination mit Ausdauer- und Krafttraining der Weg zum Ziel. Eventuell benötigen Sie zusätzlich eine Hormonersatztherapie (siehe Kapitel 3).

Isst dieser Mann also genauso weiter wie bisher, wird er durch den Energieüberschuss von 129 kcal pro Tag beziehungsweise 47 085 kcal pro Jahr 6,7 kg im Jahr zunehmen!

An Genetik und Körpergröße können wir nichts ändern, aber je mehr Muskulatur wir durch Training aufbauen, desto mehr Kalorien verbrauchen wir auch in Ruhe und buchstäblich im Schlaf. Gleichzeitig bedarf es für einen effektiven Muskelaufbau nicht nur eines Krafttrainings in einer ganz bestimmten Intensität, sondern auch einer ausreichenden Eiweißzufuhr. Die körpereigenen anabolen (aufbauenden) Hormone Wachstumshormon, Testosteron und DHEA-S (siehe Kapitel 3) müssen noch ausreichend zur Verfügung stehen.

KAMPF DEM ÜBERGEWICHT

Sich gut und knackig fühlen und gleichzeitig einen Bauch vor sich herschieben? Machen Sie sich nichts vor, beides zusammen geht nicht. Haben Sie erst einmal über die Jahre an Gewicht zugelegt, sollten Sie sich zunächst klarmachen, dass dieser Bauch nicht über Nacht gekommen ist und daher auch – leider! – nicht über Nacht wieder verschwinden wird. Nur mit einer gezielten Strategie kommen Sie hier weiter. Es nützt nichts, auf einen Schlag radikal mit all Ihren Essgewohnheiten zu brechen, denn das halten erfahrungsgemäß die wenigsten durch. Die Umstellung auf eine eiweißtypgerechte Ernährung sollte nicht plötzlich geschehen, sondern einen Prozess darstellen. Der Ernährungsplan, den Ihr Arzt mit Ihnen ausarbeitet, ist in ein ganzheitliches Konzept eingebettet und unterstützt Sie auf Ihrem Weg. Er kann und muss sich sogar immer wieder an Ihren Fortschritten messen lassen und entsprechend modifiziert werden. Bis zu Ihrem nächsten Termin beim Arzt versuchen Sie es schon einmal selbst mit den folgenden Maßnahmen.

Die Empfehlung, ein Ernährungsprotokoll zu führen, wird einige Leser dazu animieren, mir das Buch geistig an den Kopf zu werfen. Just do it, überspringen Sie die ersten beiden Schritte, und öffnen Sie das Buch wieder auf Seite 170, um konkrete Essensvorschläge für jede Tagesmahlzeit zu verinnerlichen. Keine Angst, Sie müssen sich nicht mit Einkaufslisten und Kochrezepten herumschlagen: »I'll keep it simple and easy.«

Vorlage für Ernährungsprotokoll

Datum: ________________ Wochentag: ________________

Zeit	Nahrungsmittel / Getränke	Situation/ Ort	Tätigkeit	Stimmung/ Anlass

Schritt 1: Ein Ernährungsprotokoll führen

Schreiben Sie einfach einmal unreflektiert auf, was Sie wann in welcher Menge und warum essen. Sie werden staunen, wie sehr sich Ihre Einschätzung davon, was Sie essen, von der Realität unterscheidet – natürlich vorausgesetzt, Sie schummeln nicht. Legen Sie dafür ein Heft nach dem Muster unten auf Seite 164 an, und führen Sie Ihr Ernährungsprotokoll möglichst ehrlich. Nur wenn Sie sich über Ihre Gewohnheiten wirklich Klarheit verschaffen, haben Sie auch einen Nutzen davon – das Glas Wein oder die Tafel Schokolade »vergessen« gilt nicht! Spielen Sie einmal Ihren eigenen »Big Brother«, und überwachen Sie sich selbst mit kritischem Blick: Ein Zeitraum von einer Woche oder zehn Tagen reicht schon aus, um Klarheit über sein Essverhalten zu entwickeln. Übrigens: Es ist nicht die Intention eines Ernährungsprotokolls, Ihre Essgewohnheiten zu verändern, ganz im Gegenteil, diese sollen ja erst einmal möglichst unbeeinflusst analysiert werden. Aber Sie werden selbst sofort bemerken: Schon allein das »Aufschreiben« jedes Lebensmittels und Getränks, das in Ihren Mund wandert, bewirkt ein bewussteres Essverhalten. Und bewusster bedeutet zugleich, dass Sie auch weniger und »besser« essen werden!

Schritt 2: Das Protokoll auswerten

Das Ergebnis wird Sie höchstwahrscheinlich in Erstaunen versetzen: Schon in den ersten Tagen könnte ans Licht kommen, dass Sie in den wenigsten Fällen etwas essen, weil Sie hungrig sind, sondern weil das letzte Meeting extrem langweilig war, die leckeren Süßigkeiten gerade vor Ihrem Platz standen, weil Ihre Arbeit der letzten Wochen völlig umsonst war, Termine geplatzt sind, der Chef mal wieder ausgerastet ist – kurz, weil Sie frustriert sind. Und wie Sie aus (leidvoller) Erfahrung wissen, beruhigt Essen, hebt die Stimmung, gibt (kurzfristig) Energie und reduziert Stress – ist also zunächst etwas Gutes. Aber Sie merken es ja selbst: Die süße Befriedigung wirkt nur kurz, umso länger aber spüren Sie die Folgen für Ihr Gewicht. Also: Ändern Sie Ihre Frusttaktik, und lassen Sie Ihren Ärger nicht an sich selbst aus. Sie müssen ihn auch nicht an Ihrem Chef auslassen. Fordern Sie ihn lieber zu einer Mittagstrainingsrunde auf.

Als Nächstes nutzen Sie die Erkenntnisse, die Sie über sich aus dem Ernährungsprotokoll gewinnen, für eine genauere Analyse: Es ist für einen Laien nur unter größtem Aufwand möglich auszurechnen, wie viel Prozent der Kilokalorien der jeweilige Eiweiß-, Fett- oder Kohlenhydratanteil ausmachen. Das liegt vorwiegend daran, dass Kohlenhydrate und Eiweiße nur ungefähr halb so viel an Kilokalorien liefern wie die Fette. Aber Sie müssen sich auch nicht mit Rechnungen plagen – bei der Auswertung der Ernährungsprotokolle meiner Patienten tue ich es in der Regel auch nicht. Völlig ausreichend ist, sich ein Bild über die qualitative Zusammensetzung der einzelnen Mahlzeiten zu machen. Oft sieht man dann sofort, was genau die Pfunde auf die Waage bringt. So kann man die wichtigste Frage in

Richtung einer konstruktiven Ernährungsumstellung beantworten: Welche besonders ungesunden und »gewichtigen« Lebensmittel (siehe Liste rechts) können Sie ohne »Schmerzen« weglassen?

So gehen Sie praktisch vor: Schauen Sie sich einfach zuerst das Frühstück auf Ihren Protokollen an, und vergleichen Sie es mit den konkreten Vorschlägen ab Seite 170. Und nehmen Sie es genau: Brot ist nicht gleich Brot (Weißmehl, auch als Vollkornbrötchen getarnt, ist im Gegensatz zu Roggen-, Dinkel-, Grünkern-, Haferbrot ein Dickmacher par excellence). Wurst ist nicht gleich Wurst: Schinken hat beispielsweise weniger als ein Zehntel an Fett als manche Salami oder Mett- und Leberwurst. Käse ist nicht gleich Käse, fette Sorten liefern Ihnen doppelt bis dreifach so viel Fett wie magere.

Achten Sie beim Mittagessen auf die Zubereitungsart: Panade und Soßen sind ebenso ein Schlag ins Fettkontor wie manches leckere Salatdressing, das doppelt so viel Fett und Kilokalorien liefert wie die riesige Salatschüssel selbst. Danach folgt das Abendessen auf gleiche Weise. Vergessen Sie nicht, die unschuldigen »Snacks« unter die Lupe zu nehmen, manche Menschen essen nebenher bedeutend mehr an Fett und schlechten Kohlenhydraten als bei den Hauptmahlzeiten.

Nicht nur das einzelne Lebensmittel ist von Bedeutung, sondern auch die Konstellation, in der Sie es zu sich nehmen: Denn den ungünstig hohen glykämischen Index eines kohlenhydratreichen Lebensmittels können Sie durch die gleichzeitige Aufnahme von Fett (das macht dann das »Kraut oder Sie wirklich fett«) dämpfen oder durch die Verbindung mit Protein. Letzteres bringt sogar noch den Stoffwechsel auf höhere Touren. Schauen Sie deshalb Ihre Mahlzeitenzusammensetzung an. Wie oft nehmen Sie Kohlenhydrate »pur« zu sich? Sogar beim Obstkonsum sollten Sie kritisch sein, Obst muss »gebremst« werden durch ein bisschen Eiweiß. Last but not least: Getränke sollten keine Nahrungsmittel sein, wie in Bayern das Bier. Schauen Sie sich also die »Getränkeliste« auf Seite 176 an.

! Info

Die Top of the Pops der Gewichtbringer

Wenn Sie gerne Ihre Pfunde behalten und kein Problem mit Ihrem Dasein als Couch-Potato haben, dann greifen Sie zu:

1. Brötchen mit Butter, Nuss-Nougat-Creme, Marmelade oder Honig zum Frühstück, Schokolade, Süßigkeiten, Kuchen, Gebäck
2. Streichwurst, Mettwurst, Salami, Leberkäse, alle Arten von Würsten
3. Butterbreze, Weißbrotsandwiches, Pizza
4. Bier, Hochprozentiges
5. Mehlspeisen
6. Softdrinks
7. Chips, in Fett geröstete Nüsse
8. Nudeln mit Sahnesaucen, Käsespätzle, Kartoffeln, besonders Pommes frites
9. Käsesorten mit über 40 % Fett in der Trockenmasse
10. Sahnespeiseeis

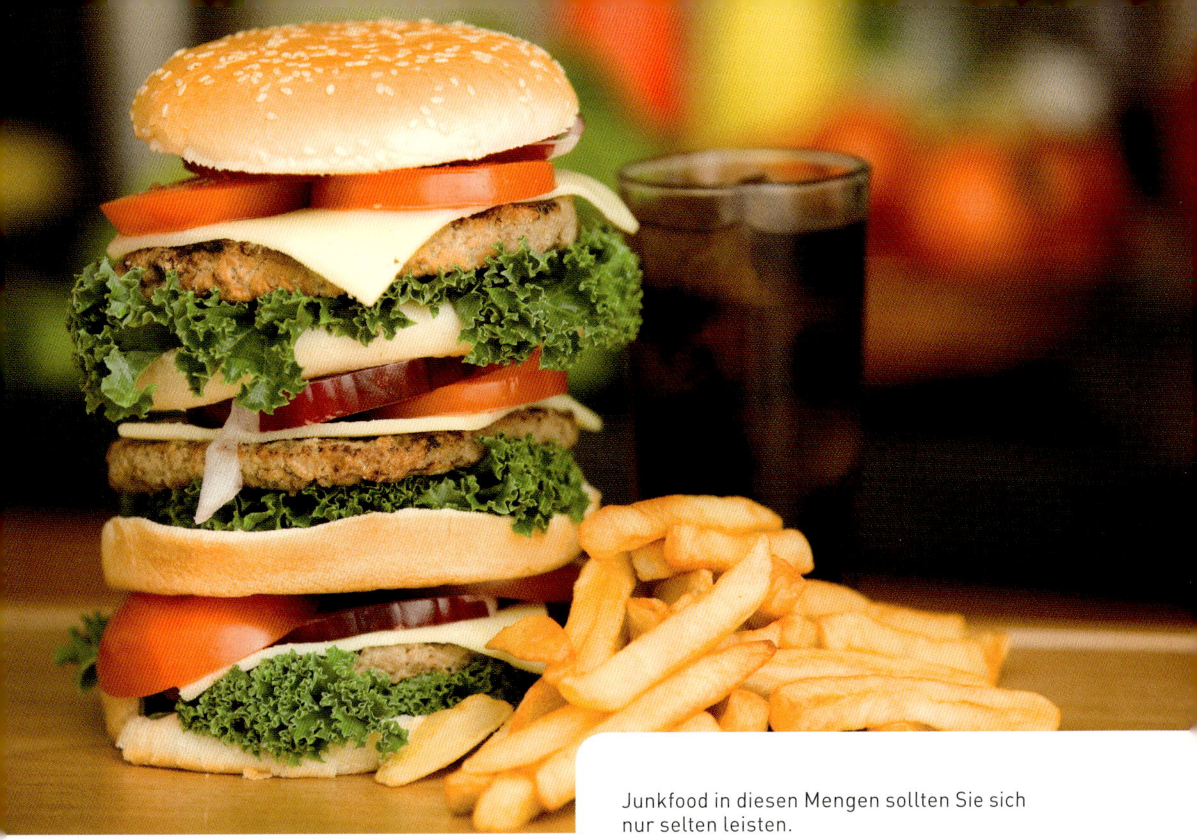

Junkfood in diesen Mengen sollten Sie sich nur selten leisten.

Schritt 3: Die Ernährung umstellen

Sollte der begnadete **Kohlenhydrattyp** doch zunehmen, so kann das daran liegen, dass er im Laufe der Jahre zu einem Misch- oder Eiweißtyp geworden ist und dem keine Rechnung trägt. Es kann aber auch an einer zu hohen Fettzufuhr liegen, die beim Kohlenhydrattyp maximal 60 g pro Tag betragen sollte. Anhand des Ernährungsprotokolls können Sie überprüfen, ob Sie nicht immer kurz- statt langkettige Kohlenhydrate zu sich nehmen: Dann geht es auch bei Ihnen bergauf mit dem Gewicht.

Wenn Sie ein **Eiweißtyp** sind, stellen Sie Ihre Ernährung auf eiweißbetonte, fettarme Mahlzeiten um. Eine Gewichtsreduktion wird Ihnen mit viel Eiweiß und wenig Fett leichter und schneller gelingen als mit einem »FdH«.

Allgemein gilt:

- Reduzieren Sie die tägliche Energiezufuhr um maximal etwa 5 bis 7 kcal pro Kilogramm Körpergewicht.
- Nehmen Sie 1 bis 1,5 g fettarmes Eiweiß pro Kilogramm Körpergewicht zu sich. Nur so ist es möglich, dass Sie bei einer Fettzufuhr von 60 bis 90 g pro Tag bleiben.
- Meiden Sie Kohlenhydrate mit einem hohen glykämischen Index (zum Beispiel haushaltszucker- und stärkehaltige Lebensmittel, siehe Seite 136).
- Essen Sie wenig sichtbares Fett! Wenn überhaupt, dann mehr Omega-3-Fettsäu-

ren (Lachs, Sardine) und weniger Omega-6-Fettsäuren sowie keine gehärteten oder gesättigten Fette (fette Wurst- und Käsesorten, Margarine)

- Reduzieren Sie die Brot- und Beilagenmengen zugunsten von mehr Rohkost oder gedünstetem Gemüse.
- Ersetzen Sie kalorienhaltige Getränke durch Wasser und Tee.

Wie das im Tagesablauf aussehen kann, erfahren Sie ab Seite 170 (»Der optimale Tagesplan für den Eiweißtyp«).

Im Rahmen einer Ernährungsumstellung empfiehlt sich das Schaukelprinzip: Essen Sie alle paar Wochen auch mal kohlenhydratreich, damit sich Ihr Körper nicht langweilt und sich nicht zu sehr an eine bestimmte Ernährung gewöhnt. Gönnen Sie sich einen Teller Nudeln, oder plündern Sie auf der nächsten Party bedenkenlos das Büfett!

Wenn Sie sich sonst an die Regeln halten und sich hauptsächlich eiweißbetont ernähren, füllen Sie mit diesen Kohlenhydraten nicht Ihre Fettspeicher, sondern Ihre Leber- und Muskeldepots auf, die Sie für jede Tätigkeit als Energiereserven benötigen. Nach einem Tag mit vielen Kohlenhydraten zwischendurch sind Sie sogar besonders leistungsfähig und auf der Überholspur, ohne dabei ins Keuchen zu kommen.

Schritt 4: Ernährungssünden einplanen

Auch wenn Sie es nicht glauben: Genießen ist erlaubt! Vielleicht steht auf der Liste mit den Top Ten der Gewichtsbringer ein Nahrungsmittel oder Getränk, von dem Sie überzeugt sind, dass Sie darauf nur unter Schmerzen oder vielleicht überhaupt nicht verzichten können. Wir haben alle unsere wunden Punkte, also belassen Sie eben das Glas Cognac am Abend zunächst in Ihrem Speiseplan. Überlegen Sie sich jedoch, ob Sie diese zusätzlichen Kalorien nicht irgendwie ausgleichen können: etwa durch ein Mittag- oder Abendessen mit weniger Kalorien als sonst oder einen flotten Spaziergang, statt wie üblich mit den Kollegen in die Kantine zu schlappen.

Zwingen Sie sich jedenfalls nicht, Nahrungsmittel oder Getränke zu sich zu nehmen, die zwar gesund sind, die Ihnen aber überhaupt nicht schmecken. Das hat schon beim Spinat nicht funktioniert, als Sie noch ein Kind waren, und es klappt auch jetzt bei Ihnen als Erwachsenem nicht. Wenn Sie gehört haben, dass Grüntee die Fettverbrennung ankurbelt, aber den Geschmack nicht ausstehen können, hat es keinen Sinn, sich täglich mehrere Tassen hineinzuzwingen. Ohne Genuss hat man nichts vom Essen. Machen Sie Ihre Mahlzeiten zu einer bierernsten und sterilen Angelegenheit, werden Sie vielleicht dünn wie ein Zaunpfahl, aber rechnen Sie damit, dass sich mit Ihrem Bauchumfang gleichzeitig Ihre Lebensfreude verdünnisiert. Die gesunde Balance bleibt dann bald auf der Strecke.

Und nehmen Sie sich bewusst Zeit für das Essen: In Hektik heruntergeschlungene Mahlzeiten – seien sie auch noch so ausgewogen zusammengestellt – werden Ihnen eher im Magen liegen als zu Ihrem Wohlbefinden beitragen.

Schritt 5: Die Umstellung kontrollieren

Um über Ihre Fortschritte Klarheit zu gewinnen, empfiehlt es sich, im Abstand von vier bis sechs Wochen ein erneutes Ernährungsprotokoll zu führen. Daraus lässt sich ersehen, wie sehr es Ihnen bereits gelungen ist, sich auf die neue Kost einzustellen. Zögern Sie nicht, bei Problemen mit Ihrem Arzt zu sprechen. Nicht immer ist man gleich stark motiviert. Durchhänger sind keine Schande, und oft liegt es nur an Kleinigkeiten, die die Auswahl der Nahrungsmittel oder die Zubereitung betreffen, wenn Sie scheinbar nicht vorankommen. Es gibt immer eine Lösung!

Und: Vergessen Sie nicht die anderen drei Säulen, die zu Ihrer Gewichtsbalance beitragen. Ihr Gewicht schwindet nur, wenn verschiedene Bereiche zusammenwirken:

- Bewegung: »Ohne« haben Sie wenig Chancen, Ihr Gewicht dauerhaft zu reduzieren (siehe Kapitel 1, Seite 28).
- Reduzierung von Stress: Machen Sie Mental- und Entspannungsübungen wie Yoga (ab Seite 232). Auch ein täglich vor dem Schlafengehen absolvierter Abendspaziergang beruhigt, sodass Sie garantiert weniger »orale« Beruhigungsmittel in Form von Alkohol und Süßigkeiten zu sich nehmen müssen.
- Hormonersatztherapie: Bei nachgewiesenem Mangel unterstützt Sie der entsprechende Ausgleich von Hormonen ganz enorm, besonders wichtig: Schilddrüsenhormon, DHEA und Testosteron (siehe Kapitel 3).

→ Zusammenfassung

- Abnehmen funktioniert nur durch eine Ernährungsumstellung, Bewegung und Stressreduktion.
- Eine Stoffwechseltypbestimmung ist unbedingt zu empfehlen (siehe Fragebogen Seite 160–161)
- Eine Ernährungsberatung sollte Ihren Stoffwechseltyp unterstützen und sehr individuell auf Sie zugeschnitten sein
- Modifiziertes Fasten (siehe Seite 179) ist günstig im Gegensatz zu Phantasiediäten.
- Kalorienzählen allein reicht nicht, denn: 1 g Kohlenhydrate oder 1 g Eiweiß liefert 4 kcal, bei 1 g Fett sind es schon 9 kcal. Die Makronährstoffe können jedoch nicht nur nach ihrem physikalischen Brennwert bewertet werden, denn Kohlenhydrate, Eiweiße und Fette beeinflussen Ihren Stoffwechsel auf recht unterschiedliche Weise, sodass zur Verwertung jeweils mehr oder weniger Energie verbraucht wird. Eine Kalorie ist also nicht eine Kalorie!

DER OPTIMALE TAGESPLAN FÜR DEN EIWEISSTYP

Das Timing der Mahlzeiten

Nicht nur was und wie viel Sie essen, ist entscheidend, sondern auch wann und wie oft. Wie beschrieben, ist es wichtig, den Insulinspiegel relativ ausgeglichen zu halten. Essen Sie nicht sechsmal am Tag oder öfter, sondern am besten dreimal am Tag, um den negativen Effekt erhöhter Insulinspiegel – erneute Hungergefühle, Heißhungerattacken, Gewichtszunahme durch Fetteinlagerung – zu umgehen. Nehmen Sie nach dem Frühstück möglichst bis 12.30 oder 13 Uhr nichts zu sich. Ist der Zeitraum zu lange, retten Sie sich mit einem kleinen Eiweißsnack über den Vormittag: Der macht Sie wieder fit und lässt Sie bis zum Mittagessen durchhalten.

Wenn Sie sich an die nachfolgende Frühstücksauswahl halten, dürfte das aber gar nicht nötig sein, da Sie die typische Zuckerachterbahnfahrt morgens nicht mehr initiieren. Die Suche nach »Snacks« zwischen den Hauptmahlzeiten ist ein Alarmsignal und Hinweis für eine nicht Stoffwechseltyp gerechte Ernährung.

Während das Abendessen jederzeit ausgelassen werden kann, sollten Sie keinesfalls auf das Frühstück oder das Mittagessen verzichten. Folgen Sie ganz dem altbewährten Motto: »Esse morgens wie ein Kaiser, mittags wie ein König, abends wie ein Bettler!« Nachmittags bis spätestens 16.30 Uhr können Sie – vor allem vor einem geplanten »Dinnercancelling« – noch einmal eine kleine eiweißreiche Mahlzeit zu sich nehmen.

Das Frühstück – fit in den Tag

Das typische deutsche Frühstück – Weiß- oder Mischbrot beziehungsweise ein Weißmehlbrötchen mit Butter und Marmelade – ist für den Eiweißtypen das reine Gift. Noch schlimmer, wenn Sie morgens zu wenig Zeit einplanen, in aller Hektik einen Kaffee zum Wachwerden hinunterkippen und sich dann beim Bäcker auf dem Weg zur Arbeit mit Quarktaschen, Nussschnecken, Schokocroissants oder Butterbrezen eindecken: Diese vermeintlichen Kleinigkeiten enthal-

! Wichtig

Die Frühstücks-No-Nos auf einen Blick

Wenn Sie nicht auf Ihr Übergewicht verzichten wollen, empfehle ich:

- gar nichts zu essen, denn das senkt den Grundumsatz für den gesamten Tag
- zucker- und fettreiche Fertigmüslimischungen (lesen Sie einmal die Packungsaufschrift, Sie werden sich über die Fett- und Zuckermenge wundern!)
- Weißbrot, Knäckebrot mit hohem glykämischen Index
- fett- und zuckerreiche süße Teilchen wie Schokocroissants
- Milch und Milchprodukte mit normalem Fettgehalt
- fettreiche Wurst, zum Beispiel Streichwurst, Leberkäse
- Käsesorten mit hohem Fettgehalt
- ein reines Obstfrühstück (Fruktose pur macht dick und führt zu Fressattacken)

ten hauptsächlich kurzkettige Kohlenhydrate (Weißmehl, Zucker) und Fette, die Sie garantiert nicht munter und leistungsfähig machen, sondern Ihren Blutzuckerspiegel in derartige Schwankungen versetzen, dass Sie am späteren Vormittag nicht nur Konzentrationsschwierigkeiten und schlechte Laune, sondern auch eine Heißhungerattacke erleiden werden.

Ein gesundes Frühstück, das den Eiweißtyp so richtig auf Touren bringt, sieht folgendermaßen aus:

- möglichst wenig grobkörniges Vollkornbrot (maximal 1 bis 2 Scheiben) aus Dinkel, Grünkern, Roggen oder Hafer
- als Aufstrich fettreduzierter Frischkäse oder Magerquark, evtl. mit frischen Kräutern, oder Senf
- fettarme Wurst, zum Beispiel Schinken (ohne Fettrand), kalter Braten (ohne Fett), Putenwurst
- fettarmer Käse bis 30 % F. i. d. Tr., Hüttenkäse, Frischkäse
- andere fettarme Milchprodukte mit maximal 1,5 % Fett: Naturjoghurt (ohne Frucht- und Zuckerbeimischungen!), Kefir, Buttermilch oder Sojaprodukte
- Obst (immer in Kombination mit Eiweiß, zum Beispiel Quark, Hüttenkäse, Quark-Joghurt-Mischung), besonders günstig sind alle Beerenarten
- frisches Rohkostgemüse: Gurke, Tomate, Paprika etc.
- ab und zu ein hart gekochtes Ei oder, wenn Sie etwas mehr Zeit haben, ein Omelett (3 Eiweiße, 1 bis 2 Eigelb) mit Zwiebeln, Pilzen, Schinken, Tomaten oder Paprika

Nehmen Sie sich außerdem genügend Zeit! Unter der Woche ist die Nacht sowieso immer zu kurz, also zwacken Sie eine weitere Viertelstunde ab, und setzen Sie sich in Ruhe an den Esstisch: Gut gefrühstückt, starten Sie energiegeladen in den Tag und müssen im Laufe des Vormittags das Loch im Bauch nicht mit Nahrungsmüll stopfen.

Viele Menschen, die zum Eiweißtyp gehören, reagieren auf Weizen und Weizenprodukte mit einer starken Gewichtszunahme.

Eine Quark-Joghurt-Mischung kombiniert mit Beerenobst schmeckt auch als Nachtisch.

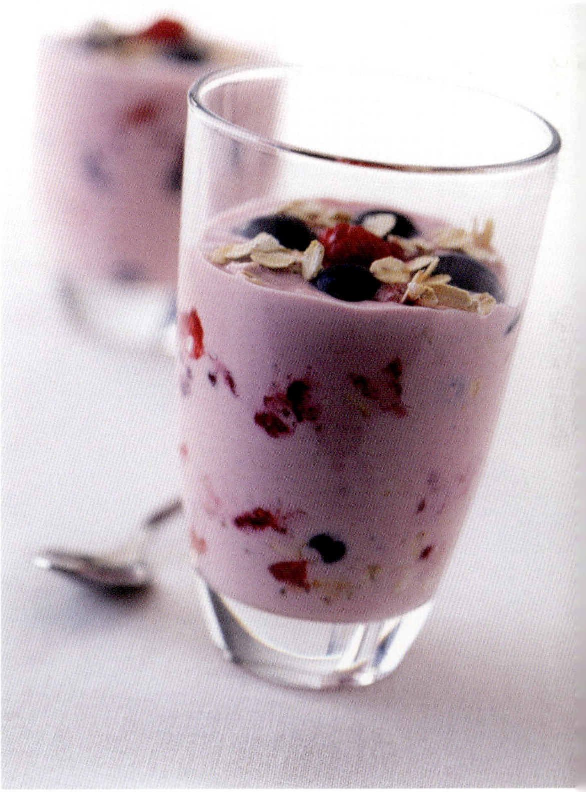

Das Mittagessen – mit Eiweiß gegen das Nachmittagstief

Reine Kohlenhydratmahlzeiten wie Spaghetti, Kartoffeln oder Pommes frites sind fatal, denn sie haben einen hohen glykämischen Index und sind oft auch mit viel Fett zubereitet. Brot, Kartoffeln und Nudeln sind daher tabu! Wenn Sie aber auf eine kohlenhydrathaltige Beilage absolut nicht verzichten wollen, nehmen Sie lieber Reis (ungeschälten oder Wildreis).

Magerer Fisch eignet sich ideal als Mittagsmahlzeit.

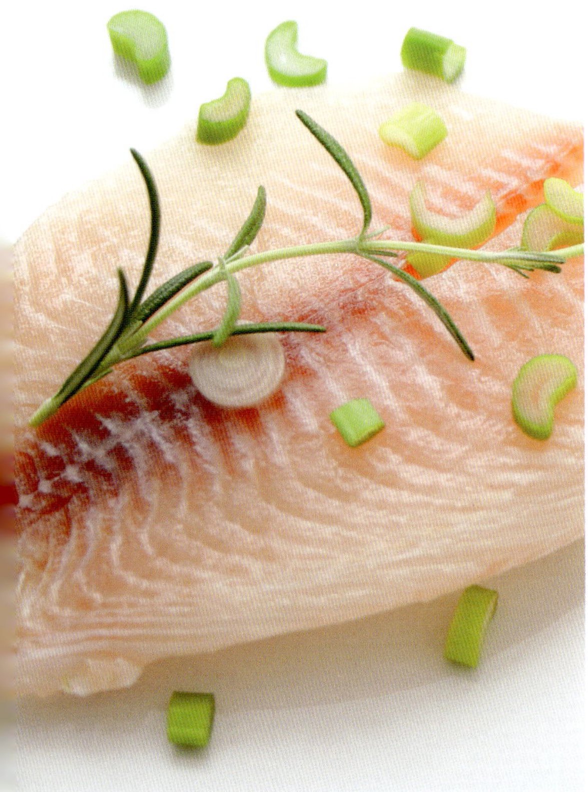

Auch mittags steht also das Eiweiß im Vordergrund. Energienachschub bekommen Sie durch:

- mageres Fleisch
- Fisch (positiv auch wegen der Omega-3-Fettsäuren)
- Tofu
- kurz gedünstetes Gemüse, besonders Brokkoli, Blumenkohl, Rosenkohl
- Salat mit einem Dressing aus Balsamico-Essig, Salz, Pfeffer, frischen Kräutern und Olivenöl, zum Beispiel Karottensalat oder Tomaten-Mozzarella-Salat mit frischem Basilikum (Mozzarella gibt es auch fettarm)
- Omelett (3 Eiweiße, 1 Eigelb) mit angebratener Zwiebel, Tomaten, Pilzen und etwas Schinken oder fettarmem Käse
- pikanten Magerquark mit etwas fettarmem Joghurt, frischer Paprika, Zwiebeln, Salatgurke und frischen Kräutern
- Magerquark mit steif geschlagenem Eiweiß und frischem Obst als Nachspeise

Wenn Sie mittags essen gehen, überlegen Sie sich, ob der Italiener um die Ecke wirklich eine kluge Wahl ist. Denn asiatisch zubereitetes Essen, das reich an Proteinen ist, ist für Sie wesentlich günstiger als eine pasta-, also kohlenhydratlastige Küche. Kurz angedünstetes Wokgemüse mit Hühnchen oder Tofu erfreut Ihren Magen genauso wie Spaghetti alla carbonara mit viel Sahne und Speck, ohne Sie jedoch zu belasten.
In jedem guten Restaurant können Sie außerdem immer gegrilltes Fleisch oder Fisch

mit Gemüse oder Salat und möglichst wenig Soße bestellen, auch wenn es als Gericht vielleicht nicht explizit auf der Speisekarte steht.

Das Abendessen – Voraussetzung für eine erholsame Nacht

Aus tiefgefrorenem Gemüse, das geputzt und zerkleinert, aber nicht weiter verarbeitet (also kein Fertigprodukt!) ist, können Sie sich leicht und schnell ein Abendessen zubereiten. Kochen Sie zum Beispiel Blumenkohl in etwas Gemüsebrühe aus dem Reformhaus oder Bioladen fünf bis zehn Minuten. So bleibt er knackig und behält alle Vitamine und Mineralstoffe. Sie können sich auch einen Vorrat an vorgekochten Portionen fürs Gefrierfach zulegen, dann geht's noch schneller. Auch ein Stück Fleisch ist schnell in wenig Olivenöl nicht zu scharf angebraten: ein paar Minuten pro Seite, salzen, pfeffern, dazu ein bunter Salat – fertig!

Wenn Sie abends mit einem Bärenhunger nach Hause kommen, lassen Sie die Finger von Appetizern wie Chips! Essen Sie als Hungerbremse lieber ein paar Löffel gut gewürzten Magerquark mit etwas Zwiebeln und Gemüse, um bis zum Hauptgericht durchzuhalten.

Wie entspannt Sie nachts ein- beziehungsweise durchschlafen und wie frisch Sie morgens aufwachen, hängt stark davon ab, ob Ihnen das Abendessen des vergangenen Tages im wahrsten Sinne des Wortes noch im Magen liegt.

Wenn das Abendessen eiweißbetont war oder sogar ganz ausgefallen ist, hat das einen verjüngenden Effekt: Während des

Tipp

Das »Dinnercancelling«, das Sie möglichst zweimal pro Woche einhalten sollten, ist das Verjüngungsmittel schlechthin! Wenn Ihnen die Vorstellung von »nichts« einen Schrecken einjagen sollte, vergleichen Sie mal, wie Sie sich nach der üblichen abendlichen Völlerei fühlen und wie, wenn Sie es geschafft haben, Verzicht zu üben. Wenn Sie morgens nach einer erholsamen Nacht in den Spiegel schauen, werden Sie sehen, dass die vermeintliche Qual letztendlich ein großer Gewinn ist! Probieren geht über Lamentieren!

Schlafens schüttet dann Ihr Körper verstärkt das Wachstumshormon (growth hormone, GH) aus, das den Körper regeneriert und u.a. für den Fettabbau und den Muskelaufbau wichtig ist. Es ist also eine Art »Jungbrunnenhormon«.

Kohlenhydratreiche und (haushalts-)zuckerhaltige Lebensmittel haben den gegenteiligen Effekt und sollten deswegen besonders abends gemieden werden.

Ein verjüngendes Eiweißabendessen enthält:

- eine Rohkostplatte
- einen pikant angemachten Magerquark
- fettarmen Käse oder Wurst
- gedünstetes Gemüse
- fettarm zubereiteten Fisch
- kurz in wenig Fett gebratenes mageres Fleisch
- einen Eiweißshake mit 3 EL Beerenobst aus Eiweißpulver (sollte mindestens 70 g

Eiweiß pro 100 g enthalten, in Apotheken, Fitnessstudios und einigen Drogeriemärkten erhältlich) und fettarmer Kuh- oder Sojamilch. Der Vorteil: Der Shake enthält circa viermal mehr Eiweiß als Käse oder Wurst, aber nur einen Bruchteil an Fett, er sättigt auch und hält Ihren Stoffwechsel nachts in einem günstigen Bereich. Zur Qualität eines hochwertigen Eiweißdrinks beachten Sie bitte meine Hinweise auf Seite 147.
- oder am allerbesten: nichts!

Energienachschub durch Zwischenmahlzeiten

Das kennen Sie sicher auch: Vormittags verspüren Sie plötzlich ein Loch im Magen und wissen gar nicht, wie Sie bis zur Mittagspause durchhalten sollen. Greifen Sie nicht wie sonst zu stark fett- und zuckerhaltigen Schokoriegel, sondern essen Sie stattdessen einen kleinen Magerquark mit Obst oder einen Apfel mit einem Stück fettarmen Käse.
Befällt Sie nachmittags eine Lust auf Süßes, die Sie normalerweise mit einem Stück Kuchen oder Süßigkeiten befriedigen, steigen Sie hier um auf süß schmeckende Eiweißriegel mit mindestens 20 g Eiweiß, maximal 50 g Kohlenhydraten beziehungsweise 12 g Fett pro 100 g.

★ Tipp

Räumen Sie alle Verlockungen aus Ihrer Reichweite, und lösen Sie Ihre Notreserven mit den ungesunden Trösterchen in der Schreibtischschublade restlos auf.

Getränke

Trinken ist lebensnotwendig: Täglich sollte man zwei bis drei Liter Flüssigkeit zu sich nehmen, und wenn man schweißtreibenden Sport treibt, sogar bis zu fünf Liter. Mit 20 Jahren benötigt man durchschnittlich etwa 35 ml pro Kilogramm Körpergewicht am Tag, später mit 30 ml etwas weniger. Wer genug trinkt, bleibt leistungsfähig und kann sich gut konzentrieren.

So kommen Sie zu Ihrem täglichen Flüssigkeitsbedarf:
- Verteilen Sie die Tagesration möglichst gleichmäßig über den Tag auf verschiedene Getränke.
- Trinken Sie zu jedem Essen etwas. Dadurch wird die Nahrung leichter verdaulich, die Ballaststoffe können aufquellen, und die Verdauung funktioniert besser.
- Stellen Sie sich am Arbeitsplatz, zu Hause oder in der Freizeit ein Getränk in sichtbare Nähe, zum Beispiel eine Flasche Mineralwasser auf den Schreibtisch, um das ausreichende Trinken nicht zu vergessen.
- Als Getränke bieten sich Mineralwasser und ungezuckerte Früchte- oder Kräutertees und grüner Tee an. Übrigens: Kaffee und schwarzer Tee ohne Zucker sind erlaubt! Machen Sie einen Bogen um gezuckerte oder fruktosehaltige Getränke wie Limonaden, Cola oder Fruchtsäfte.

Fazit: Sie sollten Ihren Flüssigkeitsbedarf mit nichtalkoholischen Getränken abdecken: Wasser, Tee. Der Kaffee am Morgen ist für die meisten so etwas wie eine heilige

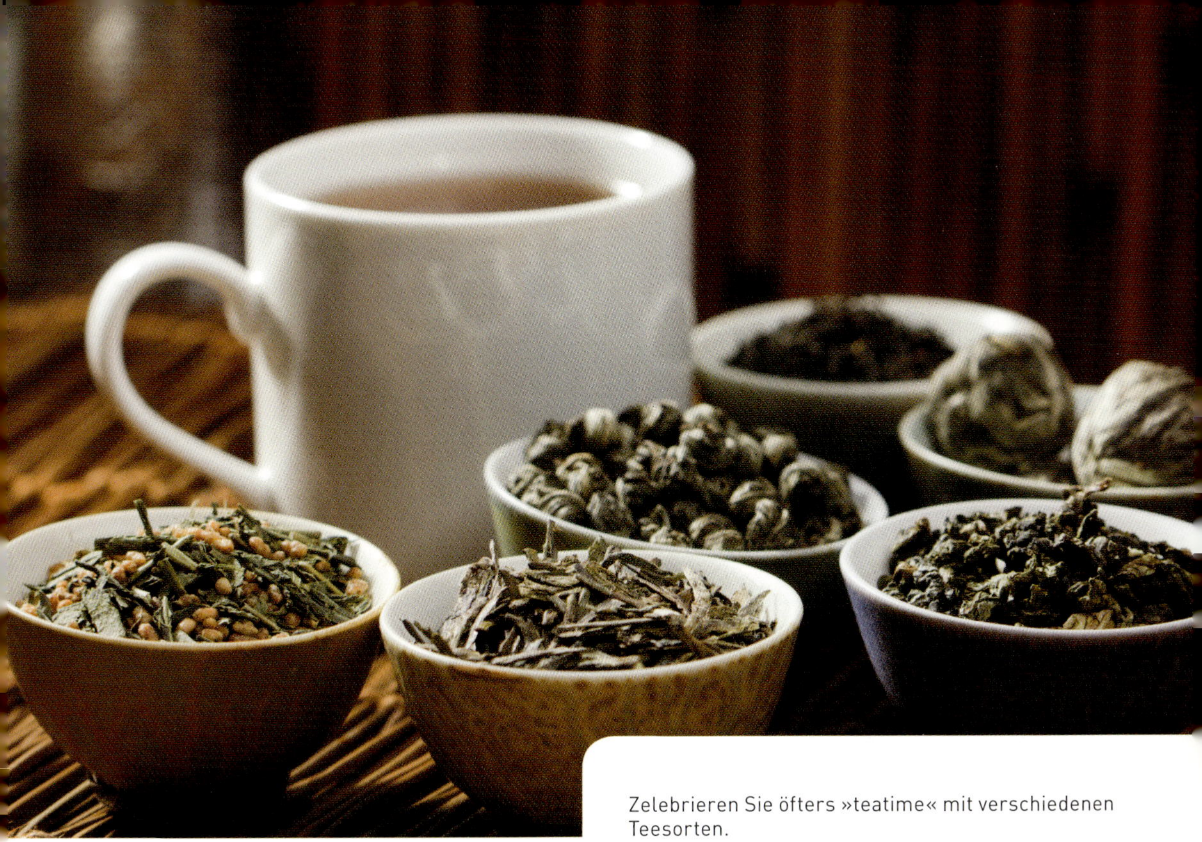

Zelebrieren Sie öfters »teatime« mit verschiedenen Teesorten.

Kuh. In Maßen, zwei bis drei Tassen am Tag, ist auch nichts dagegen einzuwenden. Es sei denn, Sie sind ausgelaugt und gestresst – dann bringt Sie Kaffee nur noch mehr in die Erschöpfung. Ähnlich wie bei der Zufuhr von Zucker löst der Kaffeekonsum nur ein kurzes »High« aus, der danach kommende Abfall des Koffeinspiegels lässt Ihre Müdigkeit noch stärker zutage treten.

Kaffee hat durchaus auch seine guten Seiten: Nach Untersuchungen an 25 000 Finnen, die bekanntlich die größten Kaffeekonsumenten der Welt sind, reduziert Kaffee bei drei bis vier Tassen am Tag das Risiko, an Diabetes zu erkranken, um 29%. Außerdem kann Kaffee die Gehirnleistung steigern. Und: Neueste Studien zeigen, dass kein Entwässerungseffekt eintritt, wie man lange vermutet hat.

Andererseits erhöht Kaffee Ihren Insulinspiegel, der möglichst stabil bleiben sollte, und enthält Koffein, das, im Übermaß genossen, den Herzschlag zu sehr anregt und nervös macht. Auf die Dosis kommt es also an!

Ungesüßte Früchte- und Kräutertees sind ideale Durstlöscher. Auch Schwarztee ist in Maßen geeignet. Noch günstiger ist allerdings grüner Tee, der zahlreiche Vorzüge für Ihre Gesundheit hat: Die Wirkstoffe im grünen Tee sorgen für eine erhöhte Fettverbrennung und Thermogenese und senken das »böse« LDL-Cholesterin sowie das Risiko für Darm-, Brust- oder Lungenkrebs. Dem Hibiskusblütentee wurde auf dem internationalen Kardiologenkongress im Jahre 2009 hohes Lob gezollt, stellte sich doch in Studien heraus, dass der tägliche Genuss von drei Tassen dieser schönen Blüte den Blutdruck auf natürliche Weise sinken lässt. Die Wirksamkeit des Teekonsums unterschied sich bei schon erhöhten Blutdruckwerten sogar nicht von der üblicherweise angewandter Medikamente.

Mineralwasser hat den großen Vorteil, Sie nicht nur mit der notwendigen Flüssigkeit, sondern auch mit wichtigen Mineralstoffen zu versorgen. Lassen Sie die Finger von Saftschorlen und besonders von Fruchtsaftzubereitungen oder Nektar, der ständige Zufluss von Fruktose kann zu permanenten Hungergefühlen führen (wie schon erwähnt, reduziert Fruktosezufuhr die Sättigungshormone und lockt die Hungersignale).

Alkoholische Getränke entspannen zwar zunächst, sorgen aber, abends genossen, für Durchschlafstörungen. Wie immer gilt auch hier: Nicht übertreiben! Bedenken sollten Sie auch, dass Alkohol ziemlich viele Kalorien enthält: 1 g Alkohol entspricht ungefähr 7 kcal.

Alkohol ist außerdem ein Gift, das, im Übermaß genossen, den Körper schädigt und abhängig macht. Da Gifte mit Priorität abgebaut werden, wird während dieser Zeit weniger Fett vom Körper verbraucht und mehr Fett im Fettgewebe eingelagert: Alkohol verdrängt also Fette und Kohlenhydrate aus der Energiebedarfsdeckung.

Zu viel Alkohol kann auf Dauer übrigens auch Ihren Testosteronspiegel senken: Libido- und Potenzprobleme sind unter Umständen die Folge! Noch schlimmer ist Bier: Es steigert die Produktion der weiblichen Geschlechtshormone, die Östrogene: Auch Männern können bei allzu regelmäßigem Bierkonsum Brüste wachsen! Legen Sie Wert darauf, den Bierbauch, den Sie eventuell schon angesetzt haben, noch durch Brüste zu ergänzen?

Ein kleines Wundermittel gegen die Verweiblichung des männlichen Geschlechts hat uns die Natur an die Hand gegeben: den Granatapfel. Der darin enthaltenen Ellaginsäure wird nicht nur ein dreimal höheres antioxidatives Potenzial im Vergleich zum Grüntee zugeschrieben, sondern sie hemmt sehr wirkungsvoll die Umwandlung der männlichen Hormone in weibliche (siehe auch Umwandlungsschema DHEA im Kapitel 3 auf Seite 201.). Auch soll sie durch ihre erweiternde Wirkung auf die Blutgefäße im Beckenbereich leichtere erektile Dysfunktionen verbessern. Also lassen Sie sich regelmäßig ein »Stamperl« frischen Granatapfelsaft schmecken.

! Info

Der Kilokaloriengehalt von alkoholischen Getränken

0,25 l Bier	105 kcal
0,1 l Wein oder Sekt	100 kcal
4 cl Schnaps	80 kcal
0,3 l Alkopops-Mischgetränke	200 kcal
Im Vergleich dazu:	
0,2 l Apfelschorle	49 kcal
Mineralwasser/Tee in beliebiger Menge	0 kcal

Zu Ihrer Beruhigung: Sie müssen nicht gleich radikal mit Ihrer Vorliebe für ein Gläschen am Abend brechen: Alkohol (in Maßen) isoliert, das heißt ohne Nahrungszufuhr genossen, scheint nämlich einen thermogenetischen Effekt auszuüben: Er kurbelt die Fettverbrennung an und leitet Reparaturmechanismen ein, besonders im Falle von Rotwein (siehe unten). Wie »Detlev« auf Seite 180 berichtet, habe ich ihm deshalb abends zwei Gläser Rotwein verordnet, schriftlich – für die Ehefrau –, aber (noch?) nicht auf Kosten seiner Krankenkasse. Wenn Sie auf das Gläschen am Abend also gar nicht verzichten wollen, stellen Sie auf Rotwein um. Denn Rotwein ist für alte Knaben eine von den besten Gaben (Wilhelm Busch). Dieser hat neben den bereits bekannten positiven Effekten des mäßigen Alkoholkonsums noch einen positiven Einfluss auf die Gesundheit. Die Stoffe, die dafür verantwortlich sind, heißen Resveratrol und OPC (oligomere Procyanidine). Resveratrol ist in der Schale, OPC im Kern der Weintraube und damit auch im Wein enthalten. Da bei der Rotweinproduktion die Maische – also Schalen und Kerne – sehr viel länger im gärenden Traubensaft verbleiben als bei der Weißweinproduktion, enthält der fertige Rotwein am Ende mehr von diesen gesundheitsfördernden Wirkstoffen.

Durch die Einnahme dieser beiden Stoffe entsteht in Ihrem Körper eine ähnliche Situation wie beim Dinnercancelling. Sie setzen Prozesse in Gang, die Schäden am Erbgut reparieren und so den Alterungsprozess verlangsamen. Resveratrol und OPC »verjüngen«, indem sie die »alte Verpackung unseres genetischen Codes entfernt«, denn nicht die Gene selber altern, sondern ihr »Mantel« »verfilzt« und wird zu dick. Diese Zauberstoffe schützen die Zellen, befreien die Blutgefäße von schädlichen Ablagerungen und steigern die Insulinwirkung. Besonders interessant für Männer: Resveratrol und OPC hemmen die ungünstigen Stoffwechselprodukte des körpereigenen weiblichen Hormons, des Östradiols.

Beide Stoffe wirken besonders gut in Kombination mit Wirkstoffen aus dem grünen Tee: den Flavonoiden (pflanzliche Stoffe) Epigallocatechin-3-Gallat und Quercetin. Das ideale Kurzregenerationsprogramm wäre also, am Nachmittag zwei Tassen Grüntee zu trinken, das Abendessen ausfallen zu lassen und stattdessen ein Viertel Rotwein zu genießen! Weitere Quercetin-

! Info

Wirkungen von Resveratrol und OPC

- Schutz vor Herz- und Gefäßverkalkung
- Steigerung des HDL-Spiegels
- Senkung des LDL-Spiegels
- entzündungshemmende Wirkung
- starkes Antioxidans (Freie-Radikalen-Fänger)
- Lebensverlängerung von Zellen (Anti-Aging)
- Hemmung ungünstiger Stoffwechselprodukte des Östradiols
- Verlangsamung des Alterungsprozesses
- Histamin senkende, antiallergische Wirkung

bringer sind schwarzer Tee, Zwiebeln, Schnittlauch, Äpfel, grüne Blattgemüse und Bohnen.

Sehr viel weniger Kalorien und vor allem keinen Alkohol enthalten entsprechende Wirkstoffpräparate, die Sie in Form von Dragees oder Tabletten einnehmen können. Damit umgehen Sie alle negativen Folgen des Alkoholgenusses (Gewichtszunahme, Leberschädigung, Abhängigkeit) und schöpfen gleichzeitig alle Vorteile von Rotwein und grünem Tee aus.

Bereits 1950 wurde in Frankreich das von Jack Masquelier entdeckte OPC als Gefäßschutzmittel zugelassen. Es gilt als momentan stärkstes, natürliches Antioxidans mit einer 20-mal stärkeren Wirkung als Vitamin C und einer 50-mal stärkeren Wirkung als Vitamin E.

Bei der Wahl eines OPC-Präparates sollten Sie auf ein patentiertes Produkt zurückgreifen, das gemäß der Originalrezeptur hergestellt wird. Empfehlenswert ist ein hochwertiges OPC-Präparat, welches neben dem Original-OPC noch zusätzlich Quercetin, Hesperidin, Rutin sowie Vitamin C enthält.

FÜNF SCHUTZENGEL GEGEN PROSTATAERKRANKUNGEN

Hier noch ein paar Tipps, wie Sie Prostataerkrankungen vorbeugen und damit Ihre Potenz erhalten können:

1. Übergewicht vermeiden
2. Isoflavone aus Soja und Rotklee zuführen
3. Extrakte aus Sägepalme, Pygeum africanicum und Kürbiskernen einnehmen (hemmen die Umwandlung von Testosteron in Östrogene und in das für die Prostata schädliche Dihydrotestosteron) (siehe Kapitel 3)

   Zu 2. und 3.: Die Inhaltsstoffe gibt es in diversen Kombinationen auch in Form von Nahrungsergänzungsmitteln.
4. Spiegel des Vitamin D kontrollieren und optimieren
5. Reichlich Bewegung zur Verminderung der Östrogene

CRASHDIÄTEN

Die verrufenen Crashdiäten sind nur dann wirklich kontraproduktiv, sofern sie die minimalen Proteinmengen zur Deckung des täglichen Bedarfs nicht liefern (rund 50 g/Tag). Lesen Sie dazu bei Bedarf unter »Proteine sind Alleskönner« nach.

Eine große Analyse mehrerer »Abnehmstudien« ergab Folgendes: Sogenannte Very low calorie diets (VLD), auch Formuladiäten genannt, bei denen etwa 500 bis 700 kcal pro Tag und mindestens 50 g Eiweiß in Pulverform (über normale Kost nicht möglich) zugeführt wurden, wurden verglichen mit leicht unterkalorischer Mischkost (circa 1200 bis 1700 kcal/Tag, das entspricht bei Männern etwa dem FdH). Das weniger überraschende Ergebnis: Die VLD-Gruppen hatten im gleichen Zeitraum doppelt so viel abgenommen.

Das sensationelle Ergebnis: Nach fünf Jahren hatten doppelt so viele Patienten aus der VLD einen Großteil ihrer Gewichtsabnahme gehalten wie in der konventionellen Mischkostgruppe. Ungeachtet dieser Fakten wird Patienten auch von den meisten Ärzten dringend von einer schnellen Gewichtsabnahme abgeraten. Mit dem Argument: Je schneller Sie abnehmen, desto schneller nehmen Sie wieder zu. Dieses Argument ist uralt und trifft allenfalls auf proteinarme Diäten zu, da bei diesen wirklich der viel strapazierte Jo-Jo-Effekt auftritt.

Wenn es Ihnen also nicht schnell genug geht und Sie bereits an schwerem Übergewicht leiden oder eine OP bevorsteht, beschleunigt eine gezielte Diät – in Form des sogenannten modifizierten Fastens – die Gewichtsabnahme und erhöht sogar Ihre Chancen, das Gewicht danach zu halten. Wie der »Fall Detlev« (siehe Seite 180–183) zeigt, können Sie eine solche normalerweise ausschließlich stationär durchgeführte modifizierte Fastenkur während voller Berufstätigkeit sogar über mehrere Monate durchführen. Voraussetzungen sind aber ein guter Gesundheitszustand, eine engmaschige ärztliche Überwachung und entsprechende Supplementierung von Mineralien und Vitaminen.

Ohne ein begleitendes, individuell zugeschnittenes Sportprogramm verlieren Sie bei einer VLD zu viel an Muskulatur, und die Hautüberschüsse bleiben eine unangenehme Erinnerung an Ihre »besseren Zeiten«. Seien Sie also davor gewarnt, auf eigene Faust ein solches modifiziertes Fasten durchzuführen.

DAS MODIFIZIERTE FASTEN

Beim modifizierten Fasten, das nur unter ärztlicher Kontrolle erfolgen sollte, werden Eiweiß, Kohlenhydrate und Fett in einer für den Eiweißtyp günstigen Kombination zugeführt. Nur spezielle Formuladiäten (Pulver zum Anrühren oder Fertigdrinks) können diese Mischung bei geringstmöglichem Kilokaloriengehalt liefern.

Durch das modifizierte Fasten entsteht keine Eiweißunterversorgung, sodass die Eiweißaufnahme und der Eiweißabbau im Körper im Gleichgewicht zueinander sind. Ebenso ist eine ausreichende Versorgung mit Kohlenhydraten und essenziellen Fettsäuren gewährleistet.

Damit Ihr Magen-Darm-Trakt nach der Diät schließlich nicht zu faul zum Arbeiten geworden ist, sollten Sie jeden zweiten oder dritten Tag etwas Rohkost (zum Beispiel Karotten) zu sich nehmen.

Die Benefits des modifizierten Fastens sind außerdem:

- Aktivierung und Regeneration des Stoffwechsels
- Zellreparatur
- Anstieg der Anzahl an »Kraftwerken« der Zellen (Mitochondrien), sodass mehr Energie verbraucht wird
- Muskelaufbau
- Darmsanierung
- Aufbau des Immunsystems

FALLBEISPIEL

Detlev, 41 Jahre alt, tätig in einem großen deutschen Planungsunternehmen, zuständig für den Bereich Elektrotechnik

In meiner Jugend war ich sportlich sehr aktiv: Leichtathletik, Jogging wöchentlich zwischen 70 und 110 km. Mit dem Studium reduzierte sich das stark, und bei meinem Wechsel in die Berufswelt ist der Sport komplett eingeschlafen. Heute sehe ich es als Fehler, nicht von Anfang an mehr aufgepasst zu haben. Der Beruf hat mich immer sehr eingespannt, ich arbeite derzeit circa 60 Stunden oder mehr. Die Motivation, sich sportlich zu betätigen, geht da natürlich stark zurück – und der Körperumfang nahm zu: Es war wie bei einem Baum, jedes Jahr hat sich ein weiterer Ring um meinen Körper gelegt. Vor einem Jahr habe ich begonnen, dagegen anzugehen, weil mich meine Frau dazu drängte, für die es nicht leicht war mitanzusehen, wie ihr Partner auseinanderlief, und es mir, die eigentliche Motivation, nur noch schlecht ging: Ich hatte keinen Drive mehr, ich hätte ständig Schluckprobleme, Magenprobleme, das ganze Wohlbefinden war vollkommen verschwunden. Ich bewegte mich, als wäre ich 80, es tat mir der Rücken weh, ich kam die Treppen nicht mehr runter, ein Fuß und beide Knie taten mir permanent weh. Flog ich zu Geschäftsreisen, passte im Flieger der Gurt nicht mehr, abgesehen vom täglichen Bewegungsablauf, den Bewegungseinschränkungen beim Schuhbinden, beim Bücken bis hin zur Körperhygiene.

Es war mir peinlich, ich war mir peinlich, so konnte es nicht mehr weitergehen. Sogar das Essen hat keinen Spaß mehr gemacht, weil ich total überfressen und übersättigt war. Und dann natürlich der Gedanke an die Kinder: Mein Sohn ist 16 und hat auch den Anspruch an mich, dass ich am Wochenende etwas mit ihm unternehme. Sport ist für ihn wichtig, aber ich war bei Weitem nicht mehr in der Lage, irgendetwas zu machen.

Es musste sich kategorisch etwas ändern, sonst hätte ich keine Lebensfreude mehr gehabt. Ich konnte mich selbst nicht mehr leiden, mein Spiegelbild war ein Gräuel für mich. Ich bin jemand, der den Arztbesuch so lange wie möglich hinausschiebt, bis es nicht mehr geht, aber schließlich begab ich mich in Behandlung. Dort öffnete mir, der ich Anti-Aging bisher für Humbug und eine Modeerscheinung gehalten hatte, eine erste Blutanalyse die Augen, weil ich sah, dass es

sich nicht um eine Astroshow handelt, sondern dass man den Körperzustand an Werten festmachen kann – und dass es einem, wenn man sie verbessert, auch wesentlich besser geht. Ich musste auch hören, dass das so nicht mehr lange gut gehen würde und mir Herzinfarkt, Hirnschlag, Diabetes drohten. Das hat mir auch noch mal einen Kick gegeben, etwas zu unternehmen.
Da ich ein Entweder-oder-Typ bin, wollte ich sofort ein Ergebnis, schnellen Erfolg. Wenn ich erst drei Jahre Salatblätter hätte essen müssen, wäre ich wahnsinnig geworden. So habe ich mich für das modifizierte Fasten entschieden. Ich esse also gar nichts, nur entsprechende Substanzen wie Vitamine, Kalium, Magnesium, was der Körper eben braucht, und Eiweißpulver, damit die Muskulatur nicht abbaut. Seit zehn Wochen bin ich auf Pulverdiät und habe in dieser Zeit 25 Kilo abgenommen. Ab und zu darf ich eine Scheibe Schinken essen oder eine Gurke oder Karotte, und ein oder zwei Gläser Wein am Abend sind mir erlaubt.
Die Abnahme erfolgt nicht kontinuierlich, sondern eher in Schüben, wie Wachstumsphasen – plötzlich sind wieder zehn Kilo weg. Der Kick des ersten Monats, wo richtig was weggegangen ist, ist jetzt nicht mehr gegeben, denn der Körper hat sich darauf eingestellt, aber es geht in klaren Schritten immer weiter. Alle zwei Wochen werden meine Fortschritte geprüft, und bereits an meinem zweiten Blutbild ließ sich eine deutliche Verbesserung an den Hormonwerten feststellen. Auch auf Diabetes war ich zugesteuert, aber diese Prognose hat sich deutlich verbessert.
Die Sinne sind auch wieder aufgewacht. Ich rieche plötzlich wieder alles: Aus der Übersättigung hatte ich nichts mehr wahrgenommen, aber diese Aufmerksamkeit ist jetzt zurückgekehrt und beschränkt sich nicht nur aufs Essen, sondern auch auf andere Gerüche, auf die Natur, den Wald, Blumenduft.
Die Familie stand die ganze Zeit hinter mir. Die anderen essen ja normal weiter, also ist die Konsequenz, dass man einfach nicht an den Mahlzeiten teilnimmt. Die Familie muss akzeptieren, dass man sich in einer Ausnahmesituation befindet. Ohne Unterstützung geht es nicht. Ohne die Bestärkung durch meine Frau wäre ich vermutlich bei 180 Kilo gelandet.
Oft ist es natürlich schwierig, dieses Hardcoreprogramm durchzuziehen, da sitzt man beispielsweise abends geschäftlich beim Fischessen in Athen oder in Istanbul, der Tisch ist reich gedeckt, und vor einem nur ein Gläschen Wasser und Wein, in das man sein Pülverchen hineinschüttet. Aber die Leute haben es als sehr positiv empfunden und akzeptiert.
In ein bis zwei Monaten möchte ich mich wieder auf ein normales Essen umstellen. Wenn ich auf 100 Kilo bin, werde ich wieder anfangen zu essen, und dann wird mir auch der Sport noch leichter fallen: Fahrradfahren, vor dem Frühstück eine Stunde mit den Hunden oder im Studio auf dem Crosstrainer, wo der Bewegungsvorgang des Laufens simuliert wird, ohne dass es auf die Knie geht, und ich meinen Kalorienverbrauch, 1000 kcal, im Blick habe. Ich mache jeden Tag Sport, manchmal zweimal, etwa abends

noch 30 Minuten auf dem Hometrainer. Das Abendtraining vor dem Schlafengehen hat erstaunliche Auswirkungen, da geht das Abnehmen noch schneller. Ich möchte bald unter 100 Kilo kommen; das Ziel ist, wieder in meinen Hochzeitsanzug zu passen.

Meiner Meinung nach hat jeder Mensch eine Art Individualfaktor, mit dem er sein Gleichgewicht herstellen kann. Ich bin ein Mensch, der sehr leicht zunimmt, und muss genau meine Energiezufuhr im Gleichgewicht halten, mitsamt Bewegung, damit der Körper das auch verarbeiten kann. Wenn ich also wieder esse, werde ich Kohlenhydrate sehr reduzieren, dafür viel Gemüse und Eiweiß zu mir nehmen. Ab und zu werde ich mir etwas Besonderes gönnen, das wird sich aber auf Einzelanlässe beschränken. Ich muss mich eben disziplinieren. Das Motto muss lauten: Pass auf! Nimm den Fisch, nicht die Lasagne. Lass die Kartoffeln, lieber noch ein bisschen Gemüse. Auch von Karotten kann man satt werden!

Aber ich stelle fest, dass der Körper trotz der Schädigung, die ihm widerfahren ist, zurückfindet. Ich konnte bereits eine Bergtour über 1000 Höhenmeter machen, was mir vor zwei Monaten nie gelungen wäre, und bin anderthalb Stunden auf dem Crosstrainer. Mein Ziel sind wieder 10- bis 20-km-Läufe.

Es kann mir niemand erzählen, dass Dicke mit ihrem Gewicht glücklich sind, sich schön finden oder gemütlicher seien. Es kann einfach keinen Spaß machen, wenn man beim Treppensteigen außer Puste kommt. Dazu kommt: Als Dicker wird man nicht ernst genommen. Dicke haben keinen Drive! Und ein Blick ins gehobene Management beweist: Wer in diesen Positionen erfolgreich sein will, ist schlank.

Ich kann heute wieder in den Spiegel schauen und habe ein ganz anderes Bewusstsein. Ich fühle mich viel jünger und kraftvoller. Die Kleider, die ich jetzt trage, werde ich bald zum Altkleidercontainer bringen, denn eines ist klar: So werde ich nie wieder aussehen. Diese Episode ist vorüber.

Der Fall Detlev aus medizinischer Sicht

Als sich Detlev, 41 Jahre alt, auf Drängen seiner Ehefrau bei mir vorstellte, wog er 132 kg, sein Bauchumfang betrug 138 cm. Nach einem langen Gespräch war mir klar, Detlev gehört zum Typ: »alles oder nichts«. Die körperliche Untersuchung war bis auf einen mäßig erhöhten Blutdruck unauffällig, bei den Laborwerten fiel eine Konstellation auf, wie sie typisch ist für eine gewisse Veranlagung zum metabolischen Syndrom. Die Hormonwerte zeigten eine deutlich über dem Altersdurchschnitt liegende Erniedrigung von freiem Testosteron sowie DHEA-S. Eine leichte Schilddrüsenunterfunktion hatte bisher, wie bei Männern typisch, keinerlei Symptome verursacht –

mit Ausnahme der Neigung zuzunehmen.
Detlev ist ein gutes Beispiel dafür, dass auch bei einem massiven Übergewicht schwere Vitaminmangelzustände bestehen können: Sein Vitamin-D-Spiegel lag mit 6,2 ng/ml weit unterhalb des idealen Bereiches von 60,0 ng/ml.

Davon abgesehen war Detlev ein völlig gesunder und früher überdurchschnittlich fitter Mann. Diese Tatsache und seine »es muss gestern passieren«-Mentalität waren die ideale Ausgangsbasis für ein modifiziertes Fasten über längere Zeiträume. Detlev war für die Idee sofort Feuer und Flamme – wie schon viele meiner Patienten, bei denen nach wenigen Tagen des »Pülverchen«-Trinkens der Absturz kam.

Nicht so bei Detlev: Nach vier Wochen und einem Gewichtsverlust von 10 kg versuchte ich ihn, auch auf Drängen der leicht genervten Ehefrau, zum Übergang auf die für den Eiweißtyp geeignete Kost zu überreden. Keine Chance, Detlev hat vier Monate das modifizierte Fasten fast ungebrochen (siehe sein Bericht) durchgehalten und dabei 30 kg an Gewicht und 30 cm an Bauchumfang verloren.

Seine tägliche Eiweißzufuhr lag mit rund 120 g deutlich über der beim modifizierten Fasten üblichen Menge von 50 g pro Tag.

Der Basiseiweißbedarf liegt bei etwa 1 g pro kg Körpergewicht bezogen auf Normalgewicht. Bei umfangreicher körperlicher Betätigung erhöht sich die wünschenswerte Zufuhr auf circa 1,5 g pro kg Körpergewicht, im Fall von Detlev bei einem Normalgewicht von 80 kg also auf etwa 120 g pro Tag.

Triglyzeride und Zuckerwerte sowie Blutdruck hatten sich schon nach dem Verlust der ersten 20 Kilo in den idealen Bereich zurückbewegt.

Unterstützt wurde sein Gewichtsverlust durch den gezielten Ausgleich der mangelnden Hormone (DHEA, Testosteron und Schilddrüsenhormon, siehe Kapitel 3) und noch viel mehr durch sein täglich wachsendes, zuletzt zwei- bis dreistündiges Trainingsprogramm.

Den schwierigen Schritt der Umstellung auf eine »normale« Ernährung, im Falle von Detlev auf die des »Eiweißtyps«, meisterte er auch souverän. Hiermit will er langsam die letzten 10 kg abnehmen, die ihn noch von seinem Wunschgewicht trennen.

In unserem letzten Gespräch meinte er: »Ich bin ein anderer Mensch geworden, ein glücklicher. Auch im Beruf lasse ich mir nicht mehr so viel bieten, ich habe endlich die Zusage von meiner Firma erhalten, in die Geschäftsleitung aufgenommen zu werden. In meinen dicken Zeiten hatte ich mich nicht getraut, diese Forderung zu stellen.«

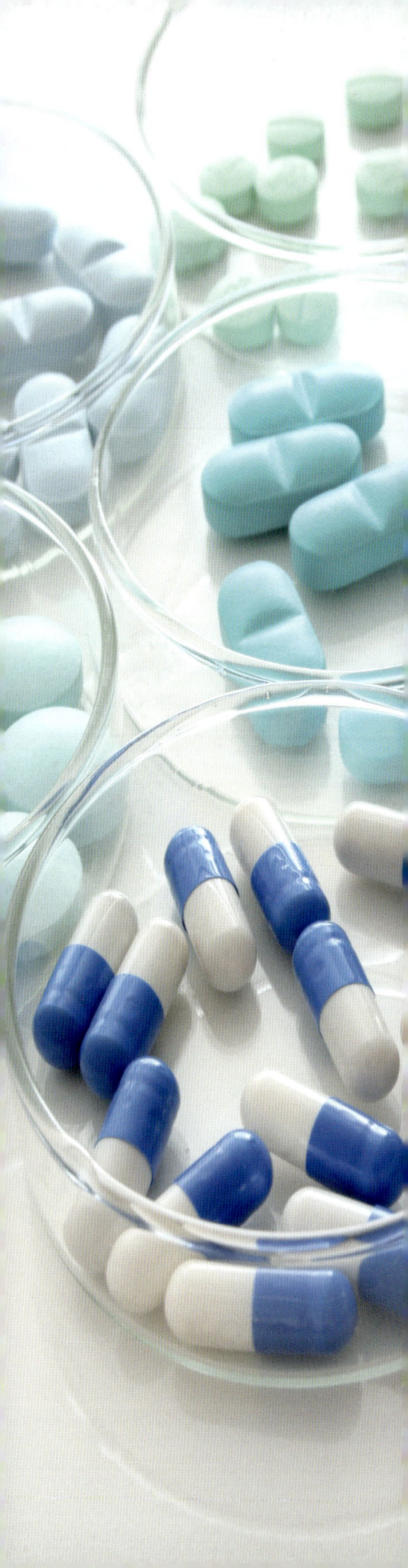

Das Hormonsystem – die unsichtbare Schaltzentrale

Ein großes Steuersystem im Körper sind die Nerven. Das andere Steuersystem aber sind die Hormone. Dies sind Boten- und Signalstoffe, die von Drüsen abgesondert werden. Nerven und Hormone wirken beide auf die Organe des Körpers ein und steuern so körperliche und seelische Reaktionen unseres Körpers. Meist gibt es zu jedem Hormon, welches eine Organfunktion anfeuert, auch einen Gegenspieler, der sie wieder drosselt. Wie viele Hormone im Körper produziert werden, ist übrigens nicht genau erforscht.

Vom Zusammenspiel all dieser Hormone hängt unser körperliches und psychisches Gleichgewicht ab. Werden zu wenig oder aber zu viel ausgeschüttet, kann es sein, dass Sie müde und schlapp werden oder im Gegenteil die ganze Nacht durchwachen. Oder Ihre Stimmung wird immer schlechter, und Sie haben auf gar nichts mehr Lust. Auch sexuelle Lustlosigkeit kann auf einen Hormonmangel zurückzuführen sein. Ob die Hormone genau zur richtigen Zeit und in der richtigen Menge ausgeschüttet werden, hängt von vielerlei ab. So geht etwa die Produktion der Geschlechtshormone auch bei Männern im Laufe des Lebens zurück.

Das männliche Geschlechtshormon heißt Testosteron, die weiblichen Geschlechtshormone sind auch für Männer wichtig. Sie heißen Östrogene.

Aber auch bei Wachstumshormonen, Nebennierenrindenhormonen, den Schilddrüsenhormonen oder dem »Schlafhormon« Melatonin können sich im Laufe der Zeit Defizite bemerkbar machen. Der altersbedingte (genetische) Hormonabfall kann durch weitere Einflussfaktoren mehr oder weniger verstärkt werden. Dazu gehören Umwelteinflüsse und der Lebensstil, also Stressbelastung, Alkoholmissbrauch, Rauchen, zu wenig oder zu intensive körperliche Belastung, Übergewicht, schlechte Ernährung und vieles mehr.

Das bedeutet aber auch, dass Sie es zu einem großen Teil selbst in der Hand haben, das schicksalhafte hormonelle Ungleichgewicht nicht noch früher und verstärkt eintreten zu lassen. Das heißt, ein Hormonmangel führt nicht zwangsläufig zu einer Hormonersatztherapie: Symptome eines nicht ausreichenden Hormonspiegels können oftmals auch durch eine Umstellung der Ernährung, gezielte Bewegung und ein Antistressprogramm aufgefangen werden. Ist das auf natürlichem Weg nicht ausreichend möglich, kann Sie eine zusätzliche Hormonersatztherapie wieder in bessere Form bringen. Wichtig ist dabei eine engmaschige ärztliche Kontrolle.

Bisher gibt es noch keine Langzeitstudien bzgl. der langfristigen Risiken einer Hormonersatztherapie.

Der männliche Hormonspiegel sinkt schleichend

Wissenschaftler sind sich einig: Auch der Mann kommt in die »Wechseljahre«! Der Wechsel des Mannes wird analog zur Menopause der Frau »Andropause« genannt. Der Begriff ist eigentlich nicht präzise, denn es kommt nicht zu einem Einstellen der Hormonproduktion innerhalb eines Zeitraums von wenigen Jahren analog der versiegenden Eierstockfunktion bei der Frau, sondern die Hormonproduktion in den Hoden (Gonaden) geht sehr langsam zurück. Beispielsweise nimmt die hergestellte Testosteronmenge etwa ab dem 20. Lebensjahr langsam Jahr für Jahr ab. Ab dem 40. Lebensjahr können sich die ersten Mangelerscheinungen bemerkbar machen. Da dies langsamer und schleichender verläuft als bei der Frau, spricht man nicht mehr von den männlichen Wechseljahren. Richtig ist der Terminus »altersabhängige Hodenfunktionsstörungen« oder, medizinisch gesprochen, »Late onset Hypogonadismus« (LOH). Bei beiden Geschlechtern produzieren die Nebennierenrinden (Englisch: adrenals) ab Mitte der 20er-Jahre immer weniger das »Jungbrunnenhormon« DHEA beziehungsweise DHEA-S (Dehydroepiandrosteron beziehungsweise sein Sulfat). Medizinisch wird dieser natürliche Vorgang als »Adrenopause« bezeichnet.

Der hormonelle Regelkreis

Das hormonelle System ist ein ausgefeilter Regelkreis, der sensibel auf jede Veränderung reagieren kann, um die Körperfunktionen wieder ins Lot zu rücken. Übergeordnet ist der Hypothalamus, eine fünfcentgroße Struktur, die mitten im Gehirn eingebettet ist. Als Nervenknotenpunkt ist er mit anderen Nervenzentren im Gehirn verschaltet und nimmt auch Einfluss auf das unbewusste (autonome) Nervensystem. Als Drüse produziert er Hormone, die er teilweise an die Hirnanhangsdrüse (Hypophyse) schickt. Diese produziert einerseits ebenfalls Hormone, wie zum Beispiel das Wachstumshormon (GH), andererseits befiehlt sie anderen Körperdrüsen, ihr jeweiliges Hormon auszuschütten. Überschreitet der Hormonspiegel der anderen Körperdrüsen im Blut eine gewisse Grenze, entsteht eine Rückkopplung zum Hypothalamus: Von dort starten gegenteilige Befehle an die Hypophyse. Diese schickt dann hemmende Hormone an die jeweilige Drüse los.

Wenn allerdings die Drüsen nicht mehr genügend Hormone produzieren können, gerät der sensible Regelkreis aus den Fugen.

Wenn es an männlichen Geschlechtshormonen mangelt

Der Abfall an Testosteron, DHEA/DHEA-S und Wachstumshormon (auch als die natürlichen »Anabolika« des Mannes und der Frau bezeichnet) führt nicht nur zu Störungen des Wohlbefindens, sondern auch zu diversen typischen Alterserkrankungen.

Symptome eines Testosteron- und DHEA-Mangels (Quelle Römmler)

Geistig/psychisch
Leistungsknick, Müdigkeit
Reduzierte Stressbelastbarkeit
Verschlechtertes Gedächtnis
Depressivität
Verlust von sexueller Lust

Körperlich
Weniger Körperbehaarung
Schwund von Muskeln und Hautdicke
Arthrose und Osteoporose
Fettzunahme an den Organen und im Bauchraum
Insgesamt verschlechterter Körperzustand
Blutarmut und schwaches Immunsystem

Achtung: Die genannten Symptome können auch Anzeichen für andere Hormondefizite (zum Beispiel Wachstums- und/oder Schilddrüsenhormon) sein, was ein Fachmann stets bei der Differenzialdiagnostik zu beachten hat.

Jungbrunnenhormon DHEA

Das Hormon Dehydroepiandrosteron, oder kurz gesagt DHEA und sein Sulfat DHEA-S, werden vorwiegend in der Nebennierenrinde gebildet. Noch vor der Pubertät beginnen die Blutspiegel von DHEA und DHEA-S deutlich anzusteigen, bis man in der Mitte der 20er-Lebensjahre wie bei vielen anderen Botenstoffen den hormonellen Lebensgipfel erreicht. Ab diesem Zeitpunkt fallen die Werte immer schneller ab: Bis zum 50. Lebensjahr halbiert sich der Blutspiegel von DHEA und DHEA-S;

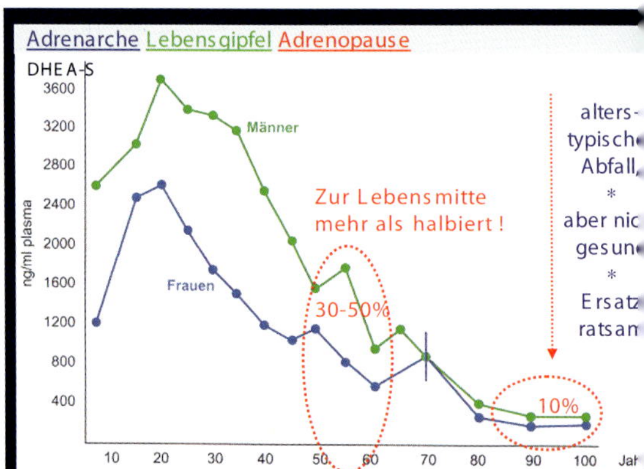

Modifiziert nach Römmler A 2002

zwischen dem 70. und 80. Lebensjahr sind meist nur noch 10 bis 20 % der Gipfelwerte vorhanden (Römmler).
Das alterstypische Nachlassen dieses Teils der Nebennierenrindenfunktion heißt, wie schon erwähnt, Adrenopause.
DHEA ist das mengenmäßig am meisten produzierte Hormon des Körpers, es hat eigene Funktionen, dient aber auch als Prohormon, aus dem die Geschlechtshormone Testosteron und Östrogen gebildet werden. DHEA wirkt auf die Körperbeschaffenheit und psychische Verfassung ähnlich wie das Testosteron.

Klinisch bewiesene Effekte von DHEA (nach Römmler) sind:

- Herz- und Gefäßschutz
- Schutz vor Insulinresistenz (antidiabetische Wirkung)
- Hautprotektion (natürliche Elastizität, Fettigkeit, Dicke)
- Gelenk- und Knochenschutz (gegen Arthrose und Osteoporose)
- Verbesserung der Muskel-Fett-Relation, Body Composition
- Immunmodulation
- Verbesserung von Stressresistenz und Gedächtnis; Stimmungsaufhellung
- Schutz der Nerven und des Gehirns
- Verbesserung der männlichen Wechselsymptomatik

Nicht ohne Grund wird das DHEA als Jungbrunnenhormon gepriesen: Es schützt das Herz, die Haut, Gelenke und Knochen. Es beugt Insulinresistenz vor und damit einem Diabetes mellitus und einem metabolischen Syndrom und senkt somit auch das Schlaganfall- und Herzinfarktrisiko. Durch DHEA wird die Muskel-Fett-Relation des Körpers (Body Composition) in willkommener Weise beeinflusst sowie das Immunsystem, die Stimmung und das Gedächtnis verbessert. In manchen Aspekten ist DHEA ein Gegenspieler des Stresshormons Cortisol und somit stressmindernd. Es verhindert Stressschäden, dient als Schutz der Nerven und des Gehirns und führt zu einer Verbesserung der männlichen Wechselsymptomatik. Der Ersatz von DHEA wirkt bei einigen Symptomen sehr schnell binnen Tagen, dies sind vor allem Verbesserung der Vitalität, Stressresistenz und die Stimmungslage. Andere »Dauerbaustellen« wie metabolisches Syndrom mit Bauchfettvermehrung oder Knochendichteminderung brauchen für die Sanierung Monate bis Jahre.

DAUERSTRESS KILLT DHEA

Wie bereits beschrieben, ist DHEA der Gegenspieler des Stresshormons Cortisol. Das heißt, immer wenn der Terminkalender überquillt und wir dann noch schnell eine Extraaufgabe erledigen sollen, brauchen wir DHEA, damit die Stresshormone ausgeglichen werden und wir innerlich wieder zur Ruhe kommen.
Ist man im Dauerstress, verbraucht man besonders viel DHEA. Damit läuft man Gefahr, den Produktionsort des Hormons, die Nebennierenrinde, zu überanstrengen. Je weniger DHEA dann hergestellt wird, desto geringer ist die Stressresistenz – ein Teufelskreis entsteht, der zu Müdigkeit und Erschöpfung führt.

Die typischen Zeichen eines DHEA-Mangels können also auch schon bei jüngeren Menschen auftreten:

- fettarme Haut, dünnere Haare und trockene Augenschleimhaut
- hohe Lärmempfindlichkeit
- geringe Stresstoleranz
- reduzierte Vitalität und Energie, Leistungsknick, Müdigkeit
- erhöhte Infektneigung durch Verschlechterung des Immunsystems
- schlechte Stimmung, depressive Verstimmungen
- Unsicherheit, Ängstlichkeit
- schlechtes Gedächtnis

Die geschilderten Symptome können aber auch im Rahmen anderer Hormondefizite vorkommen. Stellt der Arzt bei Ihnen einen DHEA-Mangel fest, sollten Sie überprüfen, wie gestresst Sie tatsächlich sind und was Sie sonst noch gegen Stress tun können. Lesen Sie dazu Kapitel 4.

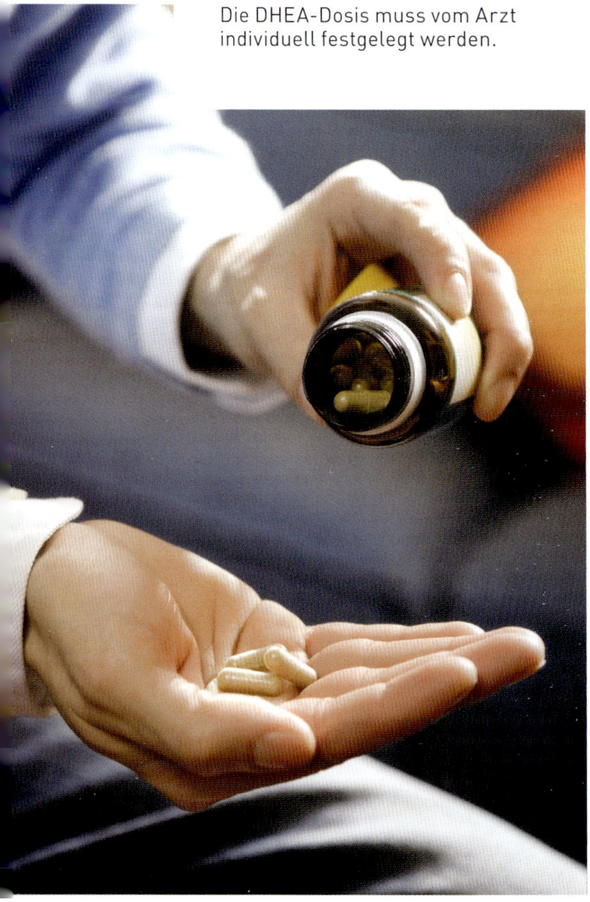

Die DHEA-Dosis muss vom Arzt individuell festgelegt werden.

WAS BEI DHEA-MANGEL HILFT

Der Ersatz von DHEA ist ein guter Weg aus der Erschöpfung, muss aber zwingend auf ärztliche Anordnung erfolgen, denn bei falscher Dosierung können sich gegenteilige Effekte ergeben. Auch darf die Einnahme von DHEA niemals ohne Einbeziehung der anderen drei Säulen erfolgen, nämlich richtige Ernährung, richtige Bewegung und Stressabbau.

Wie von der Arbeitsgruppe um PD Römmler aus München empfohlen, wähle ich die Hormondosis bei allen Hormonersatztherapien anfangs immer eher zu niedrig und erhöhe sie dann nach entsprechender Laborkontrolle (sogenannte Step-up-Therapie). Das Problem besteht nämlich darin: Wird die Hormondosis zu hoch gewählt, hat das eine – keinesfalls erwünschte – Unterdrückung der körpereigenen Hormonproduktion zur Folge, was einer medikamentöse Therapie und nicht einer Hormonersatztherapie (HRT) entspricht.

Des Weiteren gilt zu beachten, dass die meisten Hormone vom Körper ineinander umgewandelt werden können. Deshalb treten bei einer Überdosierung oft Nebenwirkungen nicht nur durch das eigentlich substituierte Hormon auf, sondern auch durch den unvorhersehbaren Anstieg von mehreren anderen Hormonen. Und die Hormonersatztherapie soll nur eine kleine Unterstützung sein, ein Anstoß, damit sich der Körper selbst regeneriert.

Eine DHEA-Überdosierung kann bei Männern neben Brüstewachstum und sexueller Lustlosigkeit auch Ödeme mit Gewichtszunahme, Müdigkeit sowie eine Erhöhung des prostataspezifischen Antigens (PSA) auslösen. Achtung: Die PSA-Werte müssen – auch bei einer Gabe von Testosteron – regelmäßig kontrolliert werden, da sie Hinweise auf eine Prostatavergrößerung bis hin zum Prostatakrebs sein können. Außerdem ist die Einnahme von DHEA wie die der meisten Hormone bei schon vorliegenden Krebserkrankungen nicht erlaubt.

Das DHEA Ihres besten Freundes, das diesem zu jugendlicher Frische und neuem Elan verhilft, kann bei Ihnen also fatale Folgen haben. Hormone sollten Sie deshalb nie ohne ärztliche Verordnung einnehmen! Die für Sie richtige Menge bestimmt die Ärztin/der Arzt je nach Ausgangsspiegel, Unterhautfettgewebe, Körpergewicht etc. Die Dosierung bewegt sich in der Größenordnung von 15 bis 75 mg pro Tag. Das Hormon wird als Kapsel eine halbe Stunde vor dem Frühstück eingenommen.

Fazit: Die hormonellen Ausgangswerte und die darauf basierende Dosis einer Substitution sind entscheidend! Es sind viel Fingerspitzengefühl und Erfahrung vonseiten des Arztes sowie eine regelmäßige Kontrolle notwendig.

Beispiel

Brustwachstum durch zu viel DHEA

Zu mir kam ein verzweifelter Mann in die Praxis, der unter plötzlich gewachsenen Brüsten und unter Libidoverlust litt. Er hatte im Internet Hormone bestellt und 50 mg DHEA pro Tag eingenommen. Nach sechs Monaten traten die geschilderten Nebenwirkungen auf. Als ich seinen DHEA-Spiegel bestimmte, lag er im Normbereich. Woher rührten dann diese Nebenwirkungen? Der Grund für seine äußerliche Feminisierung waren die vorhin erwähnten Hormonumwandlungen, die besonders in der Leber und im Fettgewebe stattfinden. Das DHEA wurde nicht in Testosteron umgewandelt, sondern in Östrogen, was normalerweise auch erwünscht ist. Wenn aber durch Übergewicht schon erhöhte Östrogenspiegel vorliegen, kann es unter DHEA zusätzlich zu einer Steigerung und damit zu der Verweiblichung des Aussehens kommen. Durch die zu hohen Östrogenspiegel wurde über den Rückkoppelungsmechanismus dann auch noch die körpereigene Testosteronproduktion gedrosselt. Da die Libido auch mit der Höhe des Testosteronspiegels zusammenhängt, ging diese mit in den Keller. Deshalb muss man bei einer DHEA-Gabe auch den Östron- und Östradiolspiegel vorher und nachher messen und berücksichtigen.

Ausgebrannt oder nur urlaubsreif?

Vielleicht kennen Sie das aus eigener Erfahrung: Früher sind Sie in Stresssituationen regelrecht aufgeblüht und haben unter hohem Druck die unglaublichsten Dinge vollbracht. Doch seit einiger Zeit sind Sie nur noch erschöpft, ständig müde, von allem genervt und einfach nicht mehr so leistungsfähig.

Jeder ist mal müde und erschöpft – ein langer Arbeitstag zum Beispiel lässt einen rechtschaffen müde werden. Haben Sie aber jahrelang Erholung und Regeneration für nicht so wichtig erachtet, um beruflich immer weiter voranzukommen, so ist das Defizit nicht mehr mit einmal Ausschlafen zu beheben. Die Gefahr, in ein Burnout-Syndrom (siehe auch Kapitel 4) zu rutschen, steigt.

Beim Burnout-Syndrom zeigt sich hormonell nicht nur ein Mangel an DHEA, wie wir auf den vorherigen Seiten gelesen haben, sondern auch das Cortisol und meist das Pregnenolon sind zu wenig vorhanden. Das Hormon Cortisol ist sozusagen das körpereigene »Cortison«, es wird ebenfalls von der Nebennierenrinde produziert. Normalerweise bleibt es in seiner Konzentration bis zum Lebensende unverändert. Als Folge von anhaltendem Stress kann es jedoch, nach einer längeren Phase zu hoher Werte, absinken: Die Nebennierenrinde ist erschöpft, »ausgebrannt« – man ist im Burnout, der totalen Erschöpfung, angelangt. Charakteristisch für das Burnout-Syndrom ist der Mangel an Pregnenolon, welches in den Nebennierenrinden und im Gehirn gebildet wird. Es ist das große Mutterhormon, weil es die Ausgangssubstanz für das DHEA, das Cortisol (körpereigenes Stresshormon) und die Geschlechtshormone liefert.

Zusätzlich sind einige Botenstoffe im Gehirn (sogenannte Neurotransmitter) verringert und andere erhöht. Neurotransmitter sind chemische Substanzen, die an den Synapsen eine Erregung von Nervenzelle zu Nervenzelle weiterleiteten. Mehr dazu im Kapitel 4, ab Seite 224.

Ein **Cortisolmangel** kann sich folgendermaßen zeigen:

- eingefallene Wangenpartie
- geringe Neigung zuzunehmen
- niedriger Blutdruck
- grippeähnliche Müdigkeit
- Allergien
- irreguläre Verdauung
- anfallsartige Müdigkeit mit Heißhunger auf Süßes oder Salziges
- pessimistische Stimmungslage bei geringster Stressbelastung
- Dekompensation bei unvorhergesehenen Stresssituationen
- das Gefühl, sich nie wieder vollständig zu erholen.

Ein **Pregnenolonmangel** ähnelt dem Bild des DHEA- und Cortisolmangels, zusätzlich sind typisch:

- schlechtes Gedächtnis
- Konzentrationsschwäche
- Gelenkschmerzen bis zum Gelenkrheumatismus

Ein Zusammenhang von neurodegenerativen Erkrankungen wie Morbus Alzheimer, Morbus Parkinson etc. mit einem besonders ausgeprägten Pregnenolonmangel wird diskutiert und ist wahrscheinlich, da Pregnenolon auch wesentlich unsere Nervenregeneration und unsere Neurotransmitterübertragung im Gehirn beeinflusst. Diese Wirkung als sogenanntes Neurosteroid dürfte für die meiner Erfahrung nach hervorragende therapeutische Wirksamkeit der Substitution von Pregnenolon beim Burnout verantwortlich sein, ein nachgewiesener Mangel vorausgesetzt.

Müdigkeit kann neben einem Mangel an Cortisol, DHEA und Pregnenolon noch auf diversen anderen Hormonmängeln beruhen.

Müdigkeit ist ein sehr häufiges Symptom, mit dem sich Patienten, vor allem ältere, beim Arzt vorstellen. Der Müdigkeit können viele verschiedene Ursachen zugrunde liegen. Sehr häufig findet sich ein Mangel an verschiedenen Hormonen. Oft liegt auch eine Mischung aus verschiedenen Hormonmangelzuständen und ein Ungleichgewicht (Dysbalance) der Neurotransmitter (NT) vor. (Zu Neurotransmittern siehe Kapitel 4, Seite 224–225)

Die Art der Müdigkeit gibt Aufschluss darüber, an welchem Hormon es mangelt

- Müdigkeit, die vor allem nach Stress entsteht oder grippeähnlich ist → Cortisolmangel
- Morgenmüdigkeit → Schilddrüsenhormonmangel, Adrenalin-/Noradrenalinmangel (NT)
- Müdigkeit mit Antriebsarmut bei depressiver Stimmungslage → Serotoninmangel
- ganztägige Müdigkeit und Vitalitätsverlust vor allem nach körperlicher Anstrengung → Testosteron- und DHEA-Mangel
- Abendmüdigkeit und mangelndes Durchhaltevermögen sowie schlechte Erholungsfähigkeit → Wachstumshormonmangel, beginnendes Burnout
- Müdigkeit aufgrund schlechter Schlafqualität → Melatonin- und Serotoninmangel

Letztlich werden durch die Substitutionsbehandlung jedoch nicht die laborchemisch nachgewiesenen Mängel therapiert, sondern das Symptom, die Störung, die Einschränkung und das gestörte Wohlbefinden. Dazu bedarf es oft einer ganzen Palette von Hormonen, die sich ergänzen und oft auch potenzieren.

Testosteron – das Männerhormon

Testosteron ist ein wichtiges Sexualhormon (Androgen), das bei Mann und Frau vorkommt, allerdings in unterschiedlichen Konzentrationen. Während es bei der Frau vor allem für die sexuelle Lust verantwortlich ist, hat es beim Mann zusätzlich noch eine weitere wichtige Funktion: Es macht einen Mann überhaupt erst zum Mann. In der Pubertät, wenn zum ersten Mal Testosteron von den Hoden (Gonaden) gebildet wird, sorgt es dafür, dass der Penis größer wird, die Muskeln wachsen, die Lust auf Sex erwacht, die Stimme tiefer wird und die Körperbehaarung zunimmt.

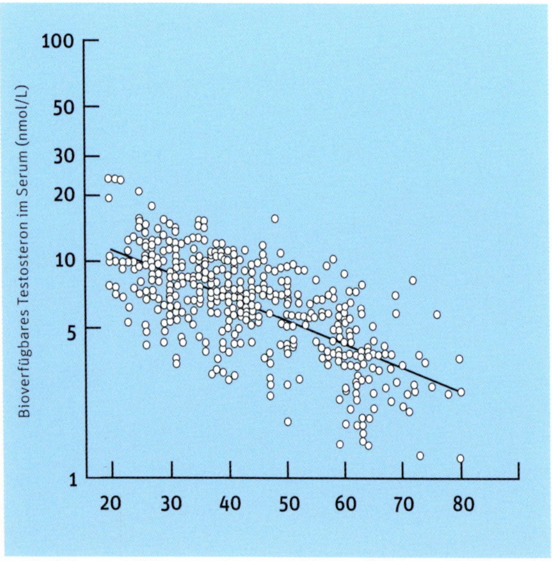

TESTOSTERONMANGEL – NATÜRLICHE FOLGE DES ÄLTERWERDENS

Vom 20. Lebensjahr an fällt die Menge des in den Hoden produzierten Hormons Jahr für Jahr um 1 bis 2 % ab. Ab dem 50. Lebensjahr haben circa 20 % der Männer einen messbaren Testosteronmangel mit eindeutigen Symptomen. Ab dem 70. Lebensjahr sind es sogar 30 %.

Der Testosteronspiegel hängt von vielen Faktoren, sicherlich auch wesentlich von Genetik und Lebensstil ab. Wie aus der Grafik links zu ersehen ist, gibt es Männer, die mit 30 Jahren schlechtere Testosteronwerte haben als andere mit 70.

Auch schon jüngere Männer können ihren Testosteronmangel an einer gewissen Antriebslosigkeit oder an einer Minderung der sexuellen Lust spüren.

Typische Zeichen eines Testosteronmangels sind:

- Vitalitätsmangel
- Rückgang der Leistungsfähigkeit
- Stressintoleranz
- Welken der Haut
- Verlust an sexueller Lust

Testosteronabfall im Altersgang

E. Leifke, G. Brabant et al., Clinical Endocrinology (2000), Vol. 53

- Verfettung der Penisschwellkörper und Erektionsstörungen
- Muskelabbau mit einer entsprechenden Umverteilung der Körperfett- und Muskelmasse
- Vermehrung des Bauchfetts
- Rückgang der Knochendichte
- Verminderung der Körperbehaarung
- Blutarmut (Anämie)
- Knochenbrüchigkeit (Osteoporose)
- Metabolisches Syndrom

Der Testosteronmangel führt nicht nur zu einer Vermehrung der Fettmasse im Eingeweidebereich, sondern auch zur Verfettung der Schwellkörper des Penis, was die Erektionshärte beeinträchtigt. Da Testosteronmangel und metabolisches Syndrom eng miteinander verknüpft sind, kann ein Testosteronmangel indirekt auch zu Diabetes mellitus und Durchblutungsstörungen führen und damit die Erektionsprobleme verstärken.

Querschnitt durch den Penis mit Fettzellen in einem Schwellkörper

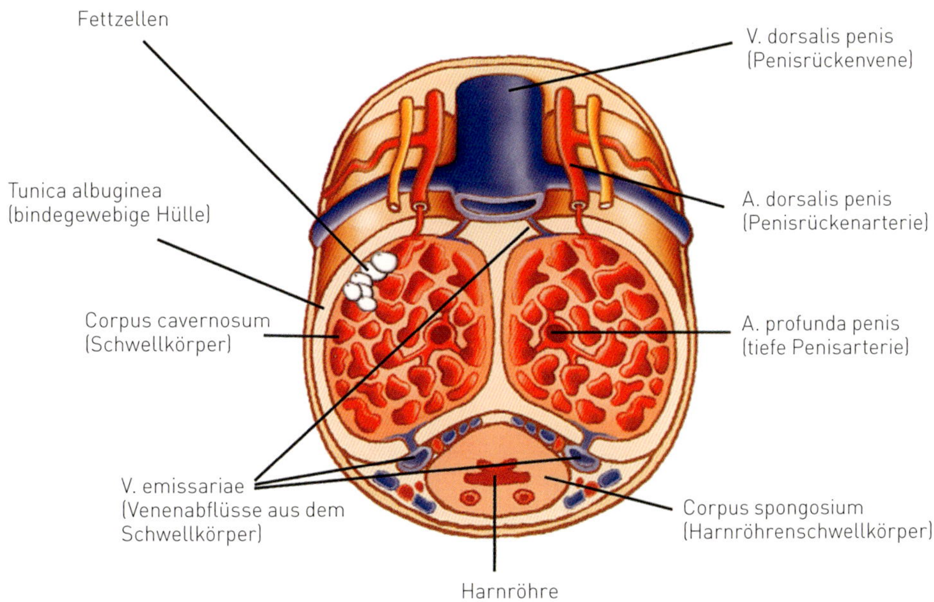

FRAGEBOGEN

Wie ist es um Ihr Testosteron bestellt?

Wenn Sie wissen wollen, ob die gesundheitlichen Beschwerden und Beeinträchtigungen Ihres Wohlgefühls mit einem Testosteronmangel zusammenhängen, kreuzen Sie an, wie stark Sie von jeder Beschwerde betroffen sind. Zählen Sie anschließend die Punkte zusammen.

Beschwerden/Stärke der Beschwerden	keine 1	leichte 2	mittlere 3	starke 4	sehr starke 5	= Punkte
Körperliches Wohlbefinden						
Verschlechterung des allgemeinen Wohlbefindens (Gesundheitszustand, subjektives Gesundheitsempfinden)						
Gelenk- und Muskelbeschwerden (Gelenk-, Glieder-, Rückenschmerzen)						
Starkes Schwitzen (plötzliche unerwartete Schweißausbrüche, Hitzewallungen unabhängig von Belastungen)						
Schlafstörungen (Einschlaf-, Durchschlafstörungen, zu frühes Aufwachen, schlecht schlafen, Schlaflosigkeit)						
Erhöhtes Schlafbedürfnis (häufig müde)						
Körperliche Erschöpfung, Nachlassen der Tatkraft (allgemeine Leistungsminderung, Abnahme der Aktivität, fehlende Lust zu Unternehmungen, Gefühl, weniger zu schaffen)						
Abnahme der Muskelkraft (Schwächegefühl)						
Psychisches Wohlbefinden						
Reizbarkeit (aggressiv, durch Kleinigkeiten schnell aufgebracht, missgestimmt)						
Nervosität (innere Anspannung und Unruhe, nicht stillsitzen können)						
Ängstlichkeit, Panik						

Beschwerden/Stärke der Beschwerden	keine 1	leichte 2	mittlere 3	starke 4	sehr starke 5	= Punkte
Depressive Verstimmung (Mutlosigkeit, Traurigkeit, Weinerlichkeit, Stimmungsschwankungen)						
Entmutigt fühlen, Totpunkt erreicht						
Sexuelles Wohlbefinden						
Gefühl, Höhepunkt des Lebens ist überschritten						
Verminderter Bartwuchs						
Nachlassen der Potenz						
Abnahme der Anzahl morgendlicher Erektionen						
Abnahme der Libido, kaum Lust auf Sex						
Gesamtpunktzahl						

Auswertung:					
	Gesamtpunktzahl	17–26	27–36	37–49	≥50
	Stärke der Beschwerden	○ keine	○ wenig	○ mittlere	○ schwer

Ergebnis: Ab einer Gesamtpunktzahl von ≥ 37 ist die Bestimmung Ihrer Testosteronwerte empfehlenswert. Übrigens: Auch bei einem Bauchumfang von ≥ 102 cm sollten Sie Ihr Testosteron überprüfen lassen.

Quelle: Heinemann et al., The Aging Males' Symptoms (AMS) Rating Scale. Cultural and Linguistic Into English. The Aging Male 2001; 4 (1): 14–22.

WAS TUN BEI TESTOSTERON-MANGEL?

Wenn Sie jetzt den Verdacht haben, dass Ihr Testosteronspiegel zu niedrig ist, dann sollten Sie morgens den Spiegel Ihres (freien) Testosterons messen lassen. Ist er nur leicht erniedrigt, ist zu überlegen, ob Sie mithilfe einer veränderten Lebensführung die Testosteronproduktion wieder ankurbeln können. Hier gilt das Gleiche wie auch schon bei DHEA: Beide Geschlechtshormone werden auch durch Umwelteinflüsse, Stressbelastung, ungünstigen Lebensstil wie erhöhten Alkoholkonsum und Rauchen sowie zu intensive oder fehlende körperliche Belastung, Übergewicht, falsche Ernährung und vieles mehr in den Keller gefahren.

Ausreichende Testosteronspiegel erhalten die Muskelmasse und Kraft.

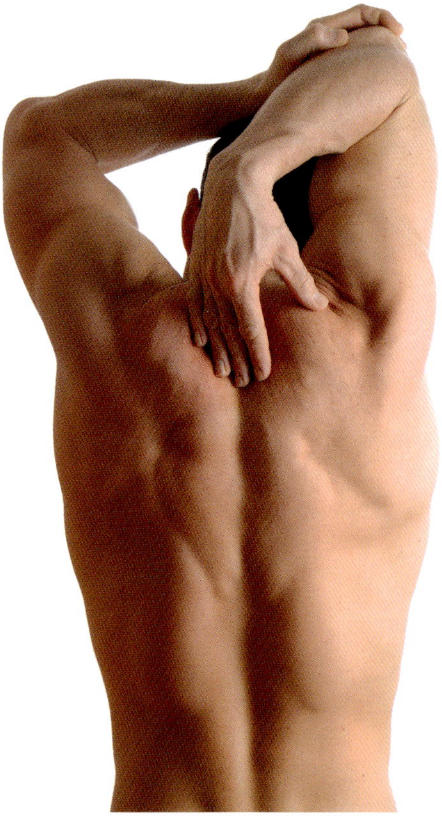

Deshalb wieder einmal mein Rat: Regelmäßige Bewegung, Antistressprogramme sowie gesunde und nicht zu reichliche Ernährung wirken sich auch auf die Testosteronproduktion aus.

Weiterhin können auch eine reichliche Aufnahme von Zink und Eiweiß und kraftbetontes Training die Testosteronproduktion auf natürliche Weise ankurbeln.

Und nicht zu vergessen: Auch Sex aktiviert über den Hormonkreislauf eine stärkere Produktion von Testosteron.

Nicht selten brauchen Sie zusätzliche Unterstützung durch die Gabe von Hormonen: DHEA, als Vorstufe der Sexualhormone, sorgt bei Männern nur für eine geringe Anhebung des Testosteronspiegels. Deshalb ist der direkte Testosteronersatz meist unumgänglich. Die besten Erfahrungen habe ich mit einem Testosteronersatz in Form eines Gels gemacht, das täglich auf die unbehaarte Haut aufgetragen wird.

Testosteronbehandlung nie ohne regelmäßige Kontrolle

So schön auch die Wirkungen von Testosteron klingen, muss ich Sie auch hier wieder vor einer Selbstbehandlung oder vor einer nicht fachgerechten Therapie warnen. Denn Testosteron wird im Körper mithilfe von Enzymen verändert, sodass aus ihnen andere Hormone entstehen (siehe Umwandlungsschema DHEA auf Seite 201). So führt beispielsweise das in der Haut vorhandene Enzym 5-alpha-Reductase dazu, dass sich aus Testosteron Dihydrotestosteron (DHT) bildet. Das ist einerseits unverzichtbar, kann aber auch ein krank machendes Potenzial besitzen, wenn es in zu großen Mengen vorliegt. So kann es bei zu hohem DHT zu folgenden Nebenwirkungen kommen: Haarausfall, Zunahme der Körperbehaarung, PSA-Anstieg, Prostatavolumenzunahme, Unterdrückung der Hodenfunktion durch verringerte Ausschüttung des Hormons LH (Luteinisierendes Hormon), Erniedrigung des FSH (Follikel-stimulierendes Hormon), Volumenverringerung der Hoden, Abfall der selbst produzierten Testosteronmenge.

Aus diesen Gründen muss der DHT-Spiegel bei einer Testosterongabe dringend regelmäßig kontrolliert werden.

Nach meinen Erfahrungen muss man sich bei der Substitution in den meisten Fällen mit subnormalen Testosteronspiegeln – bezogen auf den Wert junger Erwachsener mit etwa 25 Jahren – zufriedengeben. Das ist aber auch sinnvoll: Denn die ganz hohen Testosteronspiegel des jungen Mannes scheinen nicht für die Gesundheit erforderlich zu sein, sondern eher für Durchsetzungsfähigkeit und Aggressivität, was in der Evolution für den Kampf oder die Flucht ein sinnvolles Kriterium war.

Ähnlich wie beim DHEA kann es auch beim Testosteronersatz, besonders bei dicken Männern, zu einer Erhöhung der Östrogene kommen mit allen negativen Nebenwirkungen. Der Grund ist, dass das zur Östrogenproduktion notwendige Enzym Aromatase besonders im Körperfett üppig vorhanden ist.

Wie beim DHEA ist beim Testosteronersatz die individuell mittels Bluttests ermittelte Dosis Voraussetzung dafür, dass Sie nicht Symptome einer Überdosierung entwickeln, zum Beispiel Überaktivität, Unruhe, Aggressivität, Östrogenanstieg mit folgender Müdigkeit, Wachstum von Brüsten (Gynäkomastie) und Steigerung des Krebsrisikos.

Auswirkungen einer Testosteronüberdosierung

(in Anlehnung an Römmler)

Testosteronbedingt

Überaktivität, Unruhe, Aggressivität, Östrogenanstieg, DHT-Anstieg

DHT-bedingt

Haarausfall, Zunahme Körperbehaarung, PSA-Anstieg, Prostatavolumenzunahme, Unterdrückung der Hodenfunktion, Schrumpfen der Hoden, Abfall der körpereigenen Testosteronproduktion

POSITIVE EFFEKTE DER TESTOSTERONGABE

Die folgenden Effekte können Sie genießen, wenn die für Sie richtige Dosierung einer Testosterongabe gefunden wurde:

- Verbesserung der Knochendichte (Vermeidung von Osteoporose)
- Steigerung der Muskelkraft
- Verminderung des Bauchfetts
- günstige Wirkung auf ein evtl. vorliegendes metabolisches Syndrom und einen Diabetes mellitus
- Steigerung der Sexualkraft

Richtlinien für eine Hormonersatztherapie mit DHEA und Testosteron

Sie haben jetzt viel Neues erfahren. Hier finden Sie noch einmal das Wichtigste zusammengefasst.

Eine Hormonersatztherapie (HRT) muss individuell und nach objektiven Vorbefunden, anhand von Blutspiegelkontrollen, aber auch nach Erfahrungswerten und Intuition des Arztes verabreicht werden.

Manche Symptome verbessern sich unter Hormonersatztherapie nicht sofort (zum Beispiel die sogenannte Body Composition). Die Hormone sollten mindestens sechs bis neun Monate konsequent gegeben werden, bis ihre Effizienz abschließend beurteilt werden kann.

Bei keinerlei Symptomverbesserung entscheide ich mich in der Regel zusammen mit dem Patienten für das Absetzen der Hormongabe, da wir nicht den Laborwert behandeln, sondern den Patienten und es derzeit letztendlich keine Langzeitstudiendaten zu den Risiken einer Hormonersatztherapie gibt.

Ausnahmen zu dieser Regel sind Osteoporose oder ihre Vorstufe, die Verminderung der Knochendichte (Osteopenie). Beide Krankheiten können u. a. durch einen niedrigen Testosteronspiegel hervorgerufen werden. Sie machen aber subjektiv zuerst einmal meist keine Beschwerden. Deren objektive Verbesserung kann frühestens nach ein bis zwei Jahren gemessen werden. Ist also die Knochendichte der Anlass für eine Hormonsubstitution, sollte diese ein bis zwei Jahre durchgehalten werden, bis man über den Erfolg urteilen kann.

Von der Substitution ist unter Umständen abzuraten bei:

- Blutverdickung (Polyglobulie)
- Schlafapnoe
- »Vermännlichung« (Androgenisierung), zum Beispiel überschießendes Haarwachstum am ganzen Körper
- deutlicher Prostatavergrößerung

Von der Substitution ist absolut abzuraten bei:

- Überempfindlichkeit auf die Darreichungsform
- hormonabhängigen Tumoren
- Prostatakarzinom (jeweils bekannt oder verdächtig)

AUCH MÄNNER BRAUCHEN ÖSTROGENE

Bei Männern spielen auch die weiblichen Hormone, die Östrogene (Östradiol und Östron), eine große Rolle. Sehr niedrige Östrogenspiegel können bei Männern zu vermehrtem Schwitzen (besonders Nachtschweiß), Gereiztheit, Herz-Kreislauf-Erkrankungen, Arteriosklerose, Osteoporose und Erektionsstörungen führen. Ursache des Östrogenmangels beim Mann ist der Abfall von DHEA und Testosteron, die nicht mehr zur Umwandlung in Östrogene zur Verfügung stehen (siehe Umwandlungsschema DHEA unten). Deshalb erhält man(n) bei Östrogenmangel die Hormone DHEA und/oder Testosteron und nur in den seltensten Fällen Östrogene (über die Haut).

Da Östrogene auch im Fettgewebe gebildet werden, ist ein Östrogenmangel insbesondere bei dickeren Männern sehr selten, sie kämpfen viel mehr mit den Folgen erhöhter weiblicher Hormone.

Im Falle von zu viel Körperfett (speziell im Bauchbereich) besteht daher das Problem: Die für die Gewichtsreduktion günstigen Testosteron und DHEA können nicht oder nicht ausreichend hoch substituiert werden, da sonst noch höhere Spiegel an weiblichen Hormonen entstehen würden.

In diesem Fall sollten Sie Ihren Arzt auf einen Bestandteil des Granatapfels, die Ellaginsäure, ansprechen. Diese Natursubstanz ist ein Segen, da sie sozusagen die »Pfeile« (siehe Umwandlungsschema DHEA unten) oder in Wirklichkeit die Enzyme hemmt, die vom Testosteron und 4-Androstendion (männliche Hormone) zu den beiden weiblichen Hormonen Östron und Östradiol führen.

Umwandlungsschema DHEA

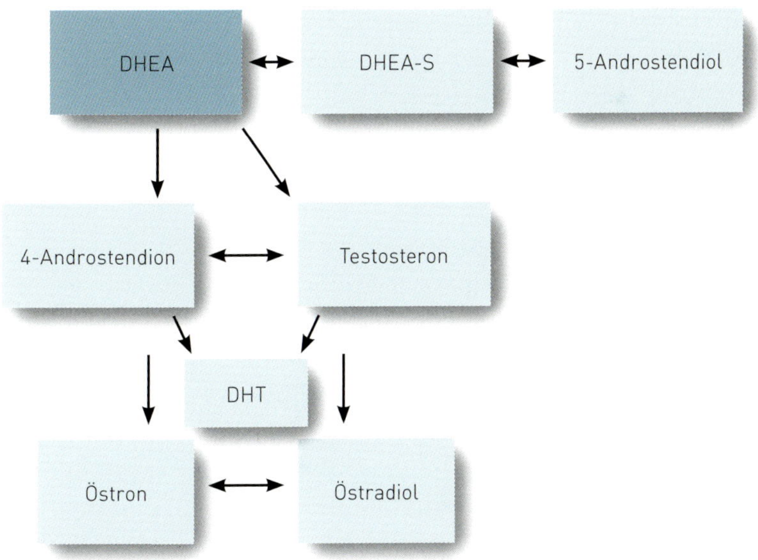

FALLBEISPIEL

Ernst, 46, Steuerberater und Rechtsanwalt, zwei Töchter in der Pubertät

Ich habe sehr viel mit Menschen zu tun, die hohe Erwartungen in mich setzen, die ich aber auch befriedigen will – und das ist das Dilemma. Zehn bis zwölf Stunden im Büro oder bei Kunden sind keine Seltenheit. Abends arbeite ich oft bis 20.30 oder 22 Uhr.

Ein Kollege empfahl mir, mich einmal durchchecken zu lassen. Dazu hatte ich bisher keine Notwendigkeit gesehen, denn ich hielt mich ja für unbeschränkt belastbar: wie wir alle, jugendlich und gut drauf. »Warum?« war meine Einstellung. Und als ich dann doch hingegangen bin, erlebte ich mein blaues Wunder, weil ich von den Werten her nicht so gut dastand, wie ich gedacht hatte: Bluthochdruck, kein DHEA, sehr wenig Testosteron, und ich hatte mich zugegebenermaßen schlapp gefühlt, war müde, bleiern. Ich hatte es auf die Winterzeit geschoben, aber die Werte sprachen eine deutliche Sprache: Ich stand am Rande eines Burnout-Syndroms. Ich habe das zwar irgendwie gespürt, hielt es aber für eine vorübergehende Phase, eben den Winterblues.

Am mangelnden Sport kann es nicht gelegen haben, denn ich laufe zweimal die Woche eine Stunde lang, trinke außerdem wenig Alkohol und achte auf meine Ernährung. Es war die Belastung, ich bin immer auf Hochtouren gelaufen, habe immer 150 Prozent gegeben. Aber ich bin auch erfolgreich, daran gibt es nichts zu deuteln. Ich habe mir das mühsam erkämpfen müssen, und das erfordert einen gewissen Preis. Der Abstand zum Job war mir abhandengekommen. Daran arbeite ich jetzt mental, das gehört auch dazu.

Ich strebe einen Mittelweg an, die Balance zwischen den Erwartungen von außen und dem, was für mich selbst gut ist. Das versucht wohl jeder mehr oder weniger erfolgreich.

Durch die Hormonersatztherapie ging es mir sofort besser, ich hatte mehr Energie, mehr Power.

An Sport und Ernährung habe ich nichts geändert. Auf Dauer möchte ich die Hormone nicht immer nehmen: Das Testosteron sinkt im Alter, das wird auch seinen Sinn haben. Dennoch tut mir das DHEA sehr gut, auch wenn die Wirkung offenbar umstritten ist. Ich wäre wahrscheinlich depressiv geworden, wenn ich nichts getan hätte!

Den neuen Schwung nutze ich allerdings nicht für noch mehr Arbeit, sondern versuche stattdessen, mich zu entspannen und auch einmal abzuschalten, was mir inzwischen auch gut gelingt. Es gibt immer wieder Stresssituationen, aber mit denen kann ich jetzt viel besser umgehen. Der Bluthochdruck, den ich über all die Jahre »gepflegt« habe, hat sich auch normalisiert, daher gerate ich nicht immer so schnell in inneren Aufruhr. Ich schlafe besser, ich war vorher immer auf Hochtouren und bin nachts aufgewacht. Ich habe jetzt auch nicht mehr alles im Kopf und kann auch delegieren. Denn ich weiß: Da sind gute Leute, die mir die Arbeit abnehmen können, und das ist auch ihre Aufgabe. Auch meine Einstellung zur Arbeit hat sich geändert; ich sehe sie jetzt nicht mehr als Lebensinhalt, für das persönliche Ego, denn ich habe alles erreicht, was ich erreichen wollte. Und festgestellt, dass das trotzdem keine Gewähr für ein Glücklichsein ist.
Meine Hormonersatztherapie besteht in einer niedrigen Dosierung. Ich wusste gar nicht, dass der Testosteronspiegel so sinken kann. Ich war zu sanft, die Grundaggressivität fehlte, das ist natürlich auch nicht gut, denn in meinem Job muss man schon ein wenig Biss haben. Auch mein soziales Umfeld nimmt die Veränderung als positiv wahr: Meine Mutter sagte, ich wirke ausgeglichener, auch meine Frau, und nicht mehr so in der Arbeit verhaftet. Ich gehe jetzt auch nicht mehr am Wochenende in die Arbeit – die anderen müssen eben warten, bis ich etwas liefere. Ich bin sehr selbstkritisch, aber ich muss es nicht mehr jedem recht machen, und ich weiß, dass ich gut bin: Man muss auch mal zurücksehen können, was man alles schon geschafft hat.
Es ist eine Entwicklung, die sich da mit dem Wechsel des Mannes vollzieht, man denkt anders, man hinterfragt sich mehr: Ist das gut, was ich da mache? Kann ich das die nächsten Jahre auch so weitermachen? Und ich muss sagen, ich kann das nicht so weitermachen. Es ist eine gewisse Erfahrung, die sich manifestiert, sodass ich nicht mehr so viel Gas geben muss. Ich merke, dass ich nicht mehr so viel Power habe, sehe das aber als etwas ganz Natürliches. Das können ja meine jüngeren Kollegen tun, sollen die eben Gas geben und sich auspowern! Ich muss mich nicht mehr beweisen und will auch nicht mehr um jeden Preis gefallen wie zu Beginn meiner Karriere. Eine gewisse Ruhe stellt sich ein, es zieht mich nicht mehr persönlich so rein. Es gibt natürlich immer wieder Stresstage – und wenn ich dann kämpfen muss, dann kann ich auch kämpfen!

Der Fall Ernst aus medizinischer Sicht

Als Ernst Anfang 2006 zu mir in die Praxis kam, verfügte er über einen athletisch-schlanken Körperbau, war trainiert und wurde sicher von vielen Männern seines Alters um Erfolg und Aussehen beneidet. Ernst wurde mir »geschickt«. Beim letzten Check-up vor acht Jahren sei zum ersten Mal ein erhöhter Blutdruck aufgefallen. Diesen habe er nicht weiter verfolgt. Er sei gesund und nehme keine Medikamente ein. Im Gespräch wurde nach Längerem klar, dass Ernst unter vielfältigen Symptomen des Burnouts litt, ohne sich darüber im Klaren zu sein. Er schildert sie selbst im Interview. Folgende Befunde wurden erhoben:

- Die Cholesterin- und Triglyzeridwerte waren mäßig erhöht.
- Die 24-h-Blutdruckmessung ergab untertags konstant erhöhte Werte.
- Ein über sieben Tage geführtes Ernährungsprotokoll zeigte eine gesunde Ernährung, die aber angesichts der erhöhten Triglyzeride zu viele Kohlenhydrate enthielt (siehe Kapitel 2).
- Die Sportanamnese bewies ein ausreichend umfangreiches Ausdauertraining.
- Die Hormonanalyse ergab ein auf ein Drittel der Norm gesunder junger Männer abgefallenes DHEA-S und Pregnenolon. Das Cortisol war für einen Morgenwert leicht erniedrigt. Das freie Testosteron lag bei 25 % des Wertes junger Männer und damit weit unterhalb der Altersnorm.
- Da Ernst keine übermäßige Menge an Unterhautfettgewebe aufwies und regelmäßig trainierte, hatte der DHEA- und Testosteronmangel zu einem Östradiolmangel (weibliches Hormon) geführt.

Ernst ist insofern ein interessanter »Fall«, als er die Empfehlungen aus den beiden ersten Säulen, Bewegung und Ernährung, bereits von sich aus umgesetzt hatte. Sein Lifestyle war gut bis auf ein Übermaß an beruflichem Engagement. Bei Ernst musste die Hormonersatztherapie zum Einsatz kommen.

Die hormonelle Einstellung von Ernst war aufgrund seiner guten körperlichen Verfassung einfach: Die morgendliche Gabe von Pregnenolon und DHEA in Tablettenform sowie Testosterongel über die Haut führte nicht nur zur Normalisierung der Hormonwerte, sondern auch zu einem heftigen Schub an Energie und einem für den Beruf unabdingbaren »Biss«. Die zu niedrigen Cortisolspiegel besserten sich im Laufe der Zeit durch ein paar pflanzliche Präparate.

Der erhöhte Blutdruck konnte durch einen modernen Blutdrucksenker, einen sogenannten AT1-Hemmer, durch den Ernst bei seinem Laufsport nicht beeinträchtigt wurde, problemlos normalisiert werden. Die Cholesterinwerte wurden, da nicht durch Ernährungsfehler, sondern durch Genetik verursacht, medikamentös in den idealen Bereich gesenkt.

Neben der körperlichen Therapie war aber das eigene, durch Gespräche angestoßene Nachdenken über Mittel und Wege, eine bessere »Work-Life-Balance« (siehe Kapitel 4) zu erreichen, entscheidend für das Herauskommen aus der Burnout-Situation. Hier benötigte Ernst nur einen winzigen Anstoß, andere Menschen können diese Veränderungen erst nach längerem Coaching leisten.

Wie es mit Ernst weiterging, erfahren Sie in Kapitel 4, Seite 229.

Wachstumshormon: Die körpereigene Produktion anregen

Ein weiteres Hormon, das mit zunehmendem Alter weniger wird, ist das Wachstumshormon. Es wird als STH (somatotropes Hormon), HGH (human growth hormone) oder einfach als GH (growth hormone) bezeichnet. Gemeint ist immer dasselbe. Das Wachstumshormon wird in der Hirnanhangsdrüse (Hypophyse) gebildet, in rhythmischen Pulsierungen vor allem nachts freigesetzt und gelangt direkt in den Blutkreislauf. Unter seinem Einfluss wird in der Leber die eigentlich wirksame Substanz, der IGF 1 (Insulin like Growth Faktor), gebildet, den wir anstelle des GH im Blut messen. Das Wachstumshormon ist in der Kindheit und Jugend, wie sein Name schon sagt, für das Längenwachstum verantwortlich. Beim Erwachsenen ist es das Regenerationshormon schlechthin, welches eine Reihe sehr positiver Wirkungen auf Körper, Geist und Seele hat, deshalb wird es manchmal auch als das Jugendlichkeitshormon bezeichnet.

Man könnte nun denken, dass besonders viel Wachstumshormon uns besonders alt werden ließe. In den USA ist der Verkauf von HGH tatsächlich ein Billionen-Dollar-Geschäft. Auch in Deutschland wird es gespritzt, sogar relativ jungen Patienten. Aber ich warne dennoch davor!

Untersuchungen an Hundertjährigen haben gezeigt, dass uns nicht hohe GH-Spiegel (ablesbar am IGF-1-Spiegel) besonders alt werden lassen, sondern im Gegenteil besonders niedrige! Das Kritische hierbei ist: Wachstumshormon stimuliert nicht nur die

Positive Wirkung von Wachstumshormon

Verbesserung
- des Verhältnisses zwischen dem »guten« HDL und dem »schlechten« LDL
- der Knochenstabilität
- der Herzmuskelmasse und -pumpleistung
- des Schlafes
- der Gehirnleistung und des Gedächtnisses
- der Produktion anderer Hormone

Normalisierung
- des Fettgehaltes
- der Muskelbildung
- des Wasserhaushalts sowie eine Steigerung des Antriebs und des psychischen Wohlbefindens

gesunden, sondern auch kranke Zellen, wie zum Beispiel Krebszellen, die sonst vom Körper in Schach gehalten werden. Es ist also sicher nicht unproblematisch, über längere Zeit Wachstumshormon zu spritzen. Glücklicherweise wird die Wachstumshormonproduktion durch den Ersatz anderer fehlender Hormone, vor allem DHEA und Testosteron, nach einigen Monaten sozusagen »mit nach oben gezogen«. Damit pendelt sich die Menge an Wachstumshormon bei vielen Menschen automatisch auf ein etwas gesünderes und für den Körper verträgliches Maß ein.

Auch selbst können Sie einiges gegen den vorzeitigen und übermäßigen GH-Abfall tun: Ihre GH-Produktion können Sie auf gesunde Art stimulieren: durch Entspannung (siehe Seite 232–241) und die Vermeidung kohlenhydratreicher beziehungsweise zuckerhaltiger Nahrung, und zwar besonders abends. Negativ auf die Ausschüttung von GH, die vor allem nachts erfolgt, wirken mangelnder und schlechter Schlaf, Übergewicht, körperliche Inaktivität und die spätabendliche Nahrungsaufnahme. Daran können Sie selbst etwas verbessern, indem Sie auf den berühmten Schlaf vor Mitternacht achten, nach Stressphasen für mentale Entspannung sorgen und sich mit einem guten Bewegungsprogramm fit halten.

Auch das im Kapitel Ernährung besprochene Dinnercancelling bewirkt, dass Ihr Körper nachts vermehrt GH ausschüttet und Sie am nächsten Morgen ein jüngeres Selbst aus dem Spiegel anlächelt. Je mehr GH Ihr Körper nachts produziert, desto mehr haben Sie von den positiven Wirkungen dieses Hormons!

→ Zusammenfassung

- Auf den künstlichen Ersatz von Wachstumshormon sollten Sie im Anti-Aging-Bereich nach derzeitiger Studienlage verzichten.
- Die körpereigene Produktion von Wachstumshormon können Sie selbst erhöhen, indem Sie ein gezieltes Bewegungstraining durchführen, Ihr ideales Gewicht erreichen, für mentale Entspannung sorgen und zwei- bis dreimal pro Woche auf das Abendessen verzichten (siehe Kapitel 2).
- Durch den Ausgleich anderer Hormondefizite (DHEA, Testosteron, Cortisol, Melatonin) und der Neurotransmitter steigt Ihr Wachstumshormon nach Monaten mit an.

Melatonin – das gesunde Schlafhormon

Viele Faktoren wirken sich auf die Qualität unseres Nachtschlafes aus: wie viel und welche Art von Alkohol wir getrunken haben, wie sehr wir unter Stress stehen, ob wir entspannen und abschalten können, welche Medikamente wir genommen haben, wie Temperatur und Geräuschpegel im Schlafraum sind etc. Entscheidenden Einfluss hat aber das Melatonin, das natürliche Schlafhormon, das der Körper nachts ausschüttet. Melatonin – so vermutet man – soll den Schlaf-Wach-Rhythmus regeln, die Abwehrkräfte unterstützen, den Cholesterinspiegel senken, die Krebsentstehung hemmen sowie einen Jetlag ausgleichen. Wissenschaftliche Studien stehen hier jedoch teilweise noch aus.

Sicher ist: Jeder hat seinen Rhythmus, es gibt Nachteulen und Lerchen! Menschen, die gut nachts arbeiten können, weisen morgens um 8 Uhr hohe Melatoninspiegel auf – die moderne Zivilisation mit frühen Bürozeiten ist für Nachteulen also belastend.

Am höchsten ist der Melatoninspiegel bei einem ein- bis dreijährigen Kind, danach sinkt er bis zum Erwachsenenalter um 80% ab. Ein 80-Jähriger hat deutlich weniger Melatonin als ein 40-Jähriger. Im Alter nimmt die Melatoninsekretion also nochmals ab.

Da auch geringste Mengen an Licht die Melatoninsekretion hemmen, sollten Sie auf einen vollkommen abgedunkelten Schlafraum achten. Akustische Störquellen wie eine schnarchende Partnerin (auch das soll es geben) sollten der Schlaftiefe und HG-Ausschüttung zuliebe nächtens »ausgelagert« werden. Umso frischer werden Sie am nächsten Morgen den morgendlich hohen Testosteronspiegel nutzen und so die »beste aller Ehefrauen« von der Erotik fördernden Institution getrennter Schlafzimmer überzeugen können.

Der mit dem Alter zunehmende Mangel an Melatonin ist sicher mitverantwortlich für die alterstypischen Schlafstörungen. Denn Melatonin senkt im Normalfall die Körpertemperatur und verlangsamt den Körperstoffwechsel, sodass der Mensch schlafen kann. Gegenspieler des Melatonins sind die Stresshormone Cortisol und Adrenalin. Überwiegen ihre Wirkungen, kann es zu Schlafstörungen kommen.

Je weniger tief und damit regenerativ man(n) schläft, desto geringer ist auch die Wachstumshormonausschüttung. Dann sehen Sie morgens richtig alt aus und fühlen sich wie gerädert. Schlaflos im Bett zu liegen ist Aging pur.

Oft leiden Menschen bereits ab dem 40. Lebensjahr unter den Auswirkungen von Tiefschlafmangel, besonders wenn berufliche oder private Belastungen vorhanden sind. Bei dauerhaften Schlafstörungen fühlen

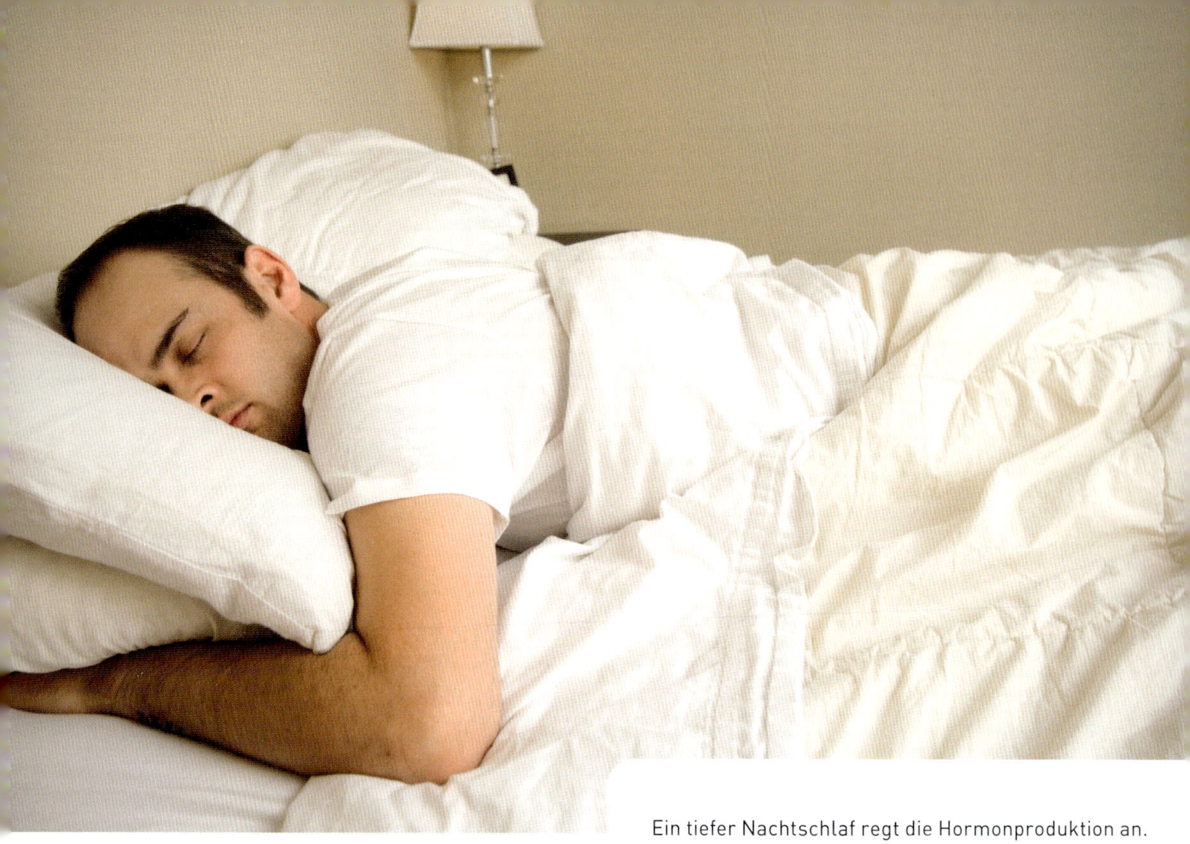

Ein tiefer Nachtschlaf regt die Hormonproduktion an.

sich die Patienten am Tage zunehmend erschöpft und gereizt. Konzentration, Gedächtnis und Leistungsfähigkeit lassen in Beruf und Alltag nach.

Menschen mit Melatoninmangel

- schlafen schlecht ein,
- erwachen nachts und können dann nicht mehr einschlafen,
- grübeln nachts,
- fühlen sich morgens nicht erholt,
- werden abends zu spät müde und kommen morgens nicht aus den Federn,
- haben nachts heiße Füße,
- zeigen Anzeichen vorzeitigen Alterns.

Leiden Sie unter Schlafstörungen, sollte ärztlich abgeklärt werden, welche Ursache sie haben. Nehmen Sie auf keinen Fall über längere Zeit Schlaftabletten ein, denn diese stören unter Umständen die Tiefschlafphasen und verändern die Schlafarchitektur. Sie machen bei regelmäßigem Gebrauch abhängig, zumindest psychisch! Liegt ein Melatoninmangel zugrunde, kann eine kurzfristige, vorübergehende Anwendung von Melatonin in niedriger Dosis sinnvoll sein. Melatonin ist als Präparat in Deutschland (noch) nicht zugelassen.
Positiv beeinflussen können Sie Ihren Nachtschlaf zum Beispiel durch Vermeidung von Rauchen und Alkohol und eine Einschränkung Ihres Kaffee- oder Schwarzteekonsums. Entspannungstechniken (siehe Seite 232–241) und ein regelmäßiger Schlafrhythmus können das Ein- und Durchschlafen ebenfalls erleichtern. Mehr zum Thema Schlaf lesen Sie in Kapitel 4.

Wenn die Schilddrüse streikt

Die kleine schmetterlingsförmige Schilddrüse, die unterhalb des Kehlkopfes und vor der Luftröhre liegt, produziert die Hormone Thyroxin (T4) und Trijodthyronin (T3), die auch als »Peitsche des Organismus« bezeichnet werden. Das T4 wird erst wirksam nach seiner Umwandlung in das T3.

Die Schilddrüsenhormone steigern den Grundumsatz sowie den Gesamtstoffwechsel und haben Einfluss auf das Nerven- und Muskelsystem. Mit zunehmendem Alter wird die Fähigkeit, T4 in T3 umzuwandeln, schwächer, somit entsteht mit zunehmender Wahrscheinlichkeit eine Schilddrüsenunterfunktion.

Eine Unterfunktion (Hypothyreose) geht einher mit einem körperlichen und geistigen Leistungsabfall. Man ist antriebslos und unter Umständen regelrecht depressiv, neigt zu Verstopfung und Übergewicht. Oft wird – gerade bei Männern – die Unterfunktion nicht erkannt, da bei ihnen das als »typisch« gewertete Symptom der Kälteempfindlichkeit nicht so stark ausgeprägt ist.

Folgende Symptome könnten auf eine Schilddrüsenunterfunktion hindeuten, vor allem wenn sie neu auftreten:

- Morgenmüdigkeit, »schlecht in die Gänge kommen«
- verquollene Augenlider beim Aufstehen
- träge Verdauung
- trockene Haut
- niedriger Puls (nicht durch Training oder Medikamente bedingt)
- Neigung zur Gewichtszunahme
- Müdigkeit in Phasen der Ruhe
- »verfroren« sein, kalte Hände und Füße (bei Männern selten)

Die Überfunktion der Schilddrüse (Hyperthyreose) hat quasi gegenteilige Symptome, wie Unruhe, gesteigerte Erregbarkeit, Schlaflosigkeit, Wärmeunverträglichkeit, Durchfall und Gewichtsverlust trotz Heißhungers. Sie kommt bei Männern eher selten vor.

Zur Hormonersatztherapie-kontroverse

Dass man niedrige Testosteronspiegel und deren Symptome nicht auf die leichte Schulter nehmen sollte, beweist eine aktuelle prospektive Studie an knapp 12000 Männern aus England: Männer im Alter von über 40 Jahren mit einem niedrigen Testosteronspiegel starben mehr als doppelt so häufig an Herz-Kreislauf-Erkrankungen wie ihre Geschlechtsgenossen mit normalen oder höheren Werten. Niedrige Testosteronspiegel weisen offensichtlich auf ein hohes Herz-Kreislauf-Risiko hin. Ob sie ursächlich an der Entstehung von Herzkranzgefäßverkalkungen beteiligt sind, gilt noch als unklar.

Natürlich benötigt nicht jeder Mann eine Hormonersatztherapie (HRT), um sein »Potenzial« auszuschöpfen. Hohe berufliche Beanspruchung, Stress, schlampige Ernährung, fehlende Bewegung lassen in Verbindung mit einer ungünstigen Genetik die Hormonproduktion heute bei immer jüngeren Männern in einen kritischen Bereich absinken. Aber auch ein guter Lifestyle schützt manche Menschen bei der Neigung, sich beruflich zu sehr zu verausgaben, nicht vor einem vorzeitigen hormonellen Einbruch (siehe der Fall »Ernst«).

Viele beruflich erfolgreiche Männer haben heute Ende ihrer 30er-Jahre bestenfalls die Hormonwerte manches gesunden 70-Jährigen und spüren dies angesichts der Anforderungen des Alltags deutlich. Könnten diese jungen Männer das hoffentlich beschauliche Leben eines 70-Jährigen führen, bräuchten sie keine Hormonersatztherapie.

Nicht wenige Männer verfügen ohne die Unterstützung einiger gezielt gegebener Hormone gerade noch über so viel Energie,

★ Tipp

Am sinnvollsten ist es, wenn Sie rechtzeitig (!) versuchen, nach den Vorschlägen aus den drei anderen Säulen des Konzepts zu leben. Eine Hormonersatztherapie, die nach derzeitigem Wissensstand (noch) nicht als völlig risikolos einzuschätzen ist, bleibt für Sie dann häufig und länger verzichtbar.
Eine hervorragende und natürliche Möglichkeit, den Hormonspiegel wieder anzuheben, bietet das Hormon-Yoga. Alle meine Patienten, die diese spezielle Art des Yoga regelmäßig praktizieren, konnten vor allem die Nebennierenrinden-Hormone und insbesondere das Pregnenolon auf die Werte eines jungen Mannes und das Doppelte bis Dreifache davon anheben. Der Zeitaufwand dafür beträgt wenige Minuten pro Tag.
Näheres können Sie im Kapitel 4 ab Seite 234 nachlesen.

ihren Arbeitsalltag zur Zufriedenheit aller zu bewältigen. In der Freizeit fallen viele erfolgreiche Manager wie »angestochene Luftballons« in sich zusammen und haben dadurch nichts mehr vom Leben und ihre Familie nichts mehr von ihnen. Da sie nicht mehr die Kraft haben, ihre Freizeit lust- und sinnvoll zu nutzen, bleibt die psychische und physische Regeneration auf der Strecke. Ein Teufelskreis aus Müdigkeit und persönlichem Frust entsteht. Diesen kann eine Hormonersatztherapie durchbrechen. Die Entscheidung für eine Hormonersatztherapie steht also häufig unter dem Diktat der Notwendigkeit, dass man(n) wieder alltags- und freizeittauglich wird.

Auch das sich seuchenartig verbreitende metabolische Syndrom ist heute als Indikation für eine Ersatztherapie mit Testosteron klar anerkannt. Hier ist die Hormonersatztherapie ein »Anti-Aging« im Sinn der Definition, die ich vertrete, nämlich Prävention oder rechtzeitige Therapie sich anbahnender (Alters-)Erkrankungen. Damit kommt der Testosteronersatz endlich heraus aus der kritisch beäugten Ecke der Körpernarzissten oder Möchtegernpotenten. Eine individuelle HRT hat nichts zu tun mit einem Doping, auch wenn das öfter so dargestellt wird.

Ist das Kind schon in den Brunnen gefallen, kann eine gezielte und kontrollierte Substitution über einen begrenzten Zeitraum kleine Wunder bewirken, ja sie ermöglicht oft erst die Umsetzung der Empfehlungen aus den anderen drei Säulen (siehe der Fall »Detlev« aus Kapitel 2) und erübrigt sich dadurch irgendwann. Wie »Ernst« im Interview treffend sagt, habe es wohl durchaus seinen Sinn, dass die Natur die Hormone im Alter abfallen lässt, eine HRT kann aber auch als kleiner Anschub und als Hilfe zur Selbsthilfe eingesetzt werden. Sie muss keine Dauertherapie über Jahrzehnte darstellen.

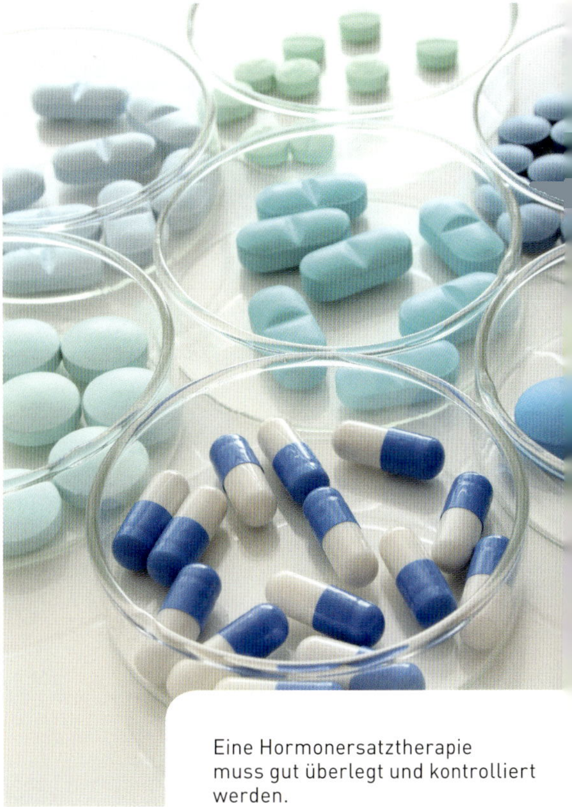

Eine Hormonersatztherapie muss gut überlegt und kontrolliert werden.

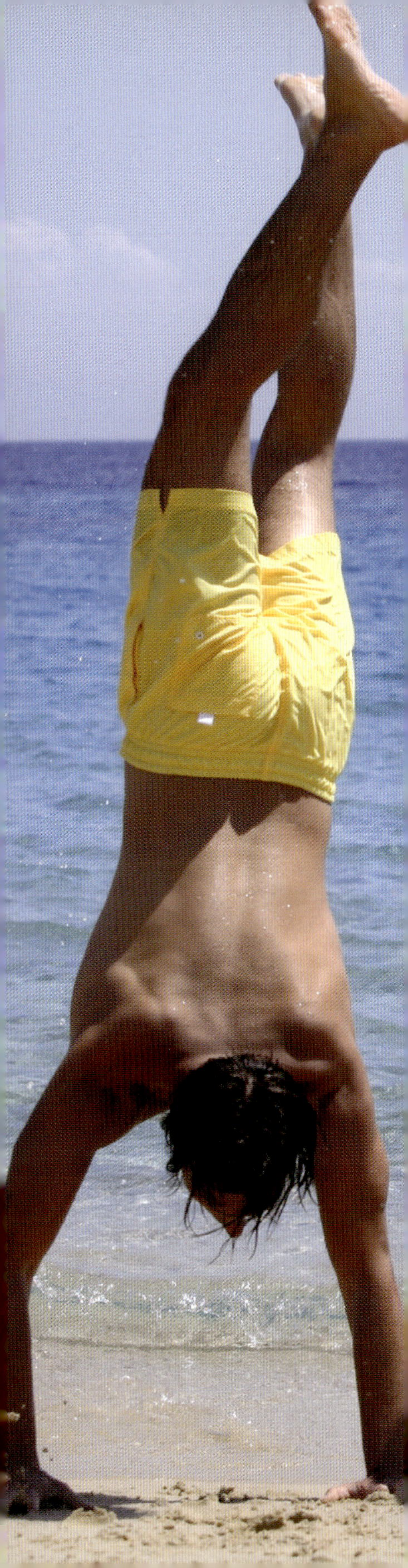

»Wir alle streben nach Glück und möchten Leid vermeiden. Wenn wir jedoch geistigen Frieden haben, dann können wir Glück auch unter den schwierigsten Umständen finden.«

TENZIN GYATSO, 14. DALAI-LAMA

Stress – ein überstrapaziertes Modewort?

Am Montagmorgen verkündet Ihnen Ihr Chef, dass Sie die geplante Konferenz alleine schmeißen, weil Ihr Kollege krank ist. Im Übrigen ist die Konferenz vorverlegt worden, für den Nachmittag hat sich unerwartet Ihr wichtigster Kunde angekündigt, und auf Ihrem Schreibtisch türmen sich die Unterlagen von letzter Woche. Nach Überstunden kommen Sie zu Hause an und sehen die Überschwemmung bereits im Treppenhaus. Ihre Kinder haben eine Wasserparty veranstaltet. Von ihnen erfahren sie, dass Ihre Frau spontan auf eine Wellnessfarm gefahren ist, weil sie sich vernachlässigt fühlt. Das Telefon klingelt. Es ist Ihre Mutter. Sie ist gestürzt.

Was hier zugegebenermaßen etwas übertrieben klingt, nämlich das zeitliche Zusammentreffen von Stressfaktoren, ist nicht selten Alltag eines berufstätigen Mannes. Selbst

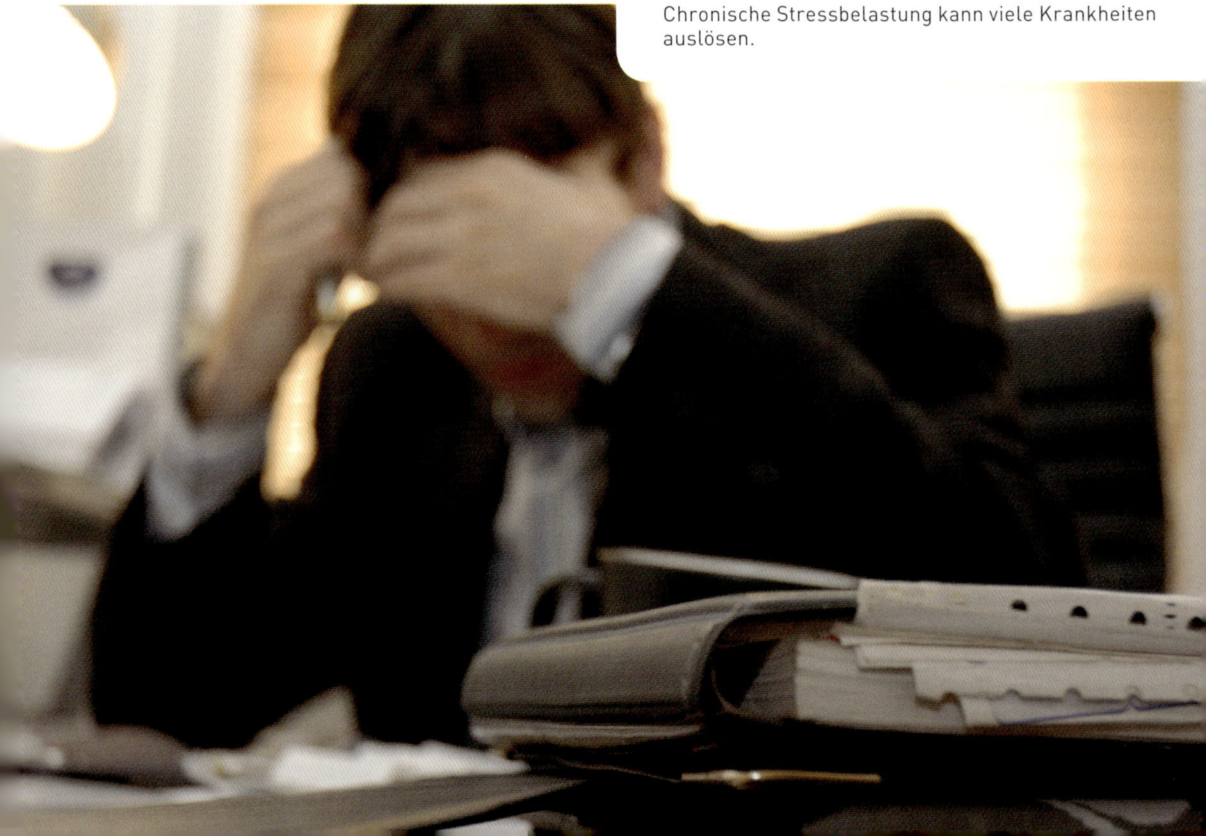

Chronische Stressbelastung kann viele Krankheiten auslösen.

in deutlich geringerem Maß, als es das Beispiel vorgibt, spricht man(n) von Stress – Stress im Beruf, Stress in der Familie, kurz: Stress im Alltag. Wer kennt und benutzt ihn nicht, den berühmten Satz: »Bin zurzeit im Stress«. Egal, ob die Spannung von emotionalen Belastungen, zu hohen Ansprüchen an sich selbst oder dem Leistungsdruck im Job herrührt: Dauerhafter Stress ist in seinen negativen Auswirkungen nicht zu unterschätzen. Fragen Sie sich einmal selbst, wie oft Sie den Satz gebrauchen. Wann fühlen Sie sich eigentlich wirklich »angekommen«, ohne an den nächsten Termin zu denken? Ohne den Druck, die Erwartungen, seien sie beruflicher oder privater Natur, erfüllen zu müssen? Wann sagen Sie zu sich selbst: »Es geht mir gut!«?

40 bis 50% der Bevölkerung sehen Stress als ein stark belastendes Problem an. Demzufolge erscheint »Stress« keineswegs als überstrapaziertes Modewort, ganz im Gegenteil stellt es ein ernst zu nehmendes Problem in unserer Gesellschaft dar. Der selbstverständliche Gebrauch von Internet, Handy und Laptop ist nur ein Beispiel, das zeigt, wie sich die Arbeitsstruktur in den letzten Jahren grundlegend verändert hat. Ihnen werden Schnelligkeit, permanente Erreichbarkeit und Überblick abverlangt. Im Zeitalter der Globalisierung eigentlich nichts Neues. Doch ist Ihnen bewusst, dass sich mit der äußeren Struktur auch Ihre eigenen Bedürfnisse, die des Körpers und der Seele, verändern? Zollen Sie Ihrer Psyche den ihr gebührenden Tribut, so wie Sie es mit Ihrem Handy dem Chef beziehungsweise den Kunden gegenüber tun? Wenn Körper und Geist mehr leisten müssen, brauchen sie entsprechende Erholungsphasen.

Viel zu häufig werden die Risiken einer Dauerbelastung durch Stress unterschätzt. Die Einsicht, dass gezielt gegen Stress angegangen werden kann und muss, kommt oft spät – wenn die physischen Beschwerden nicht mehr ausbleiben. Bevor Stress jedoch ernst genommen werden kann, muss er zunächst wahrgenommen werden. Oft wird ein anhaltender Stresszustand gar nicht als solcher registriert. Besonders Männer nehmen eigene physische und psychische Signale oft nicht bewusst wahr.

Wenn man von Stress spricht, sollte eigentlich korrekter die Bezeichnung Dis-Stress verwendet werden. Denn neben dem Dis-Stress gibt es auch noch den sogenannten Eu-Stress.

DIS-STRESS UND EU-STRESS

Stress ist ein relativer und subjektiver Tatbestand. Den einen Menschen bringt eine objektive Anforderung in einem Maße unter Druck, dass er Zeichen der physischen und psychischen Dekompensation zeigt; der andere blüht bei dem identischen Anforderungsprofil erst richtig auf und kann erst auf diese Weise viele seiner geistigen und emotionalen Qualitäten voll ausleben.

Ob eine Situation als Stress erlebt wird, hängt von zwei Faktoren ab:

1. Leistungsfähigkeit des Menschen und/
   oder
2. Leistungsbereitschaft des Menschen.

Der sogenannte Dis-Stress (»negativer« Stress) entsteht, wenn eine Aufgabe die persönliche Leistungsfähigkeit überschreitet und/oder wenn der Wille fehlt, eine solche Aufgabe zu bewältigen. Ein typisches Beispiel aus dem Alltag ist die Aufgabe, eine Präsentation zu halten, sei es vor dem Chef oder den Kunden. Diese Situation versetzt Sie unter Dis-Stress, wenn Sie ...

1. ... fachlich nicht in der Lage sind, diese Präsentation zu erstellen

2. ... Sie eine solche Aufgabe aus anderen Gründen als belastend empfinden. Dazu gehören die Angst, vor größerem Publikum zu sprechen, sowie negativ behaftete Assoziationen aus der Vergangenheit. Auch mangelnde Identifizierung mit der Aufgabenstellung oder Antipathie gegenüber dem Publikum können zu diesem zweiten Faktor von Dis-Stress beitragen.

Ein breites Spektrum von Ursachen beeinflusst die Leistungsfähigkeit und -bereitschaft. Es unterscheidet sich von Mensch zu Mensch.
Im Gegensatz zum Dis-Stress entsteht Eu-Stress (»positiver« Stress) dadurch, dass man eine Anforderung von seiner Leistungsfähigkeit her sowohl objektiv bewältigen kann als auch will.
Dieser Eu-Stress schenkt fast unbegrenzte Energien und Befriedigung. Das berühmte »Über-sich-selbst-Hinauswachsen« bei einer noch als angenehm erlebten Herausforderung fällt unter diese Rubrik.
Ohne Eu-Stress wird das Leben farblos und uninteressant. Fehlender Eu-Stress kann sogar krank machen, da Körper, Geist und Seele stimuliert werden müssen, um lebendig zu bleiben.
Ein gutes Beispiel für Eu-Stress und seine Wirkungen ist Josef. Sein Arbeitspensum liegt objektiv betrachtet weit über dem Durchschnitt und ist nur durch ein äußerst knappes Zeitmanagement zu bewältigen. Auch konfliktbehaftete Ansprüche von außen sowie Termindruck sind bei seinem Tätigkeitsprofil de facto vorhanden. Sein Arbeitsalltag birgt also potenziell diverse stressauslösende Situationen, die Josef jedoch als angenehme Herausforderung und Bereicherung seines Lebens betrachtet. Das heißt:

1. Josef ist den Arbeitsansprüchen in Bezug auf seine körperliche und psycho-mentale Leistungsfähigkeit gewachsen, und

2. er ist leistungsbereit, weil er »Vollblutunternehmer« ist, wie er selbst sagt.

Lesen Sie selbst seinen Bericht.

FALLBEISPIEL
Josef, Bauträger

Mein Arbeitstag beginnt um 5.30 Uhr und endet um 19 oder 20 Uhr; Pausen gibt es nicht. Da ich auch Verbandspräsident bin, habe ich häufig Abendtermine und aus dem Unternehmen heraus ebenfalls Termine, sodass sich mindestens ein oder zwei Abende pro Woche bis 23 oder 24 Uhr hinziehen. Als Vollblutunternehmer stehe ich samstags »erst« um 6.15 Uhr auf.

Wann finde ich bei einem solchen Wochenplan noch Zeit für Sport? Zwischendurch. Eine Mittagspause kenne ich nicht, ich arbeite durch. Ich sehe mir die Termine an: Wenn etwa 17 Uhr der letzte endet und der nächste erst um 20 Uhr ansteht, ergibt das gut eine Möglichkeit, oder ich bin am Samstagvormittag schneller im Büro fertig und kann zwei Stunden lang Sport treiben. Grundsätzlich dem Sport gewidmet – und das ist die einzige Konstante, die ich halten kann – ist der Sonntagvormittag. Laufen kann man immer, wenn man Schuhe und Trainingskleidung parat hat, egal, wann und wo. Dazu kommen am Sonntag eine Wirbelsäulenstunde sowie »Step and Tone«, was ich vor sieben oder acht Jahren noch belächelt habe: »Was soll das schon sein!« Diese Meinung musste ich komplett revidieren. Ich selbst kenne keine Rückenbeschwerden, weiß aber von vielen, die sich diese Beschwerden durch ein solches Training abtrainieren konnten.

Ich habe mein Leben lang Sport gemacht, denn ich sehe die Notwendigkeit und habe gleichzeitig Spaß dabei. Die Wirbelsäulengymnastik ist ein guter Ausgleich zum Laufen; in der Vielfalt liegen der Spaß und der Sinn, Sport zu machen – nicht nur immer die 50 bis 60 km ohne Pause abzurennen. Die Rückenstunde bringt Abwechslung und ist nötig, sich konstant zu stabilisieren und Rückenproblemen präventiv vorzubeugen. Man muss jedoch ständig im Training bleiben, will man nicht aussehen wie ein Waschsack. Für mich ist Sport ein Lebenselixier. Ich bin fest davon überzeugt, dass ich meine Leistungsfähigkeit, mein Leistungsniveau von 60 bis 80 Stunden pro Woche, nur so erhalten kann: Ich bekomme durch den Sport unheimlich viel Unterstützung in Form von Konzentration und Ausdauer und bin überzeugt, dass die ganze Körperbiologie belohnt wird.

Ab und zu muss man natürlich den inneren Schweinehund überwinden, aber ab einem gewissen Alter muss man es auch nicht mehr übertreiben. Aber wenn ich nur zweimal die Woche gehe, spüre ich schon, dass mein Körper nach mehr verlangt und dreibis viermal besser fände. Das ist mein Erfahrungswert, das braucht mein Körper. Ich habe über die Jahre ein Gespür entwickelt, was ihm guttut. Erst im Lauf der letzten 7 bis 8 Jahre hat sich hier meine Meinung geändert: Mit 20 bis 25 habe ich fast täglich Sport gemacht und war es gewöhnt, an meine Leistungsgrenzen zu gehen, denn man will ja auch glänzen. Doch dann ist man irgendwann a) übertrainiert und muss b) akzeptieren, dass man keine 20 mehr ist. Dann wird der Leistungssport für Körper und Psyche zur Belastung statt zum positiven Effekt, und man muss einfach sagen: Dosiere es ein wenig, es ist nicht gleich ein Weltuntergang, wenn mal was nicht klappt. Nicht dem Extrem »ich muss« frönen. Hier habe ich stark an mir gearbeitet, das ist nicht mehr mein Primärziel.

Mit zunehmendem Alter hat man eine starke Verfallskurve in der Leistung: Wenn ich einige Wochen nur ein- bis zweimal trainiere, lässt die Leistung sehr stark nach, und ich muss mich sehr anstrengen, um überhaupt erst wieder das Niveau des früheren Standes zu erreichen. Mache ich es konstant und bin im Rhythmus, geht alles seinen Gang, auch wenn die Tagesform mal zu wünschen übrig lässt.

Zum Sport gehört aber auch seit vielen Jahren als Ergänzung eine Hormontherapie, was ich nicht verschweigen will. Vorausschicken muss ich, dass ich ein sehr kritischer Mensch bin, ein Ökonom, ein Zahlenmensch, daher übernehme ich nichts unhinterfragt. Aus diesem Grund war ich für das Thema Hormone zunächst nicht so offen und dachte, das sei nur etwas für Frauen. Von der Andropause hatte ich nie gehört, aber inzwischen habe ich von .... viel über die hormonellen Zyklen des Mannes gelernt, mich eingearbeitet und mit der Therapie begonnen. Ich bin heute davon überzeugt, dass das Aussehen und die Vitalität gewinnen und sich der Alterungsprozess verlangsamt, wenn man ein Sportprogramm (in vernünftigen Maßen für einen Mann um die 50) mit einer Hormontherapie ergänzt. Es ist die ideale Form, die ich jedem nur empfehlen kann. Spätestens um die 40 sollte man mit dem Thema beginnen, ab 50 ist es fast sträflich, sich damit nicht auseinanderzusetzen. Allerdings: Zu glauben, dass man allein mit Pillen und Substituten etwas erreicht, ohne Sport zu treiben, ist sicher nicht möglich. Ein gewisser Erfolg wird sich zwar einstellen, könnte aber sehr viel besser sein, wenn man dazu Sport macht.

Ich bin ein ehrgeiziger und zielbewusster Mensch und habe in Karriere und Beruf immer alles gegeben. Um erfolgreich zu sein, muss man eben etwas tun. Und es hängt viel damit zusammen, mit welcher Konstanz und Ausdauer man ein Leistungsniveau erarbeitet und hält und wie man es womöglich sogar noch steigert. Von selbst geht gar nichts. Ich sehe, wie Leute mit 30 oder 40 im Fitnessstudio dastehen, und frage mich, wie sehen die wohl mit 50, 60 aus! Aber auch ich habe einen schwachen Punkt: die Ernährung. Immerhin bin ich mir dessen wenigstens bewusst. Ich esse zwar nicht jeden Tag einen Schweinebraten, aber ich weiß, dass ich zu viel Wurst, Fette und Nitrate, Nitrosamine zu mir nehme. Zudem esse ich zu unregelmäßig, zur falschen Zeit, zu schnell. Aber das langsame Essen kann man lernen, und die Verdauung dankt es einem.

Insgesamt aber fühle ich mich zufrieden, vital und gesund und kann ohne Weiteres die geschilderten Arbeitstage bewältigen. Wenn ich Urlaub habe, merke ich allerdings schon, dass der Körper einen immensen Nachholbedarf hat, denn die ersten zwei bis drei Tage verschlafe ich quasi in einem Tiefschlaf, den ich sonst nicht kenne. Aber die Abwechslung, das eigene Unternehmen, das man selbst aufgebaut hat, die Freude, die Niederlagen, die Erfolgserlebnisse machen es wett. Wenn der Tag vorbei ist, bin ich zufrieden. Aber den Sport – den lasse ich mir nicht nehmen! Ich bin sehr unzufrieden, wenn ich dafür keine Zeit finde. Die Lösung ist: »Mach es, und mach es konstant.«

Der Fall Josef aus medizinischer Sicht

Ich hielt mich immer für extrem, bis Josef vor 15 Jahren an einem Sonntagvormittag zum ersten Mal meine Aerobic-Stunden besuchte: High Impact Aerobic mit schwieriger Choreografie und 90 Minuten »Überlänge«, für die meisten Aerobic-Begeisterten zu anspruchsvoll und »stressig«. Josef waren die Sprünge nicht hoch genug, die Choreografie nicht richtig herausfordernd und die Stundenlänge doch eher zu kurz.

Noch heute bemängelt er, dass die Laufbänder »nur« bis 18 km/h gehen.

Über die letzten Jahre ist Josef meinen Weg zu einem »intelligenteren«, subtileren und vielseitigeren Training mitgegangen, welches an Intensität keineswegs verloren hat.

Vor etwa sieben Jahren sah ich bei dem Bauunternehmer die ersten Anzeichen eines Muskelabbaus, der forciert wurde durch den exzessiv betriebenen Ausdauersport. Josef benötigt erstaunlich geringe Hormondosierungen, um laborchemisch und muskulär wieder in einen ausgezeichneten Bereich zu gelangen.

Wie man seinem Bericht unschwer entnehmen kann, liegt Josefs Akzent auf der Säule »Bewegung«, sie ist für ihn Lebenselixier und Entspannungsmethode. Damit kompensiert er problemlos ein nicht ideales Ernährungsverhalten.

»Gestresst« oder »überlastet« habe ich Josef nie erlebt. Für Josef bedeutet Arbeit das Leben. Herausforderungen scheinen ihn zu stimulieren und zu animieren. Neben einer günstigen Veranlagung dürfte das eine Erklärung dafür sein, dass ich bei ihm seit Jahren nach Zeichen des Burnouts suche, sie aber nicht finde. Und dafür, dass er körperlich in Bestform ist und frei von jeglicher chronischen Erkrankung.

ERST LEBENSRETTEND, DANN BEDROHLICH: DIE STRESS-REAKTION

Drohte einem Steinzeitmenschen Gefahr, blieben ihm zwei Möglichkeiten: zu fliehen oder zu kämpfen. Für diese lebensrettenden Aktionen ist heute wie damals die physische Stressreaktion zuständig. Zur Sicherstellung einer maximalen körperlichen Leistungsfähigkeit schüttet der Körper in Stresssituationen die Neurotransmitter Adrenalin und Noradrenalin (Botenstoffe im Gehirn) sowie das Stresshormon Cortisol aus. Über die Aktivierung des Sympathikus kommt es zu Blutdruck- und Pulsanstieg, Zucker und Fette werden vermehrt in das Blut ausgeschüttet. Gleichzeitig wird der Parasympathikus (Entspannungsnerv) als Gegenspieler zum Sympathikus unterdrückt, sodass Hunger, Verdauung und sexuelle Funktionen gehemmt werden. Für den Fall einer Verletzung werden zur Verbesserung der Blutgerinnungsfähigkeit vermehrt Gerinnungsfaktoren bereitgestellt. Die Stressreaktion des Körpers war in der Evolution also offensichtlich äußerst bedeutsam: Nur mit der Möglichkeit eines Blitzstartes von null auf hundert konnte das Überleben der Menschen sichergestellt werden.

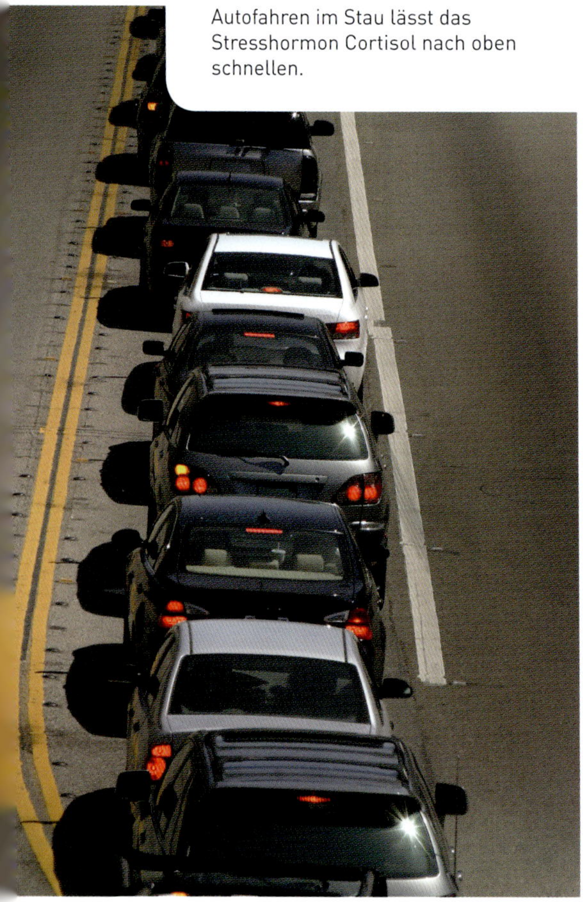

Autofahren im Stau lässt das Stresshormon Cortisol nach oben schnellen.

So sinnvoll die beschriebene Stressreaktion des Körpers für den Fall einer vitalen Bedrohung ist, bewirkt sie heute oft eher das Gegenteil: Weil wir uns in angespannten Situationen kaum mehr bewegen, werden alle für die ursprünglich körperlichen Aktionen gedachten Stressreaktionen ad absurdum geführt. Nicht ohne Grund singt Herbert Grönemeyer: »Meine Faust will unbedingt in sein Gesicht und darf nicht.« Dabei ist es unerheblich, wodurch Stress entsteht: durch äußere Bedrohung und Gefahr, durch psychische Belastung, Emotionen wie Ängste, Schmerzen, ungünstige Witterungsbedingungen, Erkrankungen, körperliche Arbeit oder Sport. Jede Form der Belastung initiiert einen Anpassungsprozess des Energiestoffwechsels, der Herz-Kreislauf-Aktivität, der Atmung sowie der Immunfunktion. Für die Steuerung des Prozesses sind das zentrale hormonelle Stresssystem und das Zentralnervensystem verantwortlich. Akuter, vorübergehender Stress wird normalerweise ohne bleibende Folgen bewältigt. Anhaltende Belastungen können jedoch zu erheblichen dauerhaften Veränderungen auf physischer und psychischer Ebene führen (siehe »Folgen mentaler Überlastung«). Ergebnis der nicht abgebauten erhöhten Stresshormone, des Zuckers, der Fettwerte und der Gerinnungsfaktoren sind die typischen Zivilisationserkrankungen wie Bluthochdruck, Herzinfarkt, Schlaganfall und Diabetes mellitus, der den Parasympathikus beeinträchtigt.

Normalerweise wirkt der Parasympathikus anabol, das heißt, er baut Eiweiß, Hormone, Antikörper und Enzyme auf, heilt Entzündungen und fördert die Verdauung sowie die Sexualfunktion. Unter seinem Einfluss wird das Intervall zwischen den einzelnen Herzschlägen (siehe Kapitel 1, Seite 41–42) sehr variabel und passt sich dem natürlichen Atemrhythmus an. In »stressigen Zeiten« kann der Parasympathikus seine so wichtige, weil regenerierende Arbeit nicht mehr leisten. Wie katastrophal die fehlende Wirkung des Parasympathikus für den Gesundheitszustand des Menschen ist, wussten schon die Chinesen im 3. Jahrhundert nach Christus:

»Wenn der Herzschlag so regelmäßig wie das Klopfen des Spechts oder das Tröpfeln des Regens auf dem Dach wird, wird der Patient innerhalb von vier Tagen sterben.«
(Wang Shuhe)

Fazit: In unserer Zeit, in der viele Menschen eine zu starre Herzfrequenz in Ruhe besitzen, sind Techniken zur Aktivierung des Parasympathikus sehr wichtig. Besonders geeignet – auch das weiß der ferne »Osten« seit Langem – sind Atemtechniken, da der Parasympathikus eng mit der Atmung verbunden ist. Eine Perfektionierung von Atemtechniken findet sich im sogenannten Pranayama-Yoga, welches ich nur unter Anleitung eines fachkundigen und erfahrenen Yogalehrers zu erlernen empfehle. Für den Einstieg sind sehr einfache Beobachtungen des eigenen Atems (siehe Seite 238–239) gut geeignet.

Weitere Strategien zur Stressbewältigung können Sie ab Seite 232 nachschlagen.

! Wichtig

Übermäßiger Alkoholgenuss schädigt den Parasympathikus nachhaltig. Wer kennt nicht die Situation: Mit ein paar Bier wollen Sie sich am Abend entspannen, doch am nächsten Morgen sind Sie schon früh wach und fühlen sich wie gerädert. Obwohl der Alkoholspiegel nach dem Genuss von fünf Bier noch nicht im gefährlichen Bereich liegt, kann man messtechnisch eine »Downregulierung« des Parasympathikus anhand einer zu starren Herzfrequenz nachweisen. Die erhoffte Entspannung bleibt also nicht nur aus, der übermäßige Alkoholgenuss wirkt sogar kontraproduktiv.

FRAGEBOGEN

Dis-Stress

Welche Fragen beantworten Sie mit »ja«?

1. Ich bin schnell ungeduldig und gereizt.
2. Für Erholung und Freizeitaktivitäten bleibt mir keine Zeit.
3. Ich versuche oft, mehrere Dinge gleichzeitig zu tun.
4. Mir fällt es schwer »Nein« zu sagen.
5. Kritik verkrafte ich schlecht.
6. Ich bin ehrgeizig.
7. Ich grüble häufig über Dinge, die nicht gut gelaufen sind.
8. Am Feierabend finde ich keine Ruhe.
9. Ich fühle mich überlastet.
10. Negative Umstände, die ich nicht ändern kann (zum Beispiel im Arbeitsumfeld), und/oder familiäre Schwierigkeiten belasten mich.
11. Freunde sagen, dass ich zu viel arbeite.
12. Mein Tagesarbeitspensum erscheint mir oft kaum zu bewältigen.
13. Ich will allen alles recht machen.
14. Ich bin ein Perfektionist.
15. Ich fühle mich oft unter Druck.

Wenn Sie mehr als 50 % der Fragen mit »Ja« beantwortet haben, sollten Sie sich ernsthaft um Antistressstrategien bemühen. Am besten lesen Sie bei »Mental- und Entspannungstraining« (ab Seite 232) nach und probieren selbst, welche Strategie sich für Ihren Typ gut eignet. Eine alternative Möglichkeit, sich über den erlebten Stress klar zu werden, ist folgende Form der Selbstbeobachtung: Halten Sie Ihre erlebte Anspannung und Ihre Gefühle in einem »Stresstagebuch« fest. Durch die regelmäßige Dokumentation können Sie andauernde Belastungen besser überblicken beziehungsweise einschätzen.
Wenn Sie wissen wollen, ob die chronische Stressbelastung bei Ihnen bereits körperliche oder vegetative Symptome verursacht, fahren Sie mit dem Spannungsfragebogen fort.

FRAGEBOGEN

Spannung (vereinfacht nach Brenner)

Leiden Sie unter folgenden Beschwerden oder Symptomen?

1. Innere Unruhe, Reizbarkeit, Aggressivität
2. Einschlaf- beziehungsweise Durchschlafprobleme
3. Libidomangel, Erektionsprobleme
4. Geräuschempfindlichkeit
5. Abgespanntheit
6. Muskelverspannungen, Rückenschmerzen
7. Konzentrationsstörungen
8. Schweißausbrüche
9. Schwindelgefühle
10. Kopfschmerzen
11. Angstgefühle
12. Beklemmungsgefühle, »Kloßgefühle« im Hals
13. Herzrasen, -stolpern
14. Hoher Blutdruck
15. Völlegefühl, Blähungen

Wenn Sie nicht nur im Stressfragebogen, sondern auch im Spannungsfragebogen mehr als 50% der Fragen bejaht haben, zeigt die Überlastung bereits Schäden im Sinne von vegetativen Reaktionen bis hin zu psychosomatischen Beschwerdebildern und manifesten Erkrankungen. In diesem Fall sollten Sie den Burnout-Fragebogen auf Seite 230 ebenfalls beantworten und sich zur weiteren Bestimmung Ihrer Stresshormone sowie Neurotransmitter in die Hand eines in diesem Bereich erfahrenen Arztes begeben. Scheuen Sie sich nicht vor einer Untersuchung. Mit der Bereitstellung einer individuellen Behandlung werden Sie innerhalb kürzester Zeit erste Erfolge sehen und vor allem spüren. Schützen Sie Ihren Computer nicht auch regelmäßig vor Viren? Neue Updates stehen zur Verfügung, auch für Ihr Gehirn und Ihren Körper. Wenn Sie Ihre »Festplatte« nicht von Zeit zu Zeit defragmentieren, wird das gesamte System immer langsamer, bis es am Ende nicht mehr funktioniert. In diesem Sinne sind Stressbewältigungsstrategien keine Zeitverschwendung – im Gegenteil: Sie erhöhen Ihre Arbeitseffizienz!

MÄNNER ODER FRAUEN – WER IST STRESSRESISTENTER?

Um diese Frage zu beantworten, haben Züricher Psychobiologen ein Bewerbungsgespräch simuliert und ihre Probanden aufgefordert, in 17er-Schritten von der Zahl 1043 ausgehend rückwärts zu zählen. Der Stressgrad wurde dabei über eine Messung des Cortisols im Speichel ermittelt. Zusätzlich sollten sich die Probandinnen und Probanden in einem Fragebogen über ihren subjektiv erlebten Stress äußern. Das Ergebnis ist erstaunlich: Obwohl die Männer höhere objektive Stresswerte zeigten, gaben die Frauen an, mehr Stress empfunden zu haben.

Solange sich Frauen im gebärfähigen Alter befänden, seien sie durch das Östrogen sehr gut gegen Stress geschützt, erklärt Prof. Ulrike Ehlert (Zürich). Im Gegensatz zu Männern weisen Frauen deshalb unter Belastungsbedingungen einen geringeren Anstieg des Cortisols auf. Obwohl die Männer biologisch stärker auf den Stressor reagieren, geben sie nicht an, stark belastet zu sein. Ob dieses Ergebnis auf ein angeborenes beziehungsweise erlerntes Rollenverständnis des Mannes zurückzuführen ist, müssen Verhaltensforscher klären.

Für unsere Belange, die konkrete Stressbewältigung im Sinne eines positiven Lifestyles, ist von Bedeutung, dass Männer den Stress offenbar nicht so deutlich wie Frauen spüren. Egal, ob sie ihn nicht spüren wollen oder können – in jedem Fall sind die Männer einmal mehr gefährdet, unmerklich Opfer zu spät erkannter Stresszustände zu werden. Um dem vorzubeugen, habe ich in Anlehnung an Helmut Brenner einen Dis-Stress-Fragebogen formuliert. Hier erhalten Sie die Möglichkeit abzuschätzen, ob Dis-Stress ein Thema für Sie ist.

Folgen mentaler Überlastung

- Chronische Stressbelastungen erhöhen das Herzinfarkt- und Schlaganfallrisiko genauso drastisch wie Rauchen oder hohe Blutfettwerte.
- Stress macht dick durch eine Erhöhung des Cortisols.
- Stress lässt schneller altern durch einen Angriff der freien Sauerstoffradikale auf die Zellen.
- Stress macht impotent und libidolos, weil der Sympathikus und die inflammatorische Viererbande aktiviert werden, die Geschlechtshormonbildung jedoch reduziert wird.
- Dauerstress kann durch die Erschöpfung der Nebennierenrinde zu Burnout führen.

Bei akutem Stress kommt es zu einer Überhöhung des Cortisolspiegels sowie zu einem Überschuss an anregenden Neurotransmittern. Die Folgen sind Schlafstörungen, Nervosität, Konzentrationsmangel und Entspannungsschwierigkeiten. Hält der Stress länger an, können das Serotonin und die Spiegel bestimmter aktivierender Neurotransmitter (Noradrenalin, Adrenalin, Dopamin) bei entsprechend veranlagten Menschen – und es scheinen immer mehr zu werden – nach einer unterschiedlich langen Zeit abfallen.

In diesem Fall sind meist auch die Hirnanhangsdrüse und die Nebennierenrinde erschöpft (vgl. Kapitel 3, ab Seite 188), sodass es zu einem Mangel an Cortisol, Pregnenolon und DHEA kommt. Die Konsequenz ist ein chronischer Gesamterschöpfungszustand, der das Bild des sogenannten Burnout-Syndroms widerspiegelt: Man(n) ist erschöpft, fühlt sich kaputt und »ausgebrannt«.

Dysbalancen der Neurotransmitter können zu unterschiedlichen, sich überlappenden Symptomen führen. Die sich daraus ergebenden Gesundheitsstörungen sind hier noch einmal zusammengefasst:

- Aufmerksamkeitsstörungen (Fehlen von Motivation, schlechte Konzentration)
- Schlafprobleme (Einschlaf- und Durchschlafschwierigkeiten)
- Fatigue (Müdigkeit, Erschöpfung)
- Gewichtsprobleme und mangelnde Appetitkontrolle
- Depression, Dysthymie/Dysphorie (Schwermut, Stimmungsschwankungen, Motivationsverlust)
- Angstzustände und Panikattacken
- Libidomangel, erektile Dysfunktion
- Reizkolon (Koliken, Spasmen, Durchfälle)

AYURVEDA – ERHOLUNG FÜR KÖRPER, GEIST UND SEELE

Wenn Sie chronisch im Stress sind und vielleicht schon unter einigen der genannten Folgeerkrankungen leiden, ist in vielen Fällen schwer ein Ausstieg im Alltag zu finden. Der übliche Erholungsurlaub ist oft auch nur ein Tropfen auf den heißen Stein, dessen Wirkung nach wenigen Tagen verpufft ist. Ein kleines Zaubermittel gegen chronische Stress- und Zivilisationserkrankungen bietet uns Ayurveda, eine über 2000 Jahre alte Heilkunst, die aus Indien stammt.

Im Gegensatz zur westlichen Medizin hat Ayurveda den Menschen schon immer als hochsensible Einheit von Körper, Geist und Seele angesehen. Ayurveda lehrt, dass jedes Lebewesen fünf Grundelemente in sich vereint: Feuer, Erde, Wasser, Luft und Äther. Aus ihnen gehen die drei physiologischen Temperamente (die sogenannten Doshas) hervor: Vata (Luft und Äther), Pitta (Feuer) und Kapha (Erde und Wasser). Krankheiten entstehen, wenn das Gleichgewicht der Doshas durch falsches Verhalten und verkehrte Ernährung gestört ist. Die heutigen Zivilisationserkrankungen, insbesondere aber die Folgen von Stress, lassen sich häufig einer Störung und erhöhten Ausprägung von Pitta und Vata zuordnen.

Durch eine Ayurveda-Kur, die klassischerweise eine Reinigungskur (Panchakarmakur) darstellt, werden die Doshas wieder harmonisiert. Nach einer solchen mindestens dreiwöchigen Kur (kürzere Aufenthalte sind, obwohl angeboten, nicht optimal wirkungsvoll) habe ich an vielen Patienten eine schon fast wundersame und anhaltende Ge-

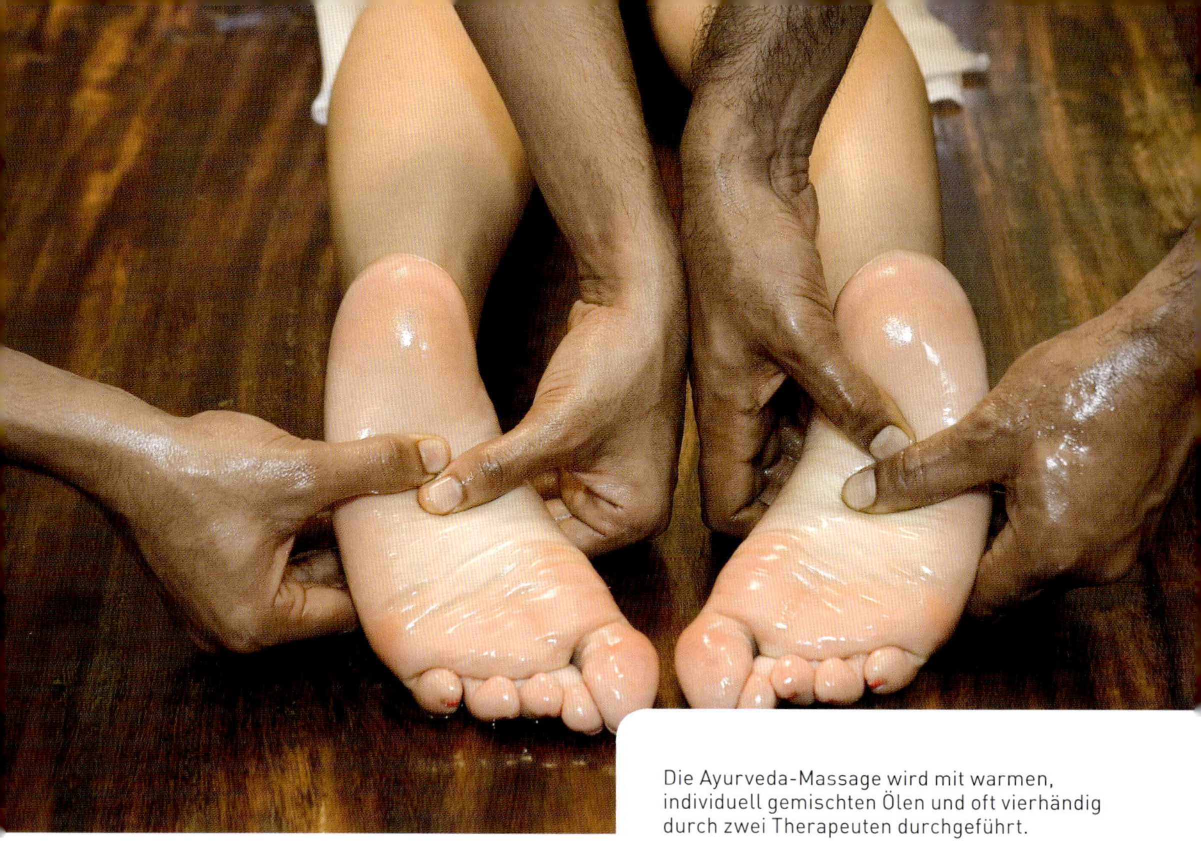

Die Ayurveda-Massage wird mit warmen, individuell gemischten Ölen und oft vierhändig durch zwei Therapeuten durchgeführt.

sundung von Körper, Geist und Seele beobachten dürfen.

Besonders gute Ergebnisse habe ich bei Ayurveda-Kuren auf Sri Lanka erlebt. Die Unterschiede zu Indien, dem Ursprungsland, liegen in einer oft größeren Offenheit gegenüber sinnvollen Anreicherungen der Angebote (wie durch Yogaunterricht, Meditation, Tai-Chi und anderes) und Adaptionen an westliche Zeitbeschränkungen. So wird in Indien konsekutiv behandelt, mit zeitlichen Einschränkungen, wohingegen man in Sri Lanka mehrere Behandlungen über den Tag verteilt und damit das Programm umfangreicher gestalten kann. Auch das Essen ist zumindest in besonders qualifizierten Resorts auf Sri Lanka an Individualität kaum zu überbieten, sodass jeder Gast sein vollkommen eigenes, auf seine Doshas und Krankheitssituation zugeschnittenes Essen erhält, das auch durch seine Vielfältigkeit besticht. Essen wird hier zur schmackhaften Medizin.

Die Freundlichkeit, Achtsamkeit und Hingabe, mit der Menschen auf Sri Lanka ihre Arbeit verrichten, trägt erheblich zur Gesundung unserer westlichen Seelen bei.

BURNOUT. JEDER KENNT ES – KEINER HAT ES?

Sven Hannawald und Matthias Platzeck sind nur zwei der berühmtesten Beispiele. 2004 erklärte der Weltmeister und Gewinner der Vierschanzentournee, Hannawald, seinen Rückzug aus dem Profisport, weil er dem Druck, der auf ihm laste, nicht mehr standhalte. Dem Ministerpräsidenten von Brandenburg Matthias Platzeck ging es ähnlich, als er im April 2006 sein Amt als SPD-Vorsitzender niederlegte. Aber nicht nur Profisportler, Prominente und Manager leiden unter chronischen Erschöpfungszuständen, weit mehr Frauen und Männer sind von den Folgen dauerhafter Belastung betroffen. Besonders Männer nehmen warnende Signale ihres Körpers nicht rechtzeitig wahr, wenn sie ihren Blick nicht primär auf sich selbst, sondern auf ihre Umwelt richten. Erst nach einem Zusammenbruch ändert sich ihr Bewusstsein – und damit ihr gesamtes Leben.

Über den Begriff Burnout gibt es inzwischen beinahe genauso viele Definitionen wie Fälle. In Prof. M. Burischs Buch »Das Burnout-Syndrom« finden sich acht verschiedene Erklärungen des psycho-physiologischen Phänomens. Allen gemeinsam ist, dass es sich bei »Burnout«, wörtlich »ausgebrannt«, um einen dauerhaften Zustand der Ermüdung beziehungsweise Erschöpfung handelt. Er kann auf unterschiedliche Ursachen etwa beruflicher oder familiärer Natur zurückgeführt werden. Letztendlich sind die Ursachen ganz individuell, denn Lebensstil und persönliche Umgangsweise mit belastenden Situationen unterscheiden sich von Mensch zu Mensch. Jeder bewertet die an ihn gestellten Ansprüche auf andere Art und Weise. Oft kennzeichnet sich ein Burnout durch Frustration, geringe Motivation, allgemeine Unlust, übermäßige Sensibilität und nicht zuletzt durch Depression.

Obwohl der Begriff in der Medizin nicht fest etabliert ist, scheinen sich die Fälle von Burnout-Syndromen in den letzten Jahren zu häufen. Professor Barry Farber, der schon seit den frühen Anfängen über Burnout schreibt, sieht eine Wandlung der Ursachen für dieses Phänomen: Die »klassischen Ausbrenner« der 70er- und 80er-Jahre seien an unrealistisch hohen altruistischen Zielsetzungen Gescheiterte und zumindest an der Oberfläche Idealisten gewesen. Derartige Individuen seien inzwischen Ausnahmen. Das Burnout von heute stamme überwiegend von dem Druck, die eskalierenden Ansprüche der anderen zu erfüllen, von der intensiven Konkurrenz, besser als andere in derselben Organisation oder Firma zu sein, von dem Antrieb, mehr Geld zu machen, oder von dem Gefühl, es werde einem etwas vorenthalten, was man offensichtlich verdiene.

Physisch bedeutet Burnout eine Erschöpfung der Nebennierenrinde und der Hypophyse (Hirnanhangsdrüse). Letztere schickt Botenstoffe an die Nebennierenrinden, in denen Pregnenolon, Cortisol und DHEA-S

! Wichtig

Wenn die typischen Neurotransmitterstörungen und der Mangel an Nebennierenrindenhormonen erst einmal identifiziert sind, kann das Burnout durch eine entsprechende Substitution in Verbindung mit anderen Maßnahmen aus dem Vier-Säulen-Programm gut behandelt werden. Auch seine Entstehung kann auf diese Weise rechtzeitig verhindert werden.

produziert werden. Beim Burnout sind zusätzlich die Neurotransmitter Serotonin und Dopamin sowie Adrenalin und Noradrenalin erniedrigt. Lediglich Glutamat und GABA (Gammaaminobuttersäure) sind als Zeichen einer erhöhten Grundaktivität des Gehirns erhöht. Wenn Dopamin als Neurotransmitter der Freude und Serotonin als Glückshormon erniedrigt vorliegen, bewirken sie die bei einem Burnout typische Freudlosigkeit bis hin zur Depression. Chronische Stressüberlastung führt bei genetischer Veranlagung also zur Überforderung der Kompensationsmechanismen, zu einem »Absturz« der Stresshormone. Die normale Balance der Stresshormone und der Neurotransmitter gerät aus dem Gleichgewicht und verursacht laborchemisch messbare Auffälligkeiten. Leider ist diese Tatsache in der Schulmedizin nicht ausreichend bekannt, sodass Patienten oft nur vermeintlich beruhigt werden mit der viel zitierten Aussage: »Alle Laborwerte sind bestens. Sie sind gesund.« Ebendie Werte, die das Burnout-Syndrom charakterisieren, werden nämlich von Ärzten, die mit dem Krankheitsbild nicht vertraut sind, gar nicht erst gemessen.

Unternehmen Sie etwas, bevor Sie völlig ausgebrannt sind.

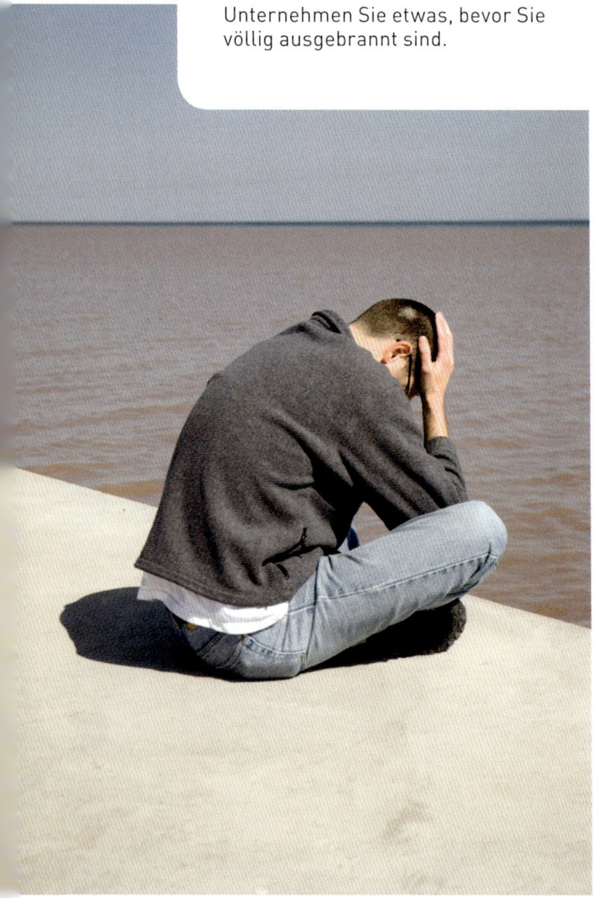

Bei einem Übergang des Burnout-Syndroms in ein sogenanntes CFS-Syndrom (Chronic fatigue syndrome = chronisches Müdigkeits- und Erschöpfungssyndrom) können auch proentzündliche Zytokine erhöht gemessen werden. Dabei handelt es sich um die bereits erwähnte »inflammatorische Viererbande« des Bauchspecks: Interleukin 1beta, TNFalpha, Interleukin 6 und Interferon gamma.

Viele meiner Patienten empfinden es als enorm entlastend, von den typischen Laborbefunden, die auf ein Burnout-Syndrom hinweisen, zu erfahren. Die unbegründete Angst, als »Psychofall« abgestempelt zu werden, scheint verbreiteter als gedacht.

FALLBEISPIEL

Der Fall Ernst aus medizinischer Sicht Fortsetzung aus Kapitel 3

Nach einem deutlichen Aufschwung an Energie und Wohlbefinden, der über anderthalb Jahre angehalten hat, stellt sich Ernst im Sommer 2007 wieder einmal zur Kontrolle vor. Gerade hat er einen wie so oft nicht unproblematischen Hausbau abgeschlossen und den Umzug hinter sich gebracht. Nach wenigen Sätzen waren die Schreckgespenster des Burnouts unverkennbar, Stress- und Spannungsfragebogen ergaben sehr hohe Scores. Weil die Blutdruck- und Hormonwerte mit Ausnahme eines wieder abgefallenen Cortisols bestens waren, entschloss ich mich zu einer Messung der Neurotransmitter im Urin. Hier zeigte sich die typische Konstellation eines Burnouts: reduzierte Spiegel an Serotonin, Noradrenalin und Adrenalin.

Ernst hat Glück, weil er zu den Menschen gehört, die auf die Gabe von harmlosen Neurotransmittervorstufen schnell und äußerst positiv mit einer Stabilisierung von Stimmung und Antrieb reagieren – sein Zustand hat sich deswegen nach der entsprechenden Behandlung bereits weitgehend verbessert. Inzwischen ist Ernst fest entschlossen, zusätzlich Stressbewältigungstechniken zu erlernen. Aufgrund der positiven Yogaerfahrungen seines Arbeitskollegen, der ihn »geschickt« hatte, wird sich der Jurist vielleicht bald zu der immer größer werdenden Schar von Männern gesellen, für die Yoga heute ein »Muss« und gleichzeitig ein Genuss ist.

FRAGEBOGEN

Burnout (vereinfacht nach Prof. M. Burisch)

Nachfolgend erhalten Sie die Möglichkeit, den Selbsttest zu machen. Wie nah stehen Sie einem Burnout? Ich empfehle Ihnen, den Test auch ohne Verdacht auf Burnout einmal durchzugehen. Schließlich kennzeichnen sich potentielle Burnout-Patienten oftmals dadurch, dass sie sich ihres möglicherweise bereits grenzwertigen Stresszustandes nicht bewusst sind.

Welche Aussagen treffen auf Sie zu?

1. Im Umgang mit den meisten anderen bleibe ich lieber auf Distanz.
2. Ich kann mich nur noch für weniges richtig begeistern.
3. Ich fühle mich von meiner Arbeit »ausgebrannt«.
4. Ich habe nicht selten ein Gefühl innerer Leere.
5. Ich reagiere schon mal gereizt, auch wenn der Anlass nicht so wichtig war.
6. Wenn ich arbeiten muss, graule ich mich oft schon eine Weile vorher.
7. Ich denke manchmal, dass die Belastungen zu viel für mich sind.
8. Viele Leute, die ich näher kenne, sind mir ziemlich gleichgültig.
9. Manchmal fühle ich mich wie in einer Falle, in der ich weder vor noch zurückkann.
10. Die höchsten Anforderungen stelle ich selbst an mich.
11. Ich neige dazu, die Dinge schwerzunehmen.
12. Ich brauche oft Kraft, um meinen inneren Widerstand gegen die Arbeit zu überwinden.
13. Ich fühle mich erschöpft und kraftlos.
14. Ich nehme oft Probleme aus meiner Arbeit mit in die Freizeit.
15. Die Sorgen anderer nehme ich nicht mehr so wichtig.
16. Ich bin oft ratlos, wie ich mit meinen Problemen zurechtkommen soll.
17. Abends grüble ich oft über Dinge nach, die ich tagsüber erlebt habe.

Sie könnten an einem Burnout leiden beziehungsweise stark gefährdet sein, wenn Sie zwischen fünf und sieben der 17 Aussagen zustimmen. Haben Sie bei mehr als sieben Aussagen mit »Ja« geantwortet, ist »Burnout« ein ernsthaftes Thema für Sie. In diesem Fall empfehle ich, den Hamburger Burnout Inventory (HBI) nach M. Burisch in seiner ausführlichen Form via Internet auszufüllen und sich zur weiteren Untersuchung und Beratung an einen Arzt zu wenden.
Lesen Sie unbedingt das Unterkapitel »Mental- und Entspannungstraining«!

DEPRESSION BEIM MANN

Der Übergang vom gestressten Alltag zu bestimmten Formen einer Depression ist oft fließend. Wenn man(n) sich antriebslos fühlt, sind die Gründe vielfältig: die Wintermonate, der momentane Arbeitsüberdruss oder einfach eine »kleine« Stimmungsschwankung. Leider werden Depressionen beim Mann viel zu selten erkannt, weil die diagnostischen Kriterien bisher nur an Frauen erstellt worden sind. Aggression, Reizbarkeit und Zynismus sind wie der soziale Rückzug Symptome einer typisch »männlichen« Depression. Eine länger anhaltende »schlechte Laune« oder aggressives Verhalten sollten Sie daher nicht auf die leichte Schulter nehmen.

Bestimmte Arten von Depressionen entstehen nach dauerhafter Stressbelastung, bei der die Werte des Serotonins, im Volksmunde auch »Glückshormon« genannt, in den Keller sinken. Serotonin nimmt unter anderem Einfluss auf unsere Stimmung und kann, bei Mangel, zu depressiven Verstimmungen führen.

Neben einer Depression kann sich ein Serotoninmangel auch folgendermaßen bemerkbar machen:

- Angststörungen bis hin zu Panikattacken
- Schlafstörungen
- Essstörungen
- Heißhungeranfälle, vor allem abends auf Schokolade, Nüsse, Bananen

Nicht immer muss gleich zu chemischen Antidepressiva gegriffen werden! Durch die genaue Analyse des Mangels der Neurotransmitter und einiger Vorstufen derselben ist eine Art Differenzialtherapie möglich. Ein Mangel an Serotonin kann so bei einem sehr viel geringeren Nebenwirkungspotenzial als dem der Antidepressiva durch das Nahrungsergänzungsmittel 5-HTP (5-Hydroxy-Tryptophan), das aus Nussölen hergestellt wird, in Kombination mit einem Vitamin-B-Komplex behoben werden. Mit 100 bis 500 mg der Kombination pro Tag erreichen einige Patienten, die unter Depression oder Essstörung leiden, die gleichen Ergebnisse wie bei einer Behandlung mit Antidepressiva! Dopamin und Noradrenalin lassen sich durch betreffende Aminosäuren, zum Beispiel L-Tyrosin, sowie Mucuna pruriens (afrikanische Heilpflanze), bestimmte Kofaktoren und Vitamine erhöhen.

Die Therapie muss sich auf eine vorherige Analyse der Neurotransmitter stützen.

Mental- und Entspannungstraining

Oft kann man(n) nach einem hektischen und langen Arbeitstag nur schwer abschalten. Das letzte Meeting geht einem noch durch den Kopf, die Dinge, die man an diesem Tag nicht erledigen konnte, oder das, was am nächsten Tag ansteht. Sie finden keine Ruhe und entspannen sich nur schlecht. Ohne Entspannung kann jedoch auch keine Erholung stattfinden! Ergebnis: Sie fühlen sich schlapp, die Leistungskurve sinkt, der Akku läuft irgendwann leer.

Um sich geistig wie körperlich zu regenerieren, gibt es unterschiedliche Methoden und Möglichkeiten, die Sie am besten nach Ihren persönlichen Vorlieben auswählen. Probieren Sie doch einfach einige Vorschläge aus, und entscheiden Sie dann selbst, was Ihnen guttut, denn die beste Entspannungstechnik gibt es ohnehin nicht. Jeder Mensch muss ganz individuell herausfinden, was ihn am besten in seine Mitte bringt.

Im Laufe meines Lebens habe ich eine Ausbildung in autogenem Training, Progressiver Muskelrelaxation nach Jacobson (PMR) und in Hatha-Yoga erhalten. Von allen Techniken favorisiere ich das Yoga, da es neben den psychischen Effekten eine Dehnung und Kräftigung der Muskulatur bewirkt. Außerdem ist Yoga neben der Meditation die wohl einzige Entspannungstechnik, die zusätzlich einen günstigen Einfluss auf hormonelle Dysbalancen ausübt. Zu hohe Cortisolwerte können so gesenkt und im Umkehrschluss angehoben werden, wenn sie im Fall eines Burnouts zu niedrig vorliegen.

Selbstverständlich gibt es noch eine Reihe weiterer Entspannungsmöglichkeiten wie das chinesische Qigong (Chi = Lebensenergie, Gong = beständiges Üben), Tai-Chi oder musikalisch begleitete Phantasiereisen. Aus Platzgründen kann nicht auf alle Techniken eingegangen werden. Bei der Wahl der für Sie geeigneten Entspannungsmethode sind Ihnen jedoch keine Grenzen gesetzt. Ihr Arzt steht Ihnen sicher beratend zur Seite.

Auf autogenes Training gehe ich bewusst nicht näher ein, weil Studien im Gegensatz zur PMR keine eindeutigen Erfolge bei diversen psychosomatischen Beschwerdebildern attestieren konnten. Ich halte die Methode auch insofern für schwierig, als sie ausschließlich mit Geist und Vorstellungskraft arbeitet. Wer geistig überreizt ist, hat meist Schwierigkeiten loszulassen. Statt sich auf die schweren Arme konzentrieren zu können, ziehen vor seinem inneren Auge vielleicht weiterhin Szenen aus dem Büro oder der letzte Streit mit der Partnerin vorbei. Der Entspannungseffekt wird so eher gering sein, denn in einer solchen körperlich-geistigen Verfassung machen Passivität und stilles Dasitzen oder Liegen eher nervös als ruhig. Mir missfällt der autosuggestive

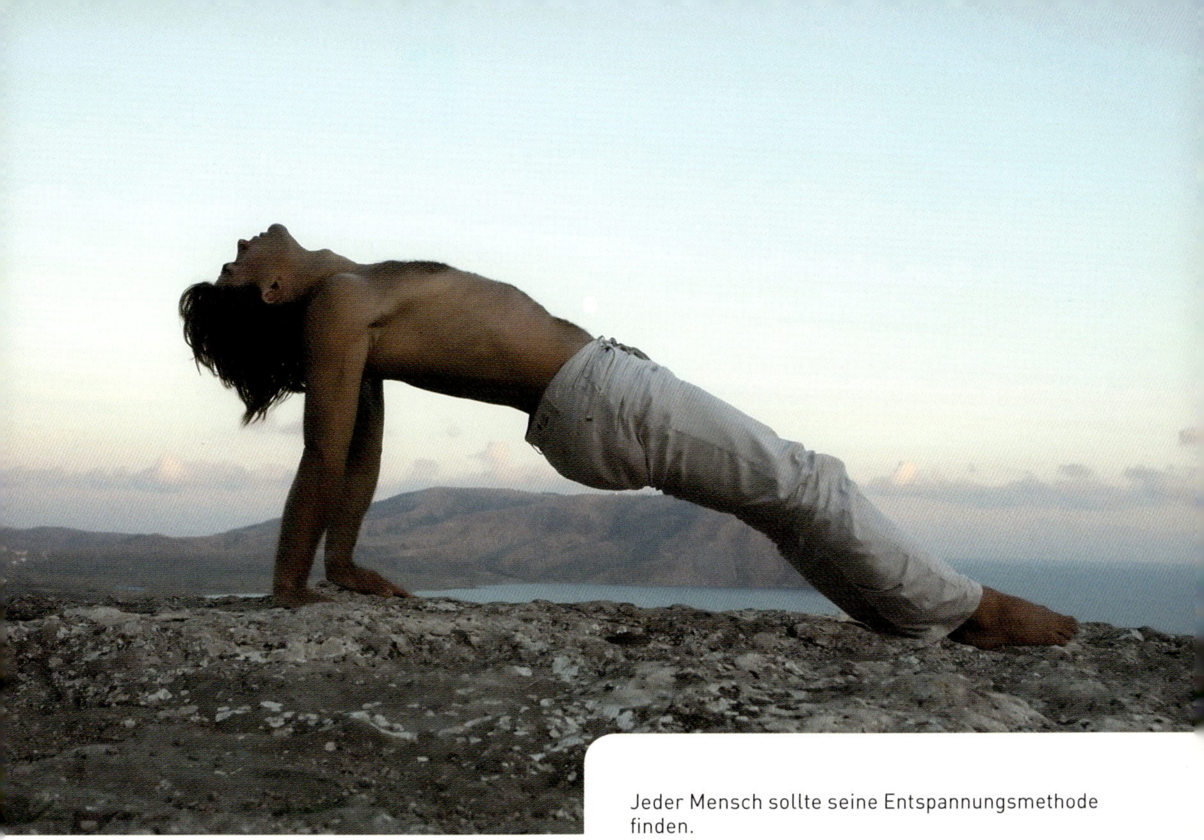

Jeder Mensch sollte seine Entspannungsmethode finden.

Ansatz des autogenen Trainings auch, weil er (im Gegensatz zur Progressiven Muskelrelaxation) sozusagen vorschreibt, wie sich der Körper in der Entspannung anzufühlen hat (»schwere Arme«, »kühle Stirn«). Die sog. Entspannungsreaktion variiert von Mensch zu Mensch und sogar von Situation zu Situation. Um gesund zu bleiben, muss man lernen, seinen Körper und seine Signale selbstständig zu spüren, um Krankheitsanzeichen rechtzeitig wahrzunehmen.

YOGA – ALL IN ONE

Die umfassendste Wirkung auf Körper und Geist hat meiner Erfahrung nach Hatha-Yoga. Diese Bewegungsart fördert nicht nur alle bereits erwähnten vier körperlichen Fitnesskomponenten, sondern auch die fünfte, die psychische und geistige Stabilität, wie kaum ein anderes Mentalprogramm. Mit Hatha-Yoga können Sie gleichzeitig Ihre Muskeln dehnen, kräftigen und den Geist fokussieren. Regelmäßig und im Fluss geübt, stellt Yoga sogar ein Training der Ausdauer dar. Das bekannteste Beispiel hierfür ist der Sonnengruß, eine durchaus schweißtreibende Aneinanderreihung verschiedener Asanas (körperliche Übungen) in einem einzigen Fluss und beliebig oft wiederholt. Durch eine Kombination aus Asanas, Pranayama und Meditation wird ein Ausgleich zwischen Körper und Geist geschaffen, der Übende ist entspannt und gleichzeitig belebt. Bestimmte Asanas können die Stimmungs- und Energielage gezielt beeinflussen: Rückbeugen bewirken eine Erwärmung, Energiesteigerung und Stimmungsaufhellung (zum Beispiel die Heuschrecke aus

Kräftigungsübung 21). Die sogenannten Vorwärtsbeugen dagegen beruhigen den Geist und »bringen runter«, Beispiele dafür sind Dehnung der Oberschenkelrückseite (Dehnübung 7) und der Hund (Dehnübung 16).

Achtung: Asanas sind keine gymnastischen Verrenkungen, bei denen Sie Ihr Gehirn ausschalten können! Sie sind die komplexeste und subtilste Ausrichtung des Körpers im Raum, die ich im Laufe einer langen Beschäftigung mit unterschiedlichsten Bewegungsformen, Körpertherapien und Sportarten kennengelernt habe. Jeder Impuls an einen Muskel hat einen Gegenimpuls zur Folge (actio = reactio). Sie müssen deshalb zur Ausführung eines einzigen Asanas zahlreiche Impulse fortwährend geistig kontrollieren und in der Balance halten. Dies ist Körpermeditation in ihrer reinsten Form, der Geist wird klar, zentriert und widerstandsfähig.

Yoga regt den Energiefluss in den Meridianen an: Drehhaltungen wie Dehnübung 17 bewirken eine innere Massage der Organe und stimulieren autonome Muskelfunktionen, wie die Darmperistaltik. Die Ausscheidung von Abfallstoffen beschleunigt sich, und nicht zuletzt wird die Hormonproduktion ins Gleichgewicht gebracht. Studien belegen, dass einfache Yogaprogramme diejenigen Hormone, die im Überschuss vorhanden sind (zum Beispiel das körpereigene Stresshormon Cortisol), vermindern und diejenigen, an denen es mangelt, ansteigen lassen. Mir ist keine Pille beziehungsweise andere Methode bekannt, die das Gleiche leisten könnte!

Einen besonderen Akzent auf die Normalisierung der Hormone legt das sogenannte Hormon-Yoga, das von Dinah Rodrigues ursprünglich für Frauen in den Wechseljahren entwickelt worden ist.

Ich habe mich im Laufe des letzten Jahres anhand von Blutspiegelmessungen von der Wirksamkeit dieser von mir etwas modifizierten Methode auch bei meinen männlichen Patienten überzeugen können. Besonders die Produktion der Nebennierenrindenhormone ließ sich überraschend gut

Yoga reinigt Körper, Geist und Seele.

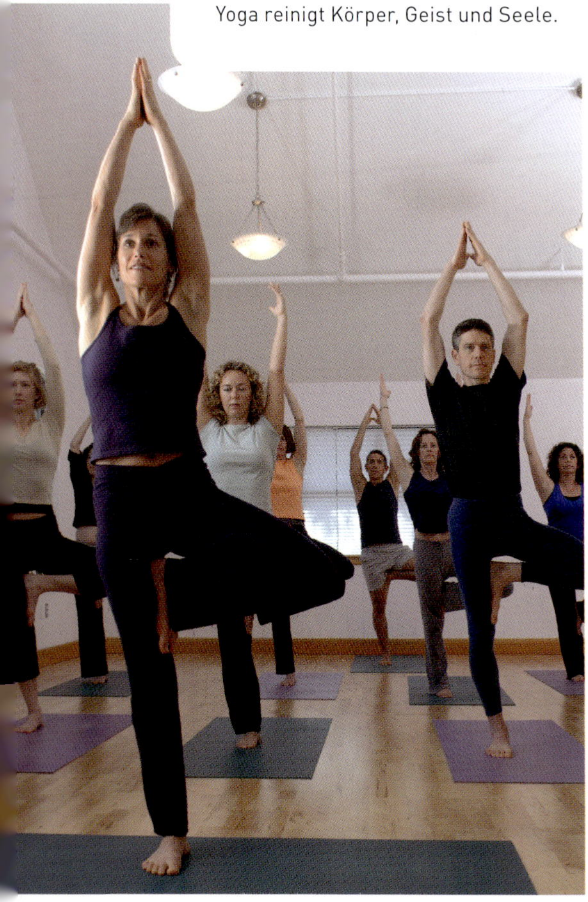

normalisieren, sodass viele Hormonpräparate abgesetzt werden konnten.
Das Hormon-Yoga beruht im Wesentlichen auf einer Kombination von bestimmten Asanas mit der sogenannten Feueratmung und der »Energiezirkulation«. Mittels der Feueratmung wird Energie hergestellt und gesammelt und danach mithilfe bestimmter körperlicher und mentaler Techniken zu derjenigen Drüse geleitet, deren Hormonproduktion angeregt werden soll.
Diese Methode mutet nur zu Beginn recht schwierig an und sollte durch einen erfahrenen Hormon-Yoga-Lehrer vermittelt werden. Das Originalprogramm für Frauen erscheint mir sehr umfangreich und zeitaufwendig, einige Asanas sind für den Normalverbraucher zu kompliziert.
Nach meinen Erfahrungen ist es völlig ausreichend, mehrfach pro Woche eine Hormonübung für die Nebennierenrinde und eine für die Testosteronproduktion der Hoden durchzuführen, das ist in wenigen Minuten geschehen.
Dabei sollte aber, wie in Kapitel 3 auf Seite 187 beschrieben, berücksichtigt werden, dass die Nebennieren und die Hoden ihre Hormone nur auf Aufforderung der übergeordneten Schaltzentralen im Mittelhirn, in Hypothalamus und der Hypophyse, produzieren. Das bedeutet, dass die Energie zuerst an diese Schaltzentrale und danach an die entsprechende periphere Drüse geleitet werden sollte. Der zusätzliche Benefit dieser Modifikation der Originalmethode ist, dass durch die generelle Miteinbeziehung des Hypothalamus und der Hypophyse gleichzeitig auch weitere Hormonausschüttungen wie die des Wachstumshormons mit gefördert werden.
Yoga, nur etwas für »Gummimenschen«? Nicht unbedingt! Hilfsmittel wie Schulterplatten, Klötze, Polster oder Gurte ermöglichen dem Yogaanfänger beziehungsweise weniger flexiblen Männern, auch schwierigere Haltungen einzunehmen. Diese Variation des Hatha-Yogas, das Iyengar-Yoga, ist wegen der muskulären Verkürzungen, die viele Menschen in unserer Sitzgesellschaft aufweisen, deshalb besonders geeignet. Falls Sie sich näher mit dieser Yogaform befassen wollen, empfehle ich Ihnen das vom »großen Meister« verfasste Buch: B.K.S. Iyengar: »Yoga, der Weg zu Gesundheit und Harmonie«. Lassen Sie sich nicht von den extremen

★ Tipp

Für den Anfänger ist ein Yogakurs ideal, später sollte in einer Serie von ungefähr acht bis zehn Einzelstunden ein individuelles Programm auf Ihre körperliche Schwachstellen und Ihre mentalen Bedürfnisse abgestimmt werden. Dieses Programm sollte dann möglichst täglich zu Hause geübt und in regelmäßigen Abständen in einer erneuten Einzelstunde überprüft und modifiziert werden. Für weit Fortgeschrittene mit ausgezeichneter Technik eignet sich hervorragend Ashtanga- oder »Power«-Yoga, eine moderne und sehr schweißtreibende Yogaform, die vor allem in Fitnessstudios angeboten wird und zusätzlich Herz-Kreislauf-Training pur bietet.

Asanas abschrecken, man(n) erlebt die phantastische Wirkung auch in einfacheren Haltungen wie zum Beispiel Drehsitz (Dehnübung 17), Hund (Dehnübung 16), Heuschrecke (Kräftigungsübung 21), Oberschenkelrückseitendehnung (Dehnübung 7).

Zur Freude für Orthopäden kann Yoga werden, wenn Sie an unqualifizierte Lehrer geraten. Yoga ist zwar hip, kann aber nach meinen Erfahrungen von Bandscheibenvorfällen über Meniskusschäden zu einem reichen Betätigungsfeld für Mediziner werden. Die üblichen Vorwärtsbeugen im Stehen oder Sitzen mit gestreckten Knien sind bei verkürzten Muskeln an der Oberschenkelrückseite (bei Männern fast »Standard«) »Gift« für die Bandscheiben. Ein guter Yogalehrer wählt in diesem Fall die Beindehnung (Dehnübung 7) aus, die trotz der »Rückenlage« eine Vorwärtsbeuge bleibt, aber den Rücken nicht belastet.

Lotussitze eignen sich nur für Menschen mit abnorm flexiblen Hüftgelenken, andernfalls sind sie eine Tortur für die Menisken. Weitere Beispiele würden ein ganzes Buch füllen.

Yogalehrer wird man nicht in einer Woche, es dauert Jahre, bis die zum Teil nicht ungefährlichen Asanas wie Kopfstand und Vorwärtsbeugen entsprechend aufgebaut und unterrichtet werden können. Beste Erfahrungen habe ich mit nach Iyengar zertifizierten Yogalehrern gemacht; viele von ihnen haben im Laufe der Jahre ein beeindruckendes anatomisches und funktionelles Wissen erworben und gelernt, Vorerkrankungen oder Schwächen ihrer Schüler durch entsprechenden Einsatz von Hilfsmitteln und vorbereitenden Übungen zu berücksichtigen.

Manche Free-Style-Yoga-Stunde für Anfänger habe ich hingegen als schiere Körperverletzung der Teilnehmer erlebt. Scheuen Sie sich nicht, nach der Ausbildung eines Yogalehrers zu fragen! Sie sollte minimal zwei bis drei Jahre betragen. Wenn Sie bei Ihrer ersten Stunde nicht nach Erkrankungen und Problemen – insbesondere im Gelenk- und Wirbelsäulenbereich – gefragt werden, sollten Sie ungefragt das Weite suchen.

MEDITATION

Wenn Ihnen oft tausend Dinge gleichzeitig durch den Kopf jagen und Sie nicht mehr wissen, wohin mit all den Gedanken, könnte Meditation genau das Richtige für Sie sein. Unser Ziel der Meditation ist es, den Geist zur Ruhe zu bringen und Gelassenheit sowie Harmonie zwischen Körper, Seele und Geist herzustellen. In der westlichen Kultur wird die Meditation daher als Entspannungstechnik und zur Stressbewältigung praktiziert, in vielen Kulturen hat sie einen religiösen oder spirituellen Hintergrund.

Der große Lehrer des tibetischen Buddhismus, Chögyam Trungpa, der im Mai 1987 verstorben ist, sagte zum Thema Meditation Folgendes – es könnte aktueller nicht sein –: »Meditation hat nichts damit zu tun, dass man Ekstase, spirituelles Entzücken oder Ruhe erreicht. Auch nichts mit dem Versuch, ein besserer Mensch zu werden. Meditation heißt einfach, einen Raum zu schaffen, in dem wir fähig sind, unsere neurotischen Spiele zu entlarven und aufzu-

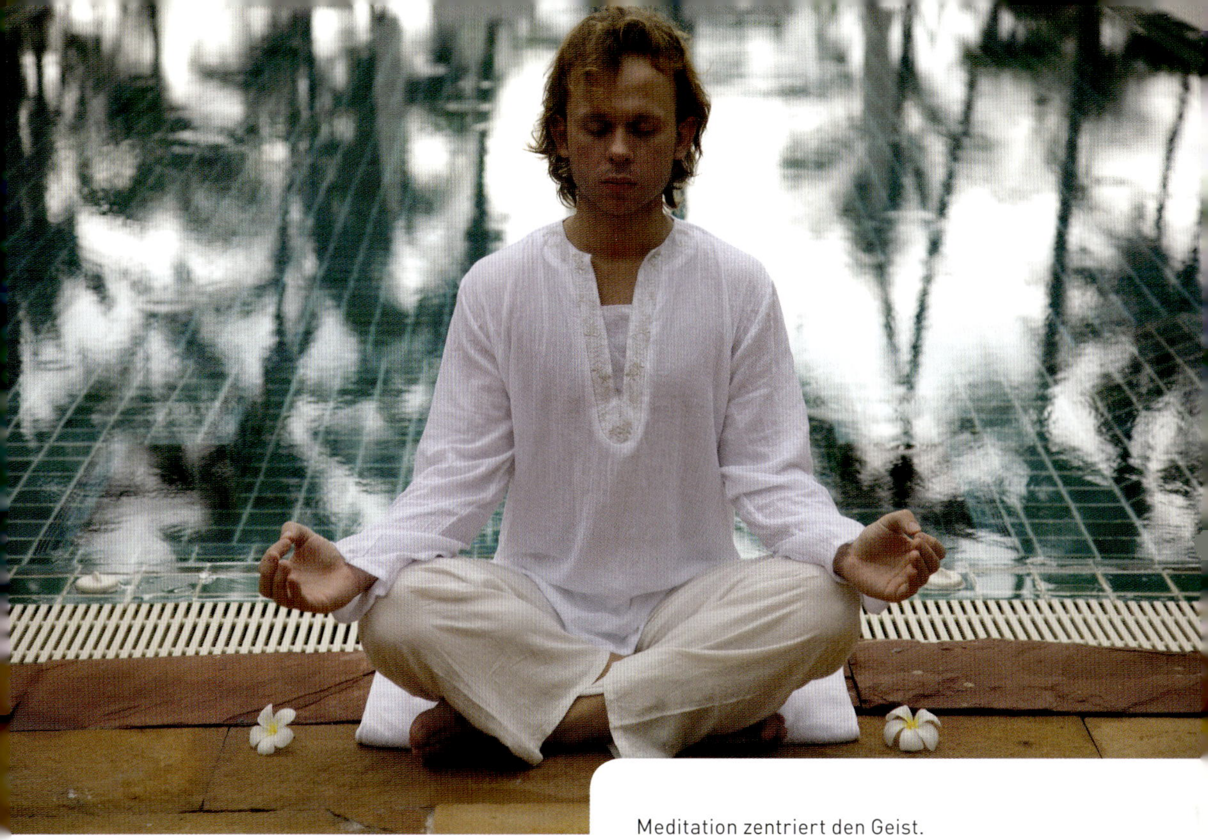
Meditation zentriert den Geist.

lösen, unseren Selbstbetrug, unsere versteckten Ängste und Hoffnungen.«

Formen der Meditation sind zum Beispiel christliche Meditation und Kontemplation, Zen-Meditation, Stille- und Ruhemeditation sowie Meditation mit Klängen oder Musik. Grundsätzlich wird die analytische Meditation, bei der ein Thema durch logisches Denken erörtert wird, von der stabilisierenden Meditation, bei der der Geist auf einem einzigen Objekt oder Thema ruht, unterschieden.

Indem der Geist bei der Meditation fokussiert und zentriert wird, wo er vorher noch zentrifugal, das heißt zerstreut war, ist man(n) hinterher in der Lage, seine Affekte bewusst zu kontrollieren. Meditation ist deshalb eine besondere Form der »Psychohygiene« (siehe Seiten 247–248) und hilfreich, wenn Sie in stressigen Situationen »Coolness« bewahren möchten. Bevor Sie also uneinsichtige Kollegen lautstark aus dem Meeting verweisen und deswegen die ganze Nacht nicht schlafen können, nehmen Sie sich lieber eine kurze Auszeit. Eine Meditation können Sie fast überall durchführen. Ihre Kollegen werden überrascht sein, wenn Sie ihnen nach einer kurzen Pause statt überhitzt, völlig ruhig und gelassen begegnen. In Ihrem Kopf herrscht wieder Klarheit, auch für schwierige Entscheidungen, die anstehen.

Aber: Meditation ist kein Hobby und kein Medium, um seinen Geist noch besser zum Funktionieren zu bringen und damit mehr Geld zu verdienen. In der Meditation kön-

> **! Info**
>
> **Pranayama**
>
> Beim yogischen Pranayama wird der Atem nicht nur beobachtet, sondern gezielt beeinflusst. Diese Atemtechniken sind lernintensiv und beeinflussen hocheffektiv Körper, Geist und Seele. Sie gleichen einer Art »Körperpsychotherapie« und sollten deshalb erst mit fortgeschrittenem Können und nur unter der Anweisung eines darin erfahrenen Yogalehrers erlernt werden.

nen wir unsere Gedanken loslassen und beginnen zu ahnen, wozu wir auf der Welt sind und was innerer Frieden und Glück bedeuten. Wer sich wirklich auf den Meditationsweg begeben will, dem seien die Bücher von Ayya Kema empfohlen. Sie wurde als Kind jüdischer Eltern in Berlin geboren und wurde noch zu ihren Lebzeiten zu einer großen Integrationsfigur des Buddhismus im Westen.

Für den Anfang

Ähnlich wie beim autogenen Training fällt es schwer, den zerstreuten Geist zu fokussieren, wenn sich der Körper in totaler Ruhe befindet. Deshalb empfehle ich zum Einstieg eine Geh- beziehungsweise Laufmeditation, sie bietet für Gestresste meist den besten Zugang zu neuer innerer Ruhe. Setzen Sie in möglichst flachem Gelände (zum Beispiel im Park) bewusst jeweils beim Ein- und Ausatmen einen Schritt, gehen Sie aufmerksam, und beobachten Sie Ihren Atem. Sie spüren den Kontakt der Fußsohlen mit dem Boden, nehmen wahr, wenn die Ferse den Boden berührt, das Bein langsam das Körpergewicht übernimmt und der ganze Fuß schließlich den Boden bedeckt. Dann übergibt das eine Bein das Gewicht ans andere, langsam verlassen auch die Zehen den Kontakt zum Boden – der nächste Schritt beginnt.

Wenn Sie Erfahrung mit dieser Art der Aufmerksamkeitsschulung gewonnen haben, können Sie die Gehmeditation auch abwechselnd mit der Meditation im Sitzen anwenden. Letztlich können Sie fast alle Bewegungsarten meditativ betreiben, indem Sie sich beim Joggen, Schwimmen, Walken auf Ihren Atem und den Bewegungsablauf konzentrieren und versuchen, alle äußeren Reize an sich vorbeiziehen zu lassen.

Auch die reine Beobachtung des Atems kann sehr entspannend und zentrierend wirken. Durch die Fokussierung auf das Ein- und Ausatmen können Sie das wilde Durcheinander Ihrer Gedanken zum Schweigen bringen. Um in wenigen Minuten Frische und Konzentration zu tanken, probieren Sie folgende Übung: Legen Sie sich zum Beispiel auf den Teppich, oder setzen Sie sich aufrecht auf einen Stuhl (siehe Beckenbodentraining Seite 82–83), und beobachten Sie Ihren Atem: Wie regelmäßig geht er? Wie verhält sich Ihre Einatmung zur Ausatmung? Wie stark hebt sich die Bauchdecke, und wie verändert sich der Brustkorb? Verlieren Sie nicht die Geduld! Es ist völlig normal, dass Ihre Gedanken immer wieder eigensinnig ihre Wege gehen. Versuchen Sie

einfach, statt sich zu ärgern, Ihre Gedanken zu Ihrer Atmung zurückzubringen. Nach wenigen Minuten kann es am Ende jeder Ein- und Ausatmung zu einer kurzen, spontanen Atempause kommen. Sie ist das Zeichen einer guten Entspannung und: Wenn der Mensch nicht atmet, dann ruhen seine Gedanken von selbst. Versuchen Sie diese Atempausen nicht künstlich zu erzeugen, denn dann beeinflussen Sie Ihren Atem ähnlich wie im Pranayama, das niemals ohne Anleitung durchgeführt werden sollte.

PROGRESSIVE MUSKEL-ENTSPANNUNG

»Mir sitzt der Schreck noch im Nacken« ist eine der Redewendungen, die darstellt, dass psychische Vorgänge und muskuläre Verspannungen miteinander zusammenhängen. Mit der Begründung der Progressiven Muskelrelaxation (PMR) hat der amerikanische Arzt Edmund Jacobson (1888–1983) eine Methode geschaffen, die tiefenentspannend auf Körper und Geist wirkt.

Durch umfangreiche wissenschaftliche Untersuchungen konnte Jacobson den Zusammenhang zwischen übermäßiger muskulärer Anspannung und unterschiedlichen körperlichen sowie seelischen Erkrankungen nachweisen. Er fand heraus, dass 1. Spannung und Anstrengung immer mit einer Verkürzung der Muskelfasern einhergehen und 2. die Reduktion des Muskeltonus die Aktivität des zentralen Nervensystems herabsetzt. Die daraus resultierende Entspannung wirkt sich wiederum auf das geistig-seelische Gleichgewicht aus: Stress, innere Unruhe, Angespanntheit, Schlafstörungen oder Schmerzen können so aufgelöst werden.

Der große Vorteil dieser Methode liegt darin, dass die Übungen sehr leicht zu lernen sind und an fast jedem Ort durchführbar sind. Sie können sowohl liegend als auch sitzend durchgeführt werden.

Und so funktioniert's: 16 Muskelgruppen (siehe Schaubild) werden nacheinander ins Bewusstsein genommen (circa 15 Sekunden), dann jeweils kurz angespannt (maximal 7 Sekunden) und im Anschluss wieder locker gelassen (35 bis 60 Sekunden). Auf welche Art und Weise Sie die einzelnen Muskelgruppen anspannen, bleibt Ihnen überlassen, zur Orientierung dienen standardisierte Empfehlungen. Während der Entspannungsphase sollten Sie Ihre Aufmerksamkeit auf den Vergleich zwischen dem Zustand vor und nach der Anspannung richten; schließen Sie dazu die Augen. Nach dem letzten der 16 Schritte wandern Sie geistig noch einmal durch den ganzen Körper und spüren der Entspannung nach. Dann beenden Sie das Üben, indem Sie Beine, Arme, Rumpf und Kopf nacheinander langsam bewegen. Zuletzt öffnen Sie Ihre Augen mit dem Bewusstsein, entspannt, wach und aktiv in Ihren Alltag zurückzukehren.

Wie sich Ihr Körper in entspanntem Zustand, der sogenannten Entspannungsreaktion, anfühlt, kann sehr unterschiedlich sein, Sie können sich wärmer oder kühler, schläfriger oder wacher, leichter oder schwerer anfühlen. Wichtig ist, diese Empfindungen nicht zu bewerten, sondern einfach nur zu spüren. Eine objektiv »richtige« Entspan-

nungsreaktion gibt es nicht, sie kann sich von Tag zu Tag unterscheiden und teils sogar konträr ausfallen.
Der Anfänger sollte damit beginnen, alle 16 Muskelgruppen isoliert anzuspannen und zu entspannen – mit 50 Minuten Dauer ein recht zeitaufwendiges Verfahren:

Wenn Sie die 16 Muskelgruppen isoliert anspannen können, sind Sie nach wenigen Wochen in der Lage, den gesamten Körper in einer einzigen Aktion anzuspannen, bevor Sie wieder alle Muskeln loslassen. Diese fortgeschrittene Stufe bringt den Vorteil mit sich, dass sie kaum Zeit in Anspruch nimmt

Schema Progressive Muskelentspannung

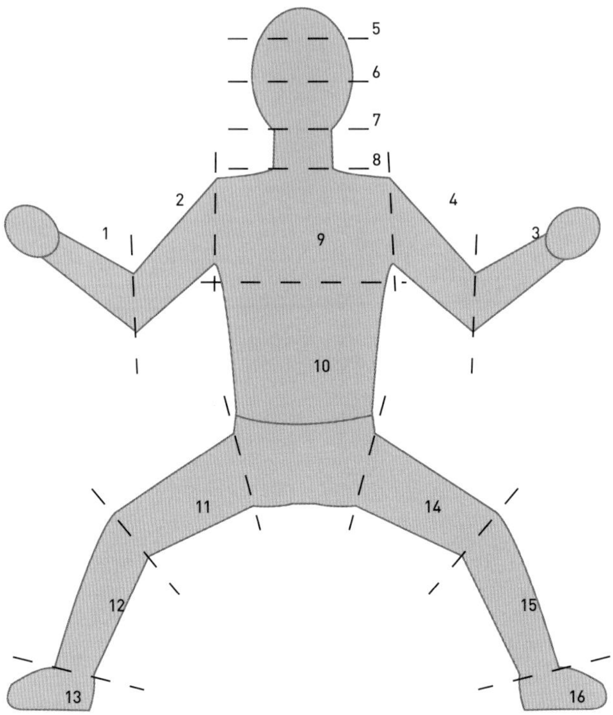

1. Dominante Hand und Unterarm
2. Dominanter Oberarm
3. Nichtdominante Hand und Unterarm
4. Nichtdominanter Oberarm
5. Stirn
6. Obere Wangenpartie und Nase
7. Untere Wangenpartie und Kiefer
8. Nacken und Hals
9. Brust, Schultern und obere Rückenpartie
10. Bauchmuskulatur
11. Dominanter Oberschenkel
12. Dominanter Unterschenkel
13. Dominanter Fuß
14. Nichtdominanter Oberschenkel
15. Nichtdominanter Unterschenkel
16. Nichtdominanter Fuß

Douglas A. Bernstein/Thomas D. Borkovec, Entspannungs-Training. Handbuch der progressiven Muskelentspannung nach Jacobsen, 11. Auflage 2002.

und daher auch schnell einmal »zwischendurch« ausgeführt werden kann.

Bei einer anderen zeitsparenden Variante (rund zehn Minuten) reduzieren Sie das Anspannungsverfahren des gesamten Körpers auf vier Schritte: 1. beide Arme und Hände, 2. Gesicht und Hals, 3. Schulter-, Brust-, Rücken- und Bauchmuskulatur, 4. beide Beine und Füße. Das könnte im Liegen praktisch so aussehen: Beginnen Sie mit beiden Armen und Händen. Bilden Sie dazu Fäuste, winkeln Sie die Unterarme leicht ab, drücken Sie die Oberarme zum Brustkorb hin und in einer Art Gegenspannung gleichzeitig vom Brustkorb weg. Im nächsten Schritt runzeln Sie die Stirn, kneifen die Augenlider zusammen und ziehen die Mundwinkel zu den Ohren, während Sie gleichzeitig das Kinn Richtung Brust bewegen und den Hals möglichst lang machen. Der dritte Schritt: Ziehen Sie die Schulterblätter zur Wirbelsäule und pressen dann die Schultern Richtung Boden, gleichzeitig gehen Bauch- und Beckenboden nach innen (siehe »abdominal-hollowing«-Technik auf Seite 49). Letzter Schritt: Krallen Sie die Zehen, während Sie die Füße Richtung Kopf ziehen; dabei drücken Sie beide Oberschenkel auf den Boden und bilden eine Gegenspannung nach oben Richtung Decke. Vergessen Sie nicht, vor- und nachzuspüren, zum Abschluss durch den ganzen Körper zu »wandern« und bewusst aus der Entspannung (wie oben beschrieben) herauszugehen.

Zur Progressiven Muskelentspannung werden zahlreiche Kurse – auch von Krankenkassen – angeboten, die das Einüben des Ablaufs besonders am Anfang erleichtern. Inzwischen sind auch zahlreiche Bücher von Diplompsychologen erschienen, die zum großen Teil Audio-CDs enthalten. Sie führen alle anschaulich in die Progressive Muskelentspannung ein, wählen Sie einfach nach Ihrem Belieben!

STRETCHING

Eine Alternative zur Progressiven Muskelrelaxation ist das altbekannte wie altbewährte Stretching. Untersuchungen haben gezeigt, dass eine Stretchingeinheit, bei der einzelne Muskelgruppen und Muskelketten in ruhiger Atmosphäre gedehnt werden, die gleiche positive Wirkung auf das parasympathische Nervensystem hat wie die Progressive Muskelrelaxation. Starten Sie sinnvollerweise mit dem »Pflichtprogramm«, nämlich damit, Ihre gemäß Testing verkürzten Muskeln zu dehnen. Danach sollten Sie noch mindestens zwei bis drei Stretchingübungen, die Sie als angenehm empfinden, im Liegen anhängen. Besonders günstig beeinflussen den »Parasympathikus« die Dehnung der Oberschenkelrückseite mithilfe eines Gürtels (siehe Dehnübung 7) und der Hund (Dehnübung 16), beides Yoga-Asanas mit bekannt beruhigender Wirkung. Stretchingübungen finden Sie ab Seite 62.

Ein großes Plus des Stretchings: Geist und verkürzte Muskeln profitieren gleichermaßen. Die seelische Anspannung löst sich, und muskuläre Verkürzungen bilden sich bei regelmäßiger Durchführung langsam, aber sicher zurück. Das neu hergestellte nicht nur muskuläre Gleichgewicht können Sie nach einigen Monaten in Form einer »strahlenden« Körperhaltung sehen.

Die optimale Work-Life-Balance

Wieder eines dieser Modewörter, denken Sie vielleicht und haben damit nicht ganz unrecht. Ob beim Coaching, auf Tagungen oder dem Frühstück mit Ihrer Partnerin, »Work-Life-Balance« ist inzwischen zu einem Schlagwort avanciert, das aus dem Wortschatz vieler Berufstätiger nicht mehr wegzudenken ist. Gemeinhin wird die englische Wortzusammensetzung mit »Balance« beziehungsweise »Vereinbarkeit von Berufs- und Privatleben« übersetzt. In dem alltäglichen Gebrauch bedeutet sie oft nur mehr »einmal die Woche Volleyballtraining« oder »am Samstag angeln«, nämlich dann, wenn die Umsetzung persönlicher Interessen mit einer ausgeglichenen Lebensführung beziehungsweise Selbstverwirklichung gleichgesetzt wird. Das ist sicherlich nicht falsch, jedoch auch nur bedingt richtig. Selbstverständlich gehören Freizeitaktivitäten zu einer »positiven Lebensführung« dazu – eine optimale »Work-Life-Balance« ist meines Erachtens allerdings weit vielschichtiger. Mag der Begriff auch abgenutzt sein, spiegelt er dennoch die Mehrdimensionalität, die eine positive Lebensführung beziehungsweise einen gesunden und ausgeglichenen Lifestyle ausmachen, wider. Der Ausdruck sollte nicht nur auf das Freizeitverhalten reduziert werden, weil er diverse »Schichten« (siehe Kasten rechts) beinhaltet, angefangen mit den einfachsten Grundbedürfnissen des Menschen, wie etwa dem des Schlafs, über die Verwirklichung persönlicher Interessen, dem Umgang mit sich selbst bis hin zur Philosophie, der Frage nach dem Sinn des Lebens. Um eine optimale Work-Life-Balance herzustellen, sind alle vier Ebenen gleichermaßen wichtig. Wer seine Mahlzeiten täglich zwischen den Konferenzsälen einnimmt, wird wohl kaum dieselbe innere Ruhe entwickeln können wie jemand, der sich regelmäßig seine Auszeit für das Essen nimmt. Rentner, die sich im Laufe ihres Lebens weder um Freundschaften noch Hobbys gekümmert haben, fallen häufig in ein »Loch«, in dem grundlegende Zweifel nicht ausbleiben. Genauso wichtig sind daher mittel- bis längerfristige Zielsetzungen im Leben: Sie motivieren und führen nicht selten aus einer dem Burnout häufig zugrunde liegenden Sinnkrise. Über eine quasi philosophische Ebene der Reflexion können Sie sich klar über eigene Wünsche und Zielsetzungen werden. Die Beschäftigung mit philosophischen Fragestellungen fördert Ihr bewusstes Handeln in Bezug auf sich selbst und Ihre Umwelt.

Erst wenn Sie sich und Ihre Bedürfnisse aller genannten Ebenen wichtig nehmen, können Sie einen ausgewogenen Lebensstil erlangen. Glaubenssätze wie »Das Leben ist ein Pensum zum Abarbeiten« sind dabei nur

! Wichtig

Die optimale Work-Life-Balance

1. **Die »banalen« Grundlagen:**
   - ein individuell nötiges Schlafquantum
   - Zeit für Mahlzeiten am Tisch, nicht im Vorbeigehen vor dem nächsten Meeting
   - Zeit für Bewegung, regelmäßiges Ausdauertraining
   - das Erlernen aktiver Stressabbautechniken

2. **Die Verwirklichung der Persönlichkeit**
   - aktive sowie passive Hobbys, persönliche Interessen
   - erholungsfördernde Elemente im Freizeitverhalten
   - die Pflege von Sozialkontakten und dem Freundeskreis
   - die Pflege der Familie, der Partnerschaft

3. **Guter Umgang mit sich selbst, Pflege der Seele**
   - gut zu sich selbst sein, ohne sich zu ernst zu nehmen
   - Gelassenheit üben
   - Psychohygiene: Humor und positives Denken

4. **Lebensphilosophie**
   - Lebenswünsche erspüren
   - Visionen nachgehen
   - den persönlichen Lebenssinn suchen
   - eine Lebenshaltung gewinnen, die weder einem selbst noch anderen schadet

»hinderliche Gesellen«. Es lohnt sich also, Ihre Glaubenssätze einmal zu hinterfragen und kritisch zu überprüfen. Setzen Sie sich mit den unten genannten fünf Antreibern auseinander, und reflektieren Sie kritisch Ihre eigene Situation. Perfektionismus, kontrollierendes Verhalten und Selbstüberforderung wirken wie mangelnde Abgrenzung und Angst stressverstärkend. Wer nur aus Pflichten besteht, läuft Gefahr, einen Burnout zu erleiden.

Nicht zu vergessen ist für eine gute Work-Life-Balance deshalb schlichtweg die Freude am Leben! Und wo zeigt sie sich deutlicher als in zwischenmenschlichen Beziehungen, seien sie familiäre oder partnerschaftliche? Untersuchungen haben gezeigt, dass am Ende des Lebens schließlich nur die eine Frage zählt: »Habe ich genügend geliebt, und bin ich genügend geliebt worden?« Beruflicher Erfolg, Jahresgehalt und die Anhäufung materieller Güter spielen darin keine Rolle. Denken Sie darüber nach: Im Berufsleben sind Sie ersetzbar, aber wie sieht es in Ihrem Privatleben aus ...

Entscheidend ist meiner Meinung deshalb nicht die Frage, was man(n) am Ende des Lebens erreicht hat, sondern was man(n) erlebt hat. Erst das Gefühl, ein »rundes« Leben gelebt zu haben, schafft Befriedigung. Machen Sie sich Gedanken über Ihre Wünsche, versuchen Sie diese umzusetzen und Chancen in Ihrem Leben wahrzunehmen – mit »Chancen« meine ich nicht die einer steilen Karriereleiter: Die Möglichkeit, zu lieben, geliebt zu werden, auf seine Wünsche und Träume zu hören und einzugehen sowie eine innere Freude und Zufriedenheit zu entwickeln, zählt weit mehr als ein »warmer Händedruck« vom Chef, der Ihnen zur Beförderung gratuliert. Das weiß auch der Dalai-Lama:

»Wenn du fühlst, dass in deinem Herzen etwas fehlt – dann kannst du, auch wenn du im Luxus lebst, nicht glücklich sein.«

(Tenzin Gyatso, 14. Dalai-Lama)

Insofern kann die Pflege des Selbst, die Ich-Bezogenheit in ihrem positiven Sinn, nur selten übertrieben werden. Kümmern Sie sich um Ihre eigenen Bedürfnisse, so können Sie auch für andere da sein. Erst über eine Zufriedenheit im Leben, die sich aus den unterschiedlichen Ebenen Ihrer Bedürfnisse zusammensetzt, gelangen Sie zu einer optimalen Work-Life-Balance.
Rechts können Sie mithilfe des Fragebogens zur Selbststeuerungsfähigkeit herausfinden, wie viel Platz Sie Ihrem Selbst in Ihrem Leben einräumen und inwieweit Sie in der Lage sind, dieses Selbst zu »steuern«.

In der Natur können wir vom Alltag Abstand nehmen und zu uns selbst finden.

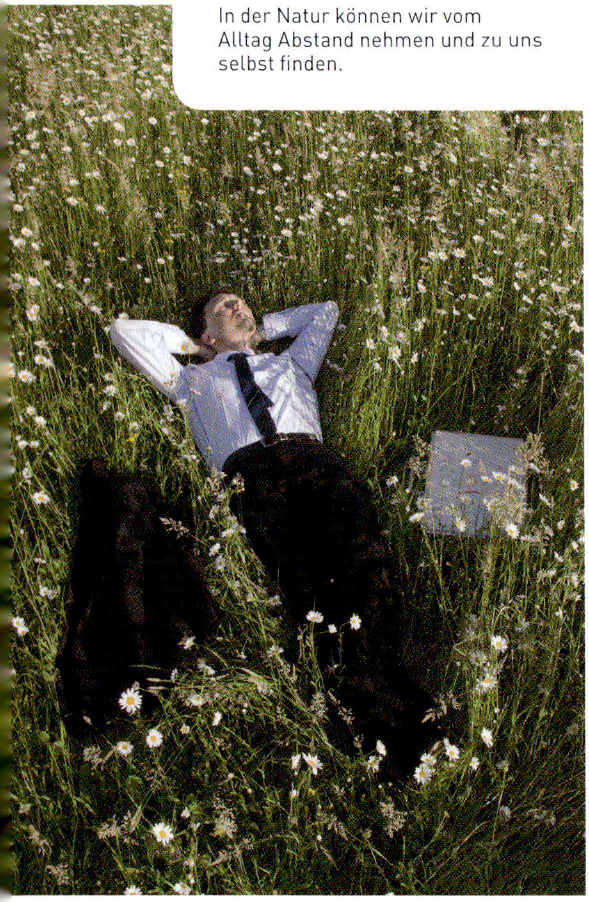

MANN IM OHR: DIE FÜNF ANTREIBER

Eigentlich wollten Sie sich auf die Vorbereitung des nächsten Meetings konzentrieren, doch irgendetwas macht Ihnen das Leben schwer, Sie wissen aber nicht genau, was ... Dahinter könnten sogenannte Antreiber stecken: Sätze, die sich regelmäßig als imaginäre »Stimmen mit erhobenem Zeigefinger« zu Wort melden und Druck ausüben. Ursprünglich stammt der Begriff der Antreiber aus der Transaktionsanalyse und wurde vor rund 30 Jahren von dem Amerikaner Taibi Kahler eingeführt.
Meist stammen die Anweisungen von den Eltern, haben sich aber im Laufe der Zeit schon so im Gedächtnis beziehungsweise in der Psyche manifestiert, dass sie besonders in kritischen Situationen immer wieder als »kleiner Mann im Ohr« auftauchen.

FRAGEBOGEN
Selbststeuerungsfähigkeit (vereinfacht nach Brenner)

Der Fragebogen zur Selbststeuerungsfähigkeit, engl. »Self-efficacy«, dient zur Einschätzung Ihrer Fähigkeiten, Ihre Gesundheit beziehungsweise Ihr Leben selbst in die Hand zu nehmen und somit Ihr Schicksal aktiv zu beeinflussen. Mit wie vielen der nachstehenden Aussagen können Sie sich identifizieren?

1. Ich spreche mit nahestehenden Personen über meine Probleme.
2. Ich greife nicht schnell zu Genussmitteln.
3. Wenn ich Termine bekomme, die zu knapp liegen würden, sage ich sie ab.
4. Ich kümmere mich um meine Gesundheit.
5. Wenn ich kritisiert werde, vertrete ich meinen Standpunkt.
6. Ich sehe und betone die positiven Seiten des Lebens.
7. Abends sitze ich nicht länger als 1,5 Stunden vor dem Fernseher.
8. Ich treibe Sport.
9. Ich beschäftige mich mit Stressbewältigungsstrategien.
10. Ich bin entschlussfreudig.
11. Ich gehe einem oder mehreren Hobbys nach.
12. Bei Bedarf ändere ich eingefahrene Meinungen und Verhaltensgewohnheiten.
13. Ich gehe gerne aus.
14. Ich spreche über meine Gefühle.

Wenn Sie viele der oben aufgeführten Sätze bejahen können, sind Sie im Besitz einer guten Selbststeuerungsfähigkeit. Diese wiederum ist die beste Prophylaxe gegen Stress und dessen negative Folgen bis hin zum Burnout. Bei hohen Scores neigen akute Beschwerden wie Rückenschmerzen weniger zur Chronifizierung, chronische Erkrankungen werden besser bewältigt. Viele »Jas« zeugen von einer guten Work-Life-Balance. Je mehr, desto besser! Haben Sie die Fragen überwiegend mit »Nein« beantwortet, widmen Sie sich am besten gleich dem nächsten Kapitel. Darin wird das Konzept der sogenannten Antreiber erläutert: Innere Stimmen verhindern den entspannten beziehungsweise wohlwollenden Umgang mit sich selbst.

Die fünf Antreiber sind:

1. Sei perfekt!
2. Streng dich an!
3. Beeil dich!
4. Sei stark!
5. Mach's den anderen recht!

Meist sind »Ausbrenner« mit mindestens einem überstark ausgebildeten Antreiber gesegnet. Häufig sind sogar alle fünf präsent und wirken vergiftend auf die Lebensfreude, berichtet Burisch aus seiner Erfahrung. Die Bedeutung des Antreiberkonzepts könne für das Verständnis und die Minderung von Burnout daher gar nicht hoch genug eingeschätzt werden, schreibt er in seinem Buch »Das Burnout-Syndrom«.
Wenn Sie sich mit Antistressstrategien oder allgemein einer optimalen Work-Life-Balance befassen, sollten Sie sich daher auch einmal Gedanken über Ihre persönlichen Antreiber machen. Oft hilft es, auf die Existenz der »Stimmen im Kopf« und die möglicherweise verheerenden Wirkungen aufmerksam gemacht zu werden. Haben Sie erst einmal erkannt, was in Ihrem Kopf »herumschwirrt«, schafft dieses Bewusstsein nicht selten Erleichterung. Am besten schreiben Sie sich die Gegengifte (nach Burisch) groß auf Papier und heften sie an die Wand:

1. Auch ich darf Fehler machen! Ich brauche mich nur um Perfektion zu bemühen, wo es sich lohnt.
2. Ich darf es mir leicht machen. Intelligent arbeiten, nicht hart!
3. Ich darf mir Zeit lassen.
4. Ich darf wahrnehmen und zeigen, wie mir zumute ist.
5. Meine Bedürfnisse sind mindestens so wichtig wie die anderer. Ich bin der wichtigste Mensch in meinem Leben.

Die von Burisch empfohlenen »Gegengifte« halte ich nicht nur als Prophylaxe und Therapie des Burnouts für enorm wertvoll, sondern auch für die Prävention beziehungsweise Behandlung vieler Zivilisationserkrankungen wie den hohen Blutdruck oder das Übergewicht. Letzteres entsteht ja häufig erst, indem das Essen zur Psychomodulation beziehungsweise Stressbekämpfung missbraucht wird. Die Auseinandersetzung mit Ihren »inneren Anweisern« kann indes zu einer mentalen Entlastung führen. Sind Sie sich Ihrer persönlichen Antreiber erst einmal bewusst, befinden Sie sich bereits auf dem Weg zur »Psychohygiene«, einer Lebensführung, die positive Gedanken wieder in den Mittelpunkt stellt.

PSYCHOHYGIENE: PFLEGE DER SEELE

So wie Sie Ihren Körper regelmäßig pflegen, erwartet auch Ihre Psyche eine entsprechende »Hygiene« von Ihnen. Denn was nutzt es, einmal pro Tag 30 Minuten Entspannungstechniken anzuwenden, wenn in der restlichen Zeit in Ihrem Gehirn die »wilden Affen« sausen und Sie bis in Ihre Träume hinein von negativen Affekten heimgesucht werden?
Nachdem bekannt ist, dass selbst negative Gedanken Stressreaktionen im Körper her-

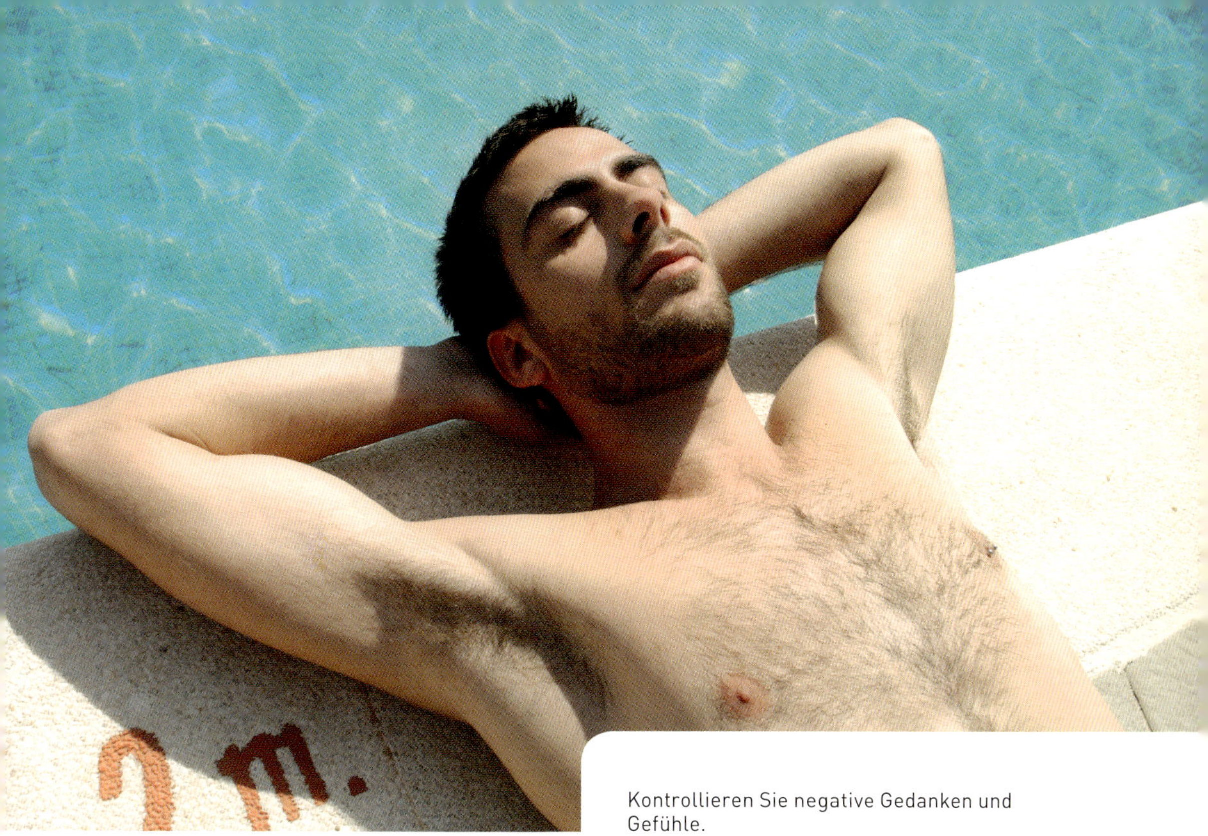

Kontrollieren Sie negative Gedanken und Gefühle.

vorrufen, sollte man(n) lernen, diese in akuten Momenten zu kontrollieren. Negative Gefühle müssen nicht zwangsweise und nicht immer die Oberhand gewinnen. Natürlich ist es sinnvoll, mit Familienangehörigen oder nahestehenden Personen über Probleme zu reden; jedoch möchte ich vor der Unsitte warnen, beim gemeinsamen Abendessen in langen Berichten über die Unerfreulichkeiten des Tages zu schwelgen. Ist das Gespräch zur Problemlösung oder Information für den Partner wichtig, sollte nach wenigen Minuten umgeschaltet werden, um vom diskutierten Problem zu konstruktiven Lösungsansätzen zu schreiten. Im Übrigen wird durch negative Gesprächsinhalte der Stressnerv Sympathikus aktiviert und dadurch die Verdauung lahmgelegt. Vielleicht ist deshalb die gute alte Sitte der Vorfahren nicht die schlechteste gewesen, beim Essen zu schweigen und selbiges zu genießen.

Hängt man(n) erst einmal gedanklich »in den Seilen«, ist es einem oft nicht danach, sich mittels Entspannungstechniken seiner Gedanken zu entledigen. Hier deshalb noch eine pragmatische Alternative: Überlisten Sie Ihre negativen Gedanken mit einer raschen Handlung. Schnallen Sie Ihre Rollerskates an, packen Sie Ihre Schwimmsachen zusammen, und los geht's. Greifen Sie zum Telefonhörer, und rufen Sie einen Freund an, gehen Sie ins Kino, auf die Party oder zum Laufen in den Park. Und das alles, ohne nachzudenken. Je länger Sie über-

legen, desto mehr Zeit geben Sie störenden Gedanken, sich auszubreiten. Wenn Sie hingegen sofort »loslegen«, haben die »wilden Affen« keine Chance.
Ein weiterer Tipp, besonders für Schlechtschläfer, die nachts aufwachen, grübeln und dann nicht mehr einschlafen können: Gehen Sie vor dem Schlafengehen geistig eine Handvoll Dinge durch, die an diesem Tag schön waren und gut gelaufen sind. Halten Sie den negativen Affekten auf diese Weise aktiv die positiven entgegen. »Wir sollten negative Emotionen, wenn sie in Erscheinung treten, kraftvoll überwinden«, rät in diesem Sinne auch der Dalai-Lama in seinem Buch »Der Weg zum Glück«.
Die »Gedankenübung« können Sie natürlich mit einer yogischen wie zum Beispiel der Dehnübung 7 kombinieren. So steht einem tiefen Nachtschlaf, der sich auch auf Ihre Hormone positiv auswirkt, nichts mehr entgegen.
Wie wichtig die richtige »Pflege« der Psyche ist, bestätigt auch die Psychoneuroimmunologie (PNI), eine noch junge Wissenschaft, die sich mit der Wechselwirkung zwischen Verhalten (Psycho-), Nervensystem (Neuro-) und Immunsystem (Immunologie) beschäftigt. Forschungsergebnisse bestätigen die These, dass Gedanken und Gefühle den Gesundheitszustand des Menschen nachhaltig beeinflussen. Diplompsychologin Ursula Nuber bringt die Message der neuen Forschung auf den Punkt: »Eine positive, unbeschwerte Grundhaltung, die auch in schwierigen Situationen nicht verloren geht, ist von unschätzbarem Wert für die Gesundheit.«

DIE GLÜCKBRINGENDE LEICHTIGKEIT DES SEINS

Der eine hat sie, der andere nicht – die sogenannte Leichtigkeit des Seins. Wo der eine schon auf 180 ist, wenn er auf der Straße angerempelt wird, belächelt der andere das Ganze und schlendert locker weiter. Zugegebenermaßen ist nicht jedem die Gabe, in unangenehmen Situationen gelassen zu reagieren und unbeschwert durchs Leben zu schreiten, in die Wiege gelegt worden.
Doch bin ich, genau wie der Gründer der »positiven Psychologie«, Martin E. P. Seligman, der Meinung, dass Optimismus und damit eine Form von Unbeschwertheit lernbar ist. Mit der richtigen »Psychohygiene« kann jeder Mensch seine Gedanken und Gefühle so weit beeinflussen, dass auch er »leichtfüßig« durchs Leben geht. Und dann ist die Leichtigkeit des Seins nicht unerträglich wie der gleichnamige Roman, sondern glückbringend.
Statt weniger gestresst und weniger unglücklich zu leben, sollten wir uns bemühen, entspannter und glücklicher zu leben! Rückschläge gibt es in jedem Leben – die Frage ist, wie Sie mit ihnen umgehen. Übertragen Sie die Schwierigkeiten auf Ihr gesamtes Leben? Glauben Sie, dass sie von Dauer sind und die Schuld bei Ihnen liegt? Dann unterscheiden Sie sich von einem Optimisten, weil dieser

1. die Schwierigkeiten isoliert betrachtet
2. Probleme für überwindbar und zeitweilig ansieht
3. die Ursachen in den Umständen sucht.

Mit einer optimistischen Einstellung können Sie Ihr Leben im wahrsten Sinne des Wortes »optimieren«. Damit meine ich genauso wenig wie Seligman, Probleme »schönzureden« beziehungsweise reale Schwierigkeiten zu negieren, primär geht es darum, nicht die Defizite, sondern die positiven Seiten des Lebens und des eigenen Selbst zu verstärken. Die Devise lautet: lösungs- statt problemorientiert leben. Glücklich machen schließlich nur die inneren Einstellungen und nicht die äußeren Umstände. Mag der Spruch auch noch so alt sein, veraltet ist er deswegen noch lange nicht. Und letztendlich sind wir alle auf der Welt, um glücklich zu sein ...

Wie alt die Suche und das Streben nach Glück sind, zeigt ein Blick auf Aristoteles. Mit seiner Ethik hat der griechische Philosoph ein eudämonistisches Weltbild geschaffen, das die Glückseligkeit als höchstes zu erstrebendes Gut beschreibt. Sicherlich unterscheidet sich die Glücksauffassung eines Aristoteles in weiten Teilen von der eines Zeitgenossen wie Martin Seligman. In einer Aussage jedoch schließt sich der Kreis: Mit Glück oder »eudaimonia« sind nicht möglichst viel Lachen, möglichst viele materielle Güter, möglichst viel Sex und ein exzessiver Lebensstil gemeint!

Aristoteles ist der Ansicht: Erst mit einem tugendhaften Leben kann der Mensch »das

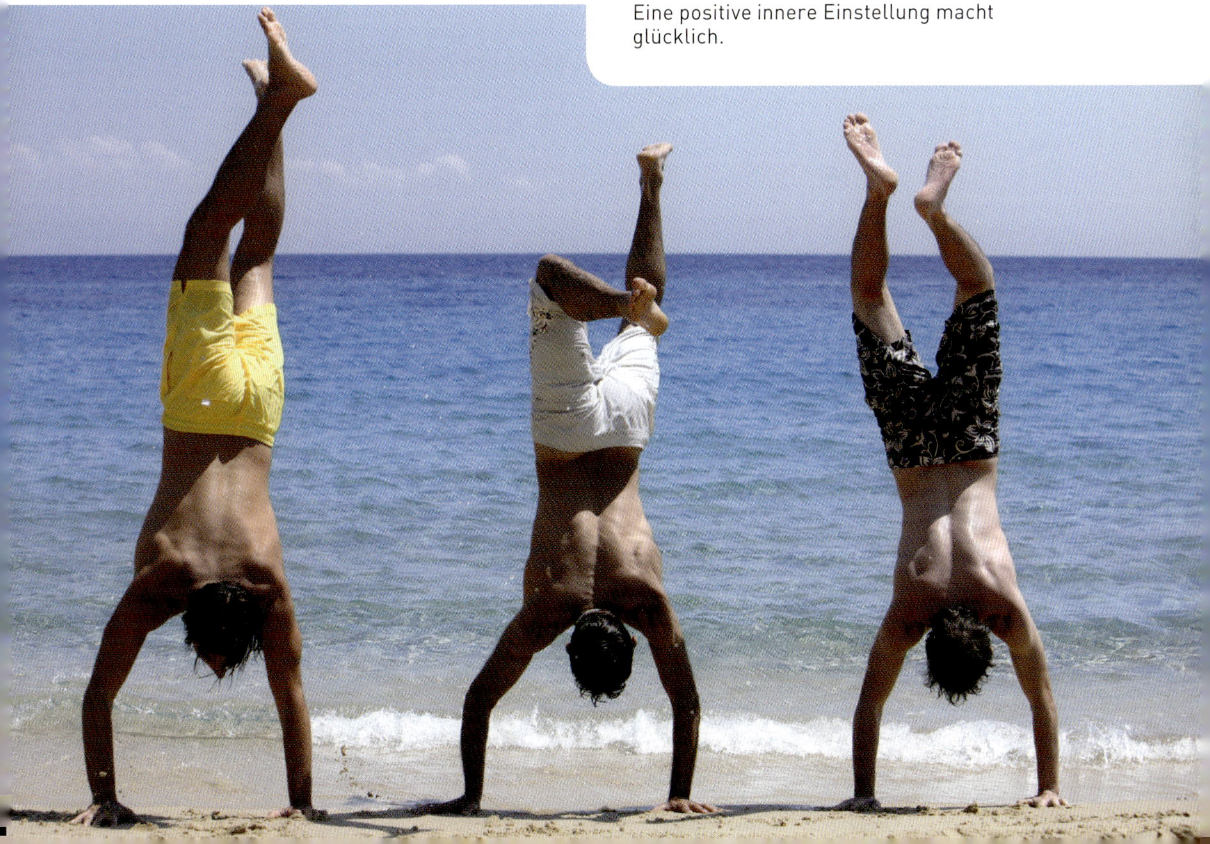

Eine positive innere Einstellung macht glücklich.

vollkommene und selbstgenügsame Gut und Endziel des Handelns«, die Glückseligkeit, erreichen. Dazu muss er nach außen aktiv handeln und kann, indem er sich von seinen Affekten befreit, nach innen eine ruhige Kontemplation erreichen, mit der er die Glückseligkeit, seine »Teilhabe am Göttlichen«, erwirkt. Als Motor auf dem Weg zur Glückseligkeit dient Aristoteles Mesotes-Lehre: Wenn der Mensch die rechte Mitte zwischen zwei Extremen findet, kann er ein tugendhaftes Leben führen und auf diese Weise glücklich werden. Die heutige Auffassung von Tugendhaftigkeit ist vielleicht eine andere als bei Aristoteles, dennoch scheint mir die Lehre von der rechten Mitte aktueller denn je. Die »richtige« Balance zu finden spielt seit jeher eine große, wenn nicht sogar die größte Rolle bei der Suche nach einem glücklichen Leben.

Die Reihe der Polaritäten ließe sich noch beliebig fortsetzen. Letztendlich bleibt jedem selbst überlassen, seine eigene »Mitte« zu finden – ein Patentrezept für ein gesundes Maß kann Ihnen weder ich noch irgendein anderer Arzt ausstellen. Wie das Vier-Säulen-Konzept setzt sich Ihre Mitte aus Ihren individuellen Bedürfnissen zusammen.

Nun bleibt mir zu hoffen, dass Ihnen mein Buch einige Anregungen vermitteln konnte, die Sie zu einem ausgeglichenen Lebensstil führen oder die Ihr Leben noch bereichern. Ob »Gesunder Lifestyle«, »Work-Life-Balance«, »Die glückbringende Leichtigkeit des Seins« oder »Leben Sie Ihr Potenzial!«: Im Grunde geht es um jenes Quantum Glück, das das Leben lebenswert macht.

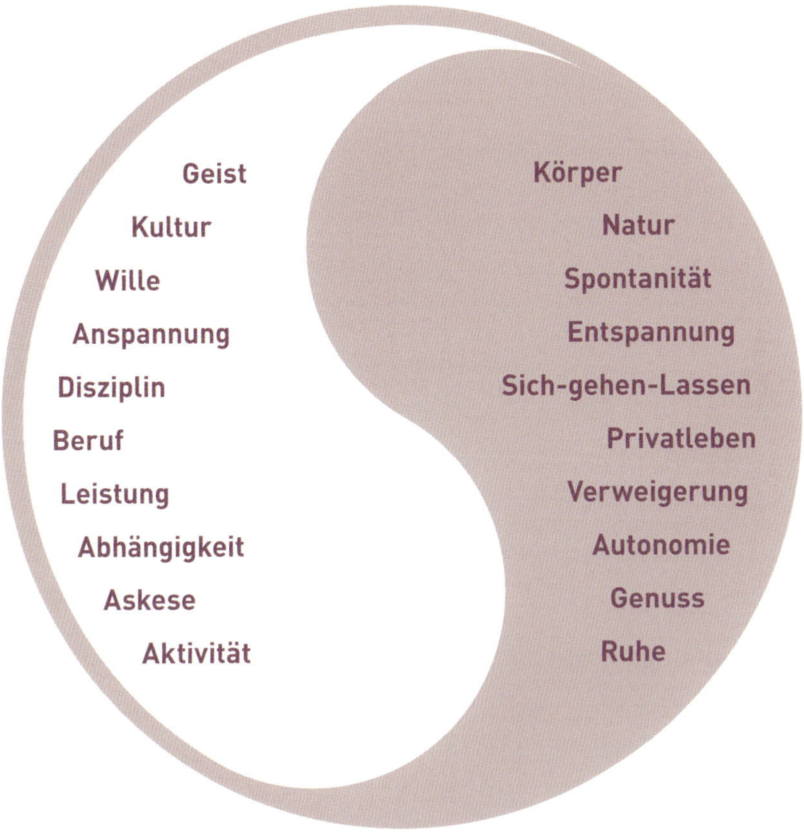
Geist
Kultur
Wille
Anspannung
Disziplin
Beruf
Leistung
Abhängigkeit
Askese
Aktivität
Körper
Natur
Spontanität
Entspannung
Sich-gehen-Lassen
Privatleben
Verweigerung
Autonomie
Genuss
Ruhe

DIE AUTORIN

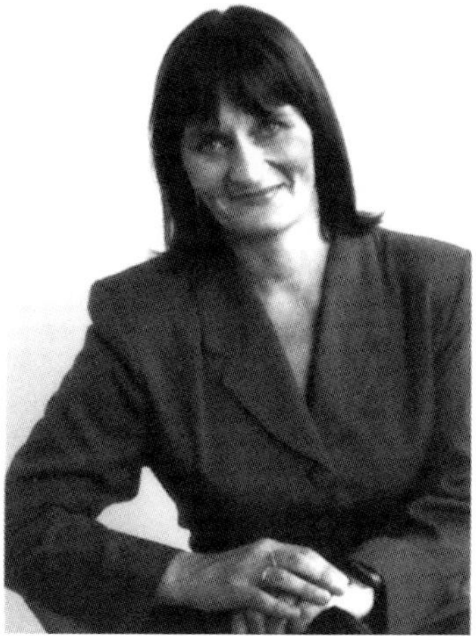

Studium der Humanmedizin an der LMU München

Promotion mit summa cum laude

Internistische Facharztausbildung an der Med. Poliklinik der Universität in München bei Prof. Zöllner (Spezialgebiet Stoffwechsel) und an der Universitätsklinik Düsseldorf (Prof. Grabensee, Nephrologie, und Prof. Loogen, Kardiologie)

Weiterbildung zur Rheumatologin bei Prof. Schattenkirchner

Erwerb der Zusatzbezeichnung Sportmedizin

Seit 1997 niedergelassen in eigener Praxis in München als Internistin, Rheumatologin und Sportmedizinerin
Schwerpunkte: Präventive Medizin, Trainingssteuerung, Ernährungsmedizin, Hormonersatztherapie, Psychosomatik

Kooperationspartnerin des Hormonzentrum München sowie des Instituts für Integrative Personalentwicklung

Referentin für die GSAAM (German Society of Anti-Aging-Medicine), GAB (Gesundheitsakademie Berlin) und auf verschiedenen Ärztetagungen

Seminarleiterin an der Technischen Universität München zum Thema Burnout

Ausbilderin für Aerobic- und Fitness-Trainer in der BRD, Österreich und Schweiz mit den Schwerpunkten Ernährung, Wirbelsäulengymnastik, Stretching, Krafttraining bei Erkrankungen, Personal Training

Konzeption und Durchführung mehrtägiger Gesundheits-Management-Seminare für große Firmen

Aerobic- und Yogalehrerin

4 Kinder

Wenn Sie mehr über die Autorin wissen wollen: www.angelika-hartmann.de

INTERVIEW mit Dr. Angelika Hartmann

»Männer brauchen klare Vorgaben«

Frau Hartmann, das Thema Ihres Buches ist schon oft behandelt worden. Was ist an Ihrem Buch neu?

Das Buch enthält ein Konzept, das auf vier Säulen aufgebaut ist: Bewegung, Ernährung, Hormone sowie Psyche und Geist. Außerdem versuchen wir, individuelle Tipps zu geben. Und da vor der Therapie immer die Diagnostik steht, fangen wir auch damit an, das heißt, es werden Befunde gesammelt und wie bei einem Puzzle zu einem Idealbild zusammengesetzt. Der Leser kann anhand von Tests und Fragebögen in allen vier Säulen sehen, wo er Defizite hat und wie er sie ausgleichen kann.

Wo sehen Sie in der Gesellschaft den größten Nachholbedarf?

In Säule Nummer eins: der Bewegung. Es ist völlig unstrittig, dass Bewegung das Leben verlängert, dass sie nicht nur schöner macht, sondern auch gesünder und lustvoller – und trotzdem gibt es da noch viel zu tun. Total unterbewertet dagegen wurde bislang die Säule der psychomentalen Medizin, der Lifestyle: Es gibt Statistiken, die belegen, dass Stress genauso gefährlich ist wie Kettenrauchen. Sie können sich also mit zu viel Stress ebenso um die Ecke bringen wie mit zu viel rauchen, was das Herzinfarkt- und Schlaganfallrisiko betrifft.

Was verstehen Sie unter »Lifestyle«?

Lifestyle ist so ein Modewort wie Work-Life-Balance, eigentlich ein schreckliches Wort. Aber es ist mehr als nur ein Trendbegriff, es geht darum, ohne große Anstrengung gesund und lustvoll zu leben und dadurch etwa Potenzprobleme ganz einfach zu vermeiden. Und es geht um die Frage: Wofür lebe ich überhaupt? Einen Plan zu haben, was ich am Ende meines Lebens erreicht haben will.

Wen soll das Buch denn ansprechen?

Die Zielgruppe sind Männer ab ungefähr 35. Ich sehe das an meinen Patienten: Der berufliche Druck ist oft sehr hoch, ganz besonders in diesem Alter. Deshalb sollte man sich ab 40 spätestens auch durchchecken lassen. Das Buch spricht dabei sowohl den Übergewichtigen an als auch den Sportler als auch den, dem einfach die Lust abhandengekommen ist, jeder kann sich das rauspicken, was er braucht.

Schreiben Sie aus Ihrer Praxiserfahrung heraus?

Überwiegend ja und auch aus meiner Erfahrung als Aerobic- und Yogatrainerin. Ich sehe jeden Tag: Die Menschen machen viel falsch. Sie sagen, ich muss was tun, und hängen sich monoton an die Geräte, aber keiner hat ein optimales Trainingsprogramm.

Braucht die Gesellschaft möglicherweise heute mehr Anleitung als noch früher?

Ich denke schon. Gerade so etwas wie das Burnout-Syndrom hat sich ja rapide verbreitet, und es kommt schleichend: Die Informationsflut nimmt zu, die Zeit wird immer knapper, der Druck steigt, und weil oft ein sinnvolles Konzept fehlt, geht das zu Lasten der Gesundheit. Sind Männer schwieriger als Frauen, wenn es um sie selbst geht? Ehrlich gesagt: Männer sind mir persönlich in dieser Hinsicht die lieberen Patienten. Entweder sie sagen gleich, sie machen es nicht, oder sie ziehen es mit einer gewissen Härte zu sich selbst durch. Aber: Bis sich ein Mann mal zum Arzt bewegt, das dauert. Nur rund 18 Prozent der Männer nutzen Vorsorgeuntersuchungen, dagegen rund 50 Prozent der Frauen.

Ist das, was im Buch zu lesen ist, spezifisch nur für Männer?

Natürlich wird durchgehend versucht, auf spezielle Themen für Männer einzugehen, das Buch soll ja eben kein allgemeines Buch sein, sondern eines, das Männer anspricht, auch vom Stil her. Manches ist zwar auch für Frauen geeignet, gerade in dem Teil aber, in dem es um Hormone geht, ist alles sehr auf Männer zugeschnitten.

Was halten Sie davon, Hormone einzunehmen?

Es ist eine zusätzliche Option – ich mache das ja auch. Viele Menschen haben bereits einen so niedrigen Hormonlevel, dass sie ohne eine Auffrischung nicht mehr in die Gänge kommen würden, das ist eine Art Teufelskreis. Allerdings: Hormoneinnahme ist auf keinen Fall die einzige Wahrheit – ohne Bewegung, Ernährung und die richtige Lebensführung geht es nicht.

Glauben Sie, dass ein Mann tatsächlich all das tut, wozu Sie raten?

Ich denke, Männer brauchen Kochrezepte, sie brauchen klare Vorgaben. Sie lesen alles, aber fragen dann: Was soll ich jetzt machen? Sie möchten eine Anleitung: Was ist täglich zu tun? Das steht zwar auch schon in anderen Büchern, aber eben nicht in dieser komprimierten und individualisierten Form. Es ist alles einfach und verständlich aufgebaut, im Ernährungsteil zum Beispiel: Sie kriegen einen Fragebogen, und danach wissen Sie, ob Sie ein Kohlenhydrattyp sind oder ein Eiweißtyp, und dann gibt es dementsprechende, genaue Ernährungstipps für morgens, mittags und abends. Mit diesen Plänen, die ich ja schon länger mit meinen Patienten durchziehe, geht es oft ruck, zuck, dass Männer innerhalb von vier Wochen acht oder zehn Kilo abnehmen – ohne zu hungern. Es ist keine Diät, sondern eine qualitative Ernährungsumstellung.

Ist das größte Problem für Männer der Zeitdruck, also dass sie nicht dazu kommen, Sport zu machen?

Männer sind oft einfach Verdränger. Sie wollen vieles nicht wissen und haben Angst, eine Diagnose zu kriegen. Und ja, sie haben keine Zeit, Sport zu machen. Angeblich. Dabei liegt der tägliche Fernsehkonsum bei durchschnittlich dreieinhalb Stunden. Das heißt: Man nimmt sich keine Zeit. Das geht natürlich zu Lasten der Energie, man wird träge, und abends ist man so groggy, da liegt man nur noch auf der Couch. Und: Weil es einfacher ist, als sich die Turnschuhe anzuziehen und laufen zu gehen, wird zur Entspannung gegessen.

Man bildet sich vermutlich ein, dass man sich mit 40 genauso fühlt wie mit 30.

Tut man in Wahrheit eben nicht mehr, aber das wird ignoriert. Ich dachte immer, es sei ein Klischee, aber ich habe es jetzt so oft gehört: Der Mann ignoriert so lange, bis es nicht mehr anders geht. Der berühmte plötzliche Sekundentod – meistens geht dem ganz schön viel voraus, der ist oft gar nicht so plötzlich.

Das heißt: Man sollte am besten ständig auf sich achten?

Nein, wenn Sie ein bisschen Anschubenergie investieren, läuft schon bald alles wie von selbst. Bei mir war das ja auch so: Heute treibe ich zum Beispiel jeden Tag so selbstverständlich Sport, wie ich mir die Zähne putze.

Buchempfehlungen

BEWEGUNG

Differenziertes Krafttraining
Mit Schwerpunkt Wirbelsäule
von Axel Gottlob
2006 Urban und Fischer
ISBN 978-3-437-47051-6

Nordic-Walking – aber richtig!
von Petra Regelin und Petra Mommert-Jauch
2005 BLV Sport praktisch
ISBN 978-3-405-1672

ERNÄHRUNG

LowCarb-Kochbuch
200 neue Rezepte, die satt und schlank machen. Kohlenhydrate richtig auswählen.
von Elisabeth Fischer, Claudia Lenz, Doris Muliar u. a.
2005 Gräfe & Unzer
ISBN 3-7742-8827-5

Essen, was mein Körper braucht
Metabolic Typing, die passende Ernährung für jeden Stoffwechseltyp. Mit Fragebogen zum Selbstauswerten
von William L. Wolcott, Trish Fahey
2002 VAK-Verlag
ISBN 3-935767-08-0

Essen gehen und dabei abnehmen
von Michel Montignac
2004 dtv
ISBN 3-423-34134-3

Low Carb
Die neue Gute-Laune-Diät. Kohlenhydrate reduzieren, Gewicht verlieren. Gesund abnehmen mit der Low-carb-Formel 100.
von Marion Grillparzer
2005 Gräfe & Unzer
ISBN 3-7742-6865-7

HORMONE

Die Wahrheit über Hormone
Wie Hormone richtig eingesetzt werden und wann sie schaden. Die wichtigsten Therapien für die Wechseljahre.
von Alexander Römmler
2006 Südwest Verlag
ISBN 3-517-06906-X

PSYCHE UND GEIST

Das Burnout-Syndrom
Theorie der inneren Erschöpfung. Zahlreiche Fallbeispiele. Hilfen zur Selbsthilfe.
von Mathias Burisch
2006 Springer, Berlin
ISBN 3-540-23718-6

Der Weg zum Glück
Sinn im Leben finden.
von Dalai Lama XIV.
2006 Herder, Freiburg
ISBN 3-451-05490-6

Yoga
Der Weg zu Gesundheit und Harmonie
von B. K. S. Iyengar
2001 Dorling Kindersley
ISBN 3-8310-0219-3

Hormon-Yoga
Das Standardwerk zur hormonellen Balance in den Wechseljahren
Von Dinah Rodrigues
2005 Schirner Verlag
ISBN 978-3-89767-220-8

Auf der anderen Seite des Spiegels
Aus dem Alltag eines Schönheitschirurgen
von Gerhard Sattler
2008 Droemer/Knaur
ISBN 978-3-426-27460-6

Vom Geist des Ayurveda
Therapien für den Geist
Yogische ganzheitliche Medizin und ayurvedische Psychologie
von Dr. David Frawley
2003 Winpferd Verlagsgesellschaft mbH
ISBN 3-89385-304-9

Meditation ohne Geheimnis
von Ayya Khema
2007 Theseus Verlag
ISBN 978-3783195095

Bildnachweis

Wir bedanken uns bei allen Rechtegebern für die freundliche Überlassung des Bildmaterials.

Sonia Folkmann, POBYWORK – Abbildungen Beispiel Fritz; Abbildungen »Sitzhaltung«, Abbildungen »Muskelfunktions- und Muskelverkürzungstests«, »Stretchingübungen«, »Kräftigungsprogramm für Rumpfmuskeln« sowie »Seilzugübungen«

Dem BEYOU-FITNESS-Center, Penzberg, danken wir herzlich dafür, dass es seine Räumlichkeiten für die Aufnahmen der einzelnen Übungen zur Verfügung gestellt hat.

Krause & Pachernegg, Verlag für Medizin und Wirtschaft – Zeitschrift »Blickpunkt der Mann 2006« Nr. 3 – Beitrag »Schmittges, Sommer – Ejaculatio praecox – das Mysterium einer Krankheit« – Abbildung Seite 84 »Beckenboden«

Marix Verlag, Blandin Calais-Germain – Anatomie der Bewegung, 2005 – Abbildungen Seite 87 »Querer und schräger innerer Bauchmuskel«, Seite 88 »Tiefste Rückenmuskeln«, sowie Abbildung Seite 89 »Gerader Bauchmuskel mit vier Muskelbäuchen«

Bayer Vital – Abbildung Seite 195 »Testosteronmangel verursacht Einlagerung von Fettzellen im Schwellkörper«

Seite 4, 20, 27: © fotolia/EastWest Imaging, Seite 5, 126, 171: © iStockphoto.com/JackJelly, Seite 6, 184, 211: © iStockphoto.com/FotografiaBasica, Seite 7, 212, 249: © FotoliaXIV, Seite 11: © fotolia/Monkey Business, Seite 16: © fotolia/Tortenboxer, Seite 23: © fotolia/Andrew Lever, Seite 32: © iStockphoto.com/PeskyMonkey, Seite 45: © iStockphoto.com/Casarsa, Seite 80: © iStockphoto.com/val_th, Seite 85: © fotolia/Udo Kroener, Seite 90: © iStockphoto.com/leezsnow, Seite 125: © fotolia/ulga, Seite 131: © fotolia/Ludwig Berchtold, Seite 135: © iStockphoto.com/leeser87, Seite 142: © iStockphoto.com/tadija, Seite 145: © iStockphoto.com/adlifemarketing, Seite 158: © iStockphoto.com/sjlocke, Seite 167: © iStockphoto.com/doram, Seite 172: © fotolia/Yvonne Bogdanski, Seite 175: © iStockphoto.com/YinYang, Seite 190: © fotolia/diego cervo, Seite 198: © iStockphoto.com/YanC, Seite 208: © iStockphoto.com/snapphoto, Seite 214: © iStockphoto.com/dark_cell, Seite 220: © iStockphoto.com/egdigital, Seite 226: © fotolia/vkph, Seite 228: © iStockphoto.com/stacey_newman, Seite 233: © iStockphoto.com/bhairav, Seite 234: © iStockphoto.com/petesaloutos, Seite 237: © fotolia/Solovieva Ekaterina, Seite 244: © fotolia/runzelkorn, Seite 247: © iStockphoto.com/Maica

Bezugsquelle

Hochwertige Vitalstoffe und Anti-Aging-Produkte bietet die Firma Life Plus aus den USA an. Der Versand erfolgt über England (deutschsprachiges Kundenservicecenter mit gebührenfreier Rufnummer).

Der Herstellungs- und Verarbeitungsprozess unterliegt strengsten Qualitätskontrollen.

Die Rohmaterialien und Ausgangsstoffe entstammen – soweit als möglich – natürlichen Quellen. Die Produkte werden in einem speziellen Kaltherstellungsverfahren produziert.

Auf künstliche Zusatzstoffe (Farb- und Geschmacksstoffe) wird verzichtet.

Life Plus ist bemüht, nur nachweislich genetisch nicht veränderte Zutaten auszuwählen und verzichtet auf jegliche Tierversuche.

Durch eine weltweit einzigartige Trägersubstanz erzielen die Produkte eine hohe Bioverfügbarkeit.

Die **Kernproduktpalette** umfasst

- eine Basisversorgung (Vitamine, Enzyme, Spurenelemente, Mineralien, sekundäre Pflanzenstoffe, Ballaststoffe, pro- und präbiotische Substanzen, Algen)
- Antioxidantienkomplexe
- Eiweiss-/Aminosäurenpräparate
- Omega-3-Fettsäuren

Darüber hinaus gibt es hochwertige Nahrungsergänzungen für spezifische Situationen und/oder Personengruppen.

Zu beziehen über:
www.lifeplus.com/emarketing

Kontakt und weitere Informationen:
info@empathiemarketing.de

Websites

Ayurvedakuren

www.lotus-villa.com

Die Autorin

www.angelika-hartmann.de

Übungsregister

Muskelfunktions- und Muskelverkürzungstests

Stretching-Übungen

Kräftigungsprogramm für Rumpfmuskeln

Seilzug-Übungen

Sach- und Personenregister